DR. BELISA VRANICH | BRIAN SABIN

RICHTIG ATMEN

FÜR SPORTLICHE HÖCHSTLEISTUNG

Bibliografische Information der Deutschen Nationalbibliothek
Die Deutsche Nationalbibliothek verzeichnet diese Publikation in der Deutschen Nationalbibliografie. Detaillierte bibliografische Daten sind im Internet über http://d-nb.de abrufbar.

Für Fragen und Anregungen
info@rivaverlag.de

Wichtiger Hinweis
Dieses Buch ist für Lernzwecke gedacht. Es stellt keinen Ersatz für eine individuelle medizinische Beratung dar und sollte auch nicht als solcher benutzt werden. Wenn Sie medizinischen Rat einholen wollen, konsultieren Sie bitte einen qualifizierten Arzt. Der Verlag und die Autoren haften für keine nachteiligen Auswirkungen, die in einem <direkten oder indirekten Zusammenhang mit den Informationen stehen, die in diesem Buch enthalten sind.

Ausschließlich zum Zweck der besseren Lesbarkeit wurde auf eine genderspezifische Schreibweise sowie eine Mehrfachbezeichnung verzichtet. Alle personenbezogenen Bezeichnungen sind somit geschlechtsneutral zu verstehen.

1. Auflage 2022

Türkenstraße 89
80799 München
Tel.: 089 651285-0
Fax: 089 652096

Die englischsprachige Originalausgabe erschien 2020 bei St. Martin's Essentials, einem Imprint der St. Martin's Publishing Group unter dem Titel *Breathing for Warriors: Master Your Breath to Unlock More Strength, Greater Endurance, Sharper Precision, Faster Recovery, and an Unshakable Inner Game*.

Übersetzung: Mark Bergmann
Redaktion: Anna Gülicher-Loll
Umschlaggestaltung: Marc-Torben Fischer
Umschlagabbildung: Shutterstock/Jacob Lund
Abbildungen im Innenteil: Fotos von Adam Southard; Illustrationen von Martha Kosthorst

Satz: Daniel Förster, Belgern
Druck: Florjančič Tisk d.o.o., Slowenien
Printed in the EU

ISBN Print 978-3-7423-1866-4
ISBN E-Book (PDF) 978-3-7453-1588-2
ISBN E-Book (EPUB, Mobi) 978-3-7453-1589-9

DR. BELISA VRANICH | BRIAN SABIN

RICHTIG ATMEN

FÜR SPORTLICHE HÖCHSTLEISTUNG

Mit gezielten Übungen das Lungenvolumen verbessern, das Zwerchfell stärken, Kraft und Ausdauer optimieren

riva

»*Richtig atmen für sportliche Höchstleistung* ist das Standardwerk zur größten Wellness-, Sport- und Gesundheitsrevolution unserer Zeit! Warum gab es dieses Buch bloß noch nicht, als ich ein junger Infanterieoffizier war, der einen neuen Rekord im Leistungstest aufstellen wollte?«

Lt. Col. Dave Grossman, Autor von *On Killing*, *On Combat* und *Assassination Generation*

»Eines der größten Versprechen von Sport ist es, dass Sie damit Ihr Potenzial bestmöglich ausschöpfen können. Die besten Trainer der Welt wissen das und haben ihre Erfahrungen aus dem Hochleistungsumfeld auf grundlegende Handlungsanweisungen für den Rest von uns Sterblichen heruntergebrochen. Formel-1-mäßige menschliche Leistungsfähigkeit dient nicht nur der bloßen Unterhaltung, sondern ist eine Art Biolabor. Sie halten den Laborbericht in Ihren Händen. Nehmen Sie ihn und finden Sie heraus, was damit alles möglich ist.«

Dr. Kelly Starrett, Bestsellerautorin und Mitgründerin von *The Ready State*

»Dr. Vranich schafft es, Atmung für Sportler mit der Bedeutsamkeit zu erklären, die sie verdient. Egal, ob Sie Profi oder Amateur sind, nur trainieren oder sich sportlich messen möchten – sie ist Ihre Expertin zum Thema Atmung für Kraft und Ausdauer.«

Juliana Malacarne, Bodybuilderin und viermalige Gewinnerin des Olympia Women's Physique Showdown

»Dr. Vranichs Wissen zum Thema Atmung ist unglaublich. Ich schätze ihre Fähigkeit, komplexes pneumologisches Wissen einleuchtend zu beschreiben und interessant und praktisch aufzubereiten. Atmung ist ein wesentlicher Bestandteil körperlichen, emotionalen und mentalen Wohlbefindens.«

Laird Hamilton, amerikanischer Big-Wave-Surfer

»Dieses Buch ist ein Weckruf. Die meisten gesundheitlichen Probleme haben eine Ursache, die wir am wenigsten erwarten. Wenn Sie sich besser fühlen und mit weniger Schmerzen leben möchten, dann ist dies ein praktischer Leitfaden, der Sie als Leser genau dazu befähigt.«

Adam Bornstein, Bestsellerautor, Chief of Nutrition bei *Ladder*, ehemaliger Chefredakteur bei *Livestrong* und Fitnessredakteur bei *Men's Health*

»Rhythmisches Atmen gab meiner Laufkarriere neuen Schwung und half mir, mein wahres Potenzial zu entdecken. Egal, ob Sie Läufer, Kraftsportler oder Athlet in einer anderen Disziplin sind, die Techniken in *Richtig atmen für sportliche Höchstleistung* können Ihnen helfen, auch Ihre zu entdecken.«

Budd Coates, Autor von *Running on Air*, langjähriger Trainer und Berater für die Zeitschrift *Runner's World* sowie vierfacher Teilnehmer der US Olympic Trials im Marathon

»Auf Atemzüge, statt auf Wiederholungen oder Zeiten zu achten, war für das Mobility-Training, das ich gebe, der größte Gamechanger in über zehn Jahren. Finden Sie heraus, wie viel besser Sie sich bewegen und sich fühlen, wenn Sie effektiver atmen – dieses Buch zeigt Ihnen wie!«

Joe DeFranco, weltweit erfolgreicher Kraft- und Konditionstrainer für NFL-, MLB- und NBA-Spieler, WWE-Superstars, UFC-Kämpfer sowie Olympia- und Division-I-Sportler

»Die richtige Atmung ist unerlässlich für das Erzeugen von Körperspannung, die wiederum unerlässlich beim Krafttraining ist. Korrekt zu atmen, scheint simpel und ganz natürlich zu sein, ist aber schwer zu erklären. Sabin und Vranich haben keine Mühen gescheut, um die richtigen Tipps von den richtigen Experten zu bekommen, die auch Ihnen helfen, besser zu trainieren, sich effektiver zu bewegen und mehr zu leisten.«

Dan John, Kraft- und Wurftrainer, Highland-Games-Teilnehmer und Bestsellerautor von *Never Let Go* sowie vielen weiteren Büchern über Krafttraining und Gesundheit

»Atmen ist heutzutage ein richtiges Modewort, dadurch gibt es auch viele Falschinformationen zu dem Thema. Vranich und Sabin erklären in diesem Buch hervorragend, wie wichtig es ist, richtig zu atmen, und geben anwendbare und praktische Ratschläge, die Sie prima in Ihr eigenes Training einbauen können.«

Mike Robertson, Trainer für Leistungssportler und Mitbesitzer des Studios IFAST (Indianapolis Fitness and Sports Training), laut *Men's Health* eines der zehn besten Gyms Amerikas

»*Richtig atmen für sportliche Höchstleistung* ist ein Ratgeber, der Ihnen nicht nur zeigt, wie es geht, sondern überzeugt Sie auch, dass Sie es können, und zwar mithilfe komplexer wissenschaftlicher Forschungsergebnisse zur Wirkung von Atmung und ihrer korrekten Funktionsweise. Dr. Belisa Vranich und Brian Sabin haben mit großer Sachkunde den Standardratgeber zum Thema Atmung und dessen unerlässliche Bedeutung für alle Trainer und Sportler vorgelegt. Dies Buch sollte die erste Wahl für jeden sein, der in die Welt der Fitness- und Gesundheitsliteratur eintauchen möchte.«

Sharon A. Moskowitz, Kraft- und Konditionskoordinatorin des Rollstuhl-Rugby-Teams der USA

Dieses Buch ist dem Andenken an Shawn Perine gewidmet, dem früheren Chefredakteur der Men's Fitness, Muscle & Fitness und Muscle & Fitness Hers. Dein Wirken in der Fitnesswelt und deine Liebenswürdigkeit und Güte als Freund werden fehlen.

INHALT

EINFÜHRUNG

Dies ist ein Buch, das alles verändern wird. *Richtig atmen für sportliche Höchstleistung* ist kein motivierender Wohlfühlratgeber, und obwohl Atmung etwas Magisches, Wunderschönes und geradezu Jenseitiges sein kann, geht es in diesem Buch auch um solcherlei Dinge nicht. *Richtig atmen für sportliche Höchstleistung* erläutert ein System und gibt Helden des Alltags, wie ich sie nenne – etwa Sportlern oder Rettungskräften –, einen groben Überblick und klare Anweisungen, wie sie angesichts der einzigartigen Anforderungen ihres Sports oder im Dienst auf physisch optimale Weise atmen. Und sobald Sie die Grundlagen verstanden haben und sich strukturell fehlerfrei bewegen, werden Sie lernen, Ihre Atemmuskeln zu kräftigen. Im Ergebnis werden Sie nicht nur Ihre Ausdauer, Kraft und Präzision steigern, sondern auch Ihr Nervensystem stärken – und sogar Ihr emotionales Wohlbefinden von Grund auf verbessern.

Alles was wir lernen, verdanken wir anderen. Dieses System beruht auf dem Fundament von Experten für Ventilation, Atmung und Atemarbeit aus verschiedenen Epochen der Geschichte und aus unterschiedlichen Blickwinkeln. Unsere Bezüge zur Fachliteratur sind keinesfalls umfassend, sondern sollen eher den Ausgangspunkt für einen Paradigmenwechsel darstellen, durch den wir die Atmung in den Feldern Sport und Performance stärker berücksichtigen und – hoffentlich – etwas zu neuen Theorien und wissenschaftlichen Erkenntnissen beitragen. Atmung lässt sich drei Lagern zuordnen: Atemmeditation bis hin zur Trance (zum Beispiel holotropes Atmen), Respiration (Atmung auf Zellebene, im Sinne des Austauschs von Sauerstoff und Kohlenstoffdioxid) sowie die Ventilation (Belüftung der Lungen). In diesem Buch konzentrieren wir uns auf die Ventilationsmechanik, also die

Funktionsweise der Atmung, die daran beteiligten Muskeln sowie die dafür korrekte Körperhaltung.

Im Folgenden finden Sie eine Reihe von Prinzipien, auf denen dieses Buch basiert. Sie wurden inspiriert von den sieben Prinzipien Vladimir Vasilievs, einem Chefausbilder russischer Spezialeinheiten in Kampfsport, die er in seinem Buch *Let Every Breath: Secrets of the Russian Breath Masters* vorgestellt hat. Wie Vasiliev glaube auch ich, dass sich diese Prinzipien in »jedem wachen Moment Ihres Lebens« anwenden lassen, und zwar ergänzend dazu, wie Helden des Alltags während des Trainings oder der Regeneration atmen sollten.

1. **Das Prinzip anatomischer Kongruenz:** Unser Ziel ist es, dass Ihre Atmung biomechanisch einwandfrei (anatomisch kongruent) abläuft. Hierzu müssen Sie auf die korrekte Bewegungszone LOM (für Englisch *Location of Movement*) und den korrekten Bewegungsumfang ROM (*Range of Movement*) Ihrer Atmung achten. Die LOM sollte in der Körpermitte liegen, wo sich das Zwerchfell befindet und die Lunge am größten ist. Die ROM gibt die sogenannte abdominothorakale Flexibilität des Atemapparats an, die in der medizinischen Fachliteratur auch als Thorax- oder Atemexkursion bezeichnet wird und die wahrnehmbare Bewegung des Brustkorbs beim Atmen misst. Gemeinsam bilden LOM und ROM Ihren Atem-IQ, kurz: A-IQ.
2. **Das Prinzip des Atem-IQ:** Ein solches funktionales Bewertungssystem für Ihre Atemmechanik (anatomische Kongruenz) ermöglicht und vereinfacht entsprechende Verbesserungen daran. Ein Blick in die medizinische Fachliteratur zeigt, dass der Einsatz der primären Atemmuskeln (Zwerchfell, Zwischenrippenmuskeln, gerade und seitliche Bauchmuskeln) Ihr gesamtes Wohlbefinden beeinflusst, etwa beim Schmerzmanagement, bei der Regulierung des Blutdrucks, der Gesundheit von Rücken und Verdauung, und er erhöht die Leistungsfähigkeit und Lebensdauer.
3. **Das Prinzip der Bewegungsintegrität:** Atmen ist die elementarste Bewegung, die wir ausführen. Alle anderen Bewegungen bauen darauf auf. Atmung stellt demzufolge die Grundlage für jedes komplexe Bewegungsmuster dar. Erfolgt sie anatomisch kongruent, so besitzen

Bewegungen (egal ob beim Tanzen oder Aufheben eines Bleistifts) Integrität. Die lokomotorische Kopplung von Dehn- und Halteübungen sowie Ausdauerbewegung geschieht unter Ausnutzung der Atmung.

4. **Das Prinzip von Psychologie und Atmung:** Ein- und Ausatmen haben eine psychologische Komponente: Atmung und Emotionen stehen in einer bidirektionalen Beziehung zueinander. Ihre Stimmung beeinflusst Ihre Atmung und Ihre Atmung beeinflusst Ihre Stimmung. Sich der psychosozialen Faktoren bewusst zu sein, die Ihre Atmung bislang beeinflusst haben, ist Teil des Veränderungsprozesses. Dazu gehören:

   - Der Einfluss der Umgebung auf den Körper, vor allem von Technologie und chronischem Stress (betrifft Haltung und Körperspannung)
   - Negative Gefühle zum eigenen Körper (Größe oder Gewicht)
   - Mythen und Missverständnisse zum Atemapparat
   - Lebenserfahrungen, in denen Sie mit Kampf, Flucht oder Erstarren reagiert haben

5. **Das Prinzip des amnestischen Zwerchfells:** Eine gute Körperspannung kann Ihren Rücken beim Krafttraining schützen. Ist Ihre Haltung allerdings den ganzen Tag über verkrampft, schadet das Ihrer körperlichen und geistigen Gesundheit. Verspannungen, Abwehranspannung, Baucheinziehen - also emotionale und muskuläre Korsetts - stören allesamt eine korrekte Atemmechanik. Die bedauerliche Folge ist ein ungeschmeidiges Zwerchfell, das entweder eingeklemmt oder amnestisch ist. Der Körper hat dann keine andere Möglichkeit, als vertikal oder (mit zusätzlicher Hilfe der Hals- und Schultermuskulatur) apikal, also nach oben zum Kopf hin zu atmen. Die Symptome treten dann so weit von ihrer Ursache - der Atmung - entfernt auf, dass wir ihren Ursprung nicht mehr in einer Fehlfunktion im Rumpf vermuten.
6. **Das Prinzip des perfekten Dreiergefüges:** Beckenboden, Zwerchfell und Lenden-Darmbeinmuskeln bilden das Grundgerüst einer biomechanisch korrekten Atmung. Diese Muskeln umrahmen die Systeme von Verdauung, Wirbelsäule und Urogenitalregion. Ein Atemzug

ist gesund für die Organe, sorgt für besseres Gleichgewicht, eine stabilere Wirbelsäule und einen gesünderen Darm. Fehlerhafte Mechanismen zu korrigieren, um dem Zwerchfell seine Rolle als wichtigster Atemmuskel zurückzugeben, hat deshalb ganz überwältigende Auswirkungen auf die allgemeine Gesundheit und Leistungsfähigkeit. Das Zwerchfell stützt Herz und Lunge von unten und den unteren Rücken, die Verdauungsorgane und den Beckenboden von oben. Ändern Sie eine fehlerhafte Atemgewohnheit, ist der Effekt riesig, weil er sich selbst verstärkt. Sobald Sie korrekt atmen, will Ihr Körper dies weiterhin auf diese Art tun.

7. **Das Prinzip der Entgiftung:** Zwar sind Leber und Nieren die wichtigsten Entgiftungsorgane des Körpers, das Zwerchfell ist allerdings der wichtigste Entgiftungsmuskel. Weil es sich in der Körpermitte ausdehnt und zusammenzieht, fördert es die Blutzirkulation, die Verdauung und den Transport der Lymphflüssigkeit.
8. **Das Popeye-Prinzip:** Popeyes breite Brust zeugt nicht von Kraft, sondern von einer großen Menge sogenannter Residual-, also Restluft in der Lunge. Mit dem Alter werden effizientes und kraftvolles Ausatmen, bei dem sich Körper und insbesondere Brustkorb zusammenziehen, immer wichtiger. Andernfalls kann es zu Verknöcherungen kommen. Das Ausatmen tut dann weh, wodurch mehr Restluft in der Lunge verbleibt und die betreffende Person sogenannten Lufthunger verspürt, ein Symptom, das in vielen Arztpraxen und Krankenhäusern oft nicht korrekt diagnostiziert und falsch behandelt wird.
9. **Das Prinzip didaktischer Atemumschulung:** Ein tiefer Atemzug in den Bauch ist der erste Schritt zum Verständnis und Erlernen der zirkumferenziellen Zwerchfellatmung (gemessen an der abdominothorakalen Flexibilität des Atemapparats). Schlechte Atemgewohnheiten (zum Beispiel Anspannen) erfolgreich abzubauen und bessere Techniken zu erlernen, erfordert multisensorische, didaktisch einwandfreie Anleitungen. Die Alternativen - Instruktionen wie »Holen Sie tief Luft« - sind derart mit Mythen und Missverständnissen beladen, dass sie ineffektiv sind oder nur zu kurzfristigen Veränderungen führen. Dank seiner kinästhetischen und lehrenden Komponente löst das Prinzip der Atemumschulung ein sofortiges Gefühl der Ruhe und Gelassenheit aus.

10. **Das Prinzip der Effizienz:** Eine mechanisch korrekte (horizontale) Zwerchfellatmung ist effizienter, weil dabei pro Atemzug mehr Luft in und aus Ihrem Körper strömt als bei apikaler oder vertikaler Atmung. Wenn der Körper anatomisch kongruent atmet, werden Atemrhythmus und Tempo natürlicher und eine ausgeglichene Atmung eher möglich.
11. **Das Prinzip der fünf Kilogramm:** Das Gesamtgewicht aller an einer korrekten Atemung beteiligten Muskeln beträgt über fünf Kilogramm. Ihr größter Feind ist gefühlte Ermüdung, deren Ursache häufig schlecht trainierte Atemmuskeln sind. Die Sportwissenschaft hat herausgefunden, dass Atemmuskeltraining das Eintreten von Erschöpfung deutlich verzögern kann. Stärkere Atemmuskeln sorgen nämlich für mehr Energie, bessere Ausdauer und Kondition. (Atemmuskeltraining ist nicht zu verwechseln mit Kardiotraining, mit dem Sie Ihr Herz trainieren.)
12. **Das Prinzip der aktiven Erholung:** Regeneration, Adaption und Spitzenleistung erreichen Sie nur, wenn sie aktive Erholungsphasen in Ihr Training einbauen. Atemübungen und Meditation sind zentrale Bestandteile der Regeneration.
13. **Das Prinzip der Erregungskontrolle:** Die Atmung schafft eine Verbindung zwischen Geist und Körper, die ausgleichend, aktivierend oder beruhigend sein kann. Von wo aus Sie atmen, ist der Schlüssel zur Kontrolle des Nervensystems und von Stress. Um Stress und mentale Gesundheit effektiv zu behandeln, müssen Sie auch die Atmung angehen.
14. **Das Prinzip der »Maschine«:** Sorgen Sie für Ihre Maschine, dann sorgt Ihre Maschine für Sie. Achten Sie darauf, dass Kopf und Hüfte dort sind, wo sie sein sollten und Ihre Körpermitte beweglich bleibt. Mit aktivierten, starken Atemmuskeln können Sie besser ein- und ausatmen. Sie sorgen außerdem für eine aufrechtere Haltung, besseres Gleichgewicht und eine geringere Verletzungsanfälligkeit.

Eine gestörte Atem-Biomechanik ist ein genauso schwerwiegendes Problem für die Gesundheit wie Rauchen, Bewegungsmangel, Übergewicht, Stress und psychische Erkrankungen. Die Biomechanik der Atmung in den Fokus zu rücken und zu korrigieren – statt einfach »die Bestuhlung an Deck der Titanic neu zu arrangieren« – kann Schmerzempfinden und die Folgen von Stress lindern, die der Biochemiker und Autor Robb Wolf als Tsunami neurodegenerativer Störungen wie MS oder Parkinsons bezeichnet.* Den A-IQ (LOM/ROM) zum Bestandteil medizinischer Untersuchungen zu machen, inklusive standardisierter Übungen, um ihn zu verbessern, würde Kosten, Qualität und Ergebnisse medizinischer Behandlungen extrem positiv beeinflussen.

> Es ist unsere Mission, die Biomechanik der Atmung und die Stärkung der Atemmuskulatur zum Bestandteil von klinischen Beurteilungsmaßstäben und Trainingsprogrammen zu machen.

Wenn Sie die Prinzipien und die praktischen Übungen am Ende dieses Buchs befolgen, sollten Sie in der Lage sein, die folgenden Fragen mit Ja zu beantworten:

- Atmen Sie auf biomechanisch korrekte, anatomisch kongruente Art und Weise?
- Atmen Sie auf eine Weise, die Sie gleichzeitig vitalisiert und entgiftet?
- Atmen Sie auf eine Weise, die Sie Ihren Erregungszustand beeinflussen lässt? Und zwar nicht nur die Enden des sympathetischen oder parasympathetischen Spektrums (Erregungszustand von gelassen bis panisch), sondern auch die Stufen dazwischen, die in Bezug auf Wachsam- und Aufmerksamkeit oder Entspanntheit variieren?
- Atmen Sie auf eine Weise, die Sie mental fördert, etwa Ihre Fähigkeit, einen Flow-Zustand zu erleben oder sich von einem Tag auf den nächsten zu erholen und zu regenerieren?
- Atmen Sie auf eine Weise, die Ihnen Stabilität und Bewegungsintegrität verleiht und Sie vor Verletzungen bewahrt?

* Persönliche Korrespondenz vom 5. Juni 2018

Gute versus schlechte Atmung

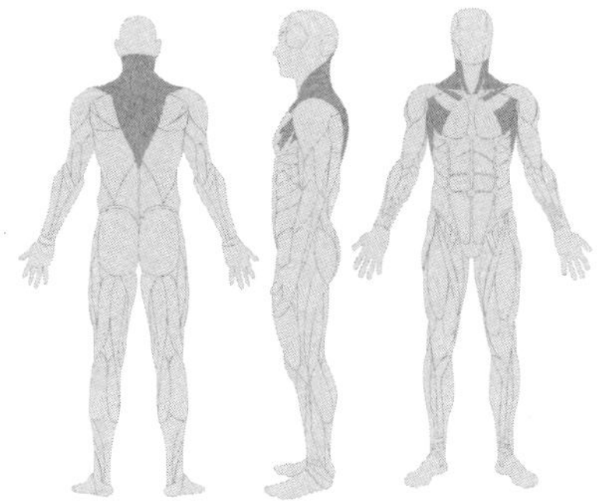

SCHLECHTE ATMUNG – ATEMHILFSMUSKULATUR

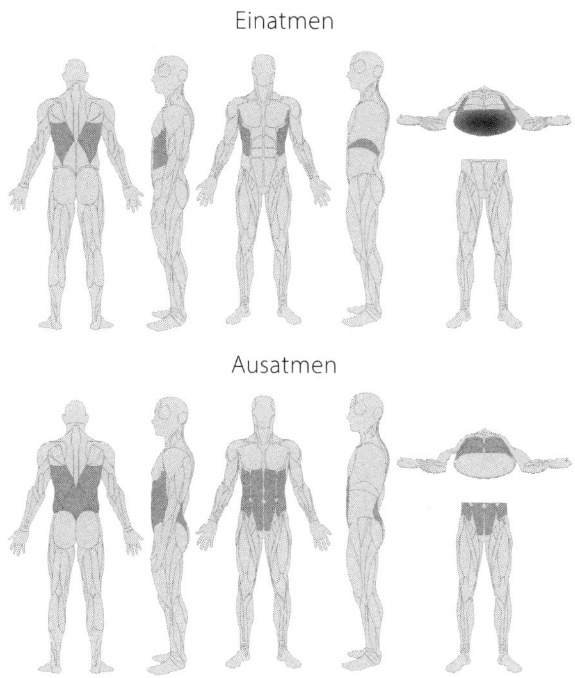

GUTE ATMUNG – ATEMHILFSMUSKULATUR

Sträuben Sie sich gegen die Vorstellung einer »schlechten« vs. einer »guten« Atmung? Dann können wir Sie beruhigen: Je nach Situation müssen Sie sogar auf verschiedene Arten atmen. Diese Abbildung soll vor allem zeigen, dass Sie hauptsächlich Ihre primäre Atemmuskulatur zum Atmen einsetzen sollten.

KAPITEL 1

EIN NEUES PARADIGMA: BESSERE LEISTUNG DURCH BESSERE ATMUNG

Erschöpfung ist Ihr größter Feind, egal ob Sie Profi- oder Amateursportler sind. Das hat wenig mit fehlender Motivation zu tun oder damit, dass Sie einfach nicht genug wollen, Ihnen geht schlicht die Energie aus oder genauer gesagt: die Puste. Wenn Sie ganz entspannt umhergehen, achten Sie nicht auf Ihre Atmung, doch sobald etwas schiefgeht, merken Sie das auf jeden Fall. Sie kennen das: Sie stecken mitten im Ärgsten und atmen so schnell und tief Sie können, aber es fühlt sich an, als bekämen sie trotzdem nicht genug Luft. Erste Zweifel regen sich. Das versuchen Sie zu überspielen, aber schon bald haben Sie die magische Grenze überschritten und hoffen nicht mehr auf Sieg, sondern nur noch, die Angelegenheit einigermaßen würdevoll zu Ende zu bringen. »Erschöpfung macht uns alle zu Feiglingen«, diese Worte werden sowohl US-General George Patton sowie dem legendären NFL-Trainer Vince Lombardi zugeschrieben. Beide wussten, dass man erledigt ist, sobald Ermüdung eintritt und einem die Puste ausgeht - ganz egal wie talentiert man ist, wie unbedingt man gewinnen will oder wie fleißig man trainiert hat.

Die meisten Sportler setzen auf Kardiotraining. Doch aus der Puste zu kommen vermeiden Sie am besten, indem Sie Ihre Atemmuskulatur stärken. In diesem Buch lernen Sie, wie Sie Ihre Atemmuskeln trainieren, um Energiereserven freizusetzen, von deren Existenz Sie bislang nicht einmal etwas ahnten.

GEFÜHLTE ERMÜDUNG

Wissenschaftliche Studien haben gezeigt, dass Atemmuskeltraining zweifelsfrei die Leistungsfähigkeit erhöht. Oftmals rührt das erdrückende, atemlose Gefühl der Erschöpfung daher, dass eben jene Atemmuskeln ermüden. Die gefühlte Ermüdung ist ein empfundenes Erschöpftsein, das jedoch meist flüchtig ist und Sie wütend zurückblicken lässt, weil Sie sich nach wenigen Sekunden schon wieder erholt haben.

Nun fragen Sie sich vielleicht, ob man Atemübungen nicht praktisch endlos ausführen kann, schließlich müssen Sie dabei ja »nur« atmen. Sie werden später erfahren, dass das nicht der Fall ist. Nach den Atemmuskelübungen in diesem Buch werden Sie schwitzen und krampfen und völlig entkräftet sein, weil Ihre Muskeln überanspurcht wurden, so wie es für Muskelwachstum eben nötig ist. Dadurch wird sich Ihre Ausdauer beim Laufen, Schwimmen oder Erholen zwischen Trainingeinheiten sofort verbessern.

> »Für die meisten Menschen ist die ganze Atemthematik ein großes Rätsel. Sie haben keinerlei Vorstellung davon, wie Atmung zustandekommt, wie sie auf Training reagiert und wie und warum diese Reaktionen bei verschiedenen Trainingsintensitäten variieren oder wie die Lunge selbst auf Training anspricht.«
>
> Alison McConnell, Autorin von *Breathe Strong, Perform Better*

WIE BITTE? ATEMMUSKELN?

In Ihnen arbeiten gerade fünf Kilogramm Atemmuskeln auf Sparflamme, weil sie nicht funktional trainiert sind. In Kardioeinheiten trainieren Sie diese Muskulatur nämlich nicht mit. Ihre Lunge mag während eines Hindernisparcours vielleicht brennen, aber wirklich trainiert wird sie dabei nicht. Die Vorstellung, wir würden unsere Atemmuskeln beim Training kräftigen, ist schlicht und ergreifend falsch. Aber warum ist das so? Um einen Muskel zu kräftigen, müssen Sie ihn völlig erschöpfen. Damit dies mit der Atemmuskulatur gelingt, muss sie abseits des Sports trainiert werden. Wenn Sie Ihre Ein- und Ausatemmuskulatur nicht getrennt voneinander konditionieren, dann fahren Sie quasi mit angezogener Handbremse. Sie schlafen, sozusagen, ohne es zu wissen auf einem Sack voller Gold, wenn Sie Ihre Atmung vernachlässigen.

Sind Ihre Atemmuskeln stark, fällt Ihnen das Atmen leichter, Sie können länger mit größerer Anstrengung trainieren und dabei gefühlt weniger Mühe haben. Ihre Arme und Beine werden sich erst später schwer anfühlen oder brennen. Sie werden sich sogar schneller von extremer, totaler Verausgabung erholen. Diese primären Atemmuskeln zu vernachlässigen ist, als würden Sie im Fitnessstudio an

Die Lungenanatomie

Das schwammige, Bisquitkuchen-ähnliche Gewebe Ihrer Lunge besteht aus einem blattartigen, feinadrigen Netz aus Luftwegen. Nur wenige Leute widmen diesem anatomischen Wunderwerk genügend Aufmerksamkeit, um die Luft in die winzigen rosa Lungenbläschen – die sogenannten Alveolen – zu befördern, wo am Ende der Austausch von Sauerstoff und Kohlenstoffdioxid zwischen Alveolarluft und Blut stattfindet. Die Alveolargänge bilden ein erstaunliches, komplexes und empfindliches Konstrukt, aber es kann sich nicht allein mit Energie versorgen. Für sich genommen tut die Lunge gar nichts, sondern ist nur ein unbewegliches und zweigeteiltes, längliches Gewebe. Aus diesem Grund ist sie von einer beeindruckenden Infrastruktur aus Muskeln umgeben. Für jedes Ein- und Ausatmen ist ein ausgeklügelter muskulärer Mechanismus verantwortlich.

allen Hanteln und Geräten vorbeispazieren, um die ganze Zeit nur Unterarm-Curls zu machen.

Wir haben Forschungsergebnisse und -historie sowie die häufigsten Probleme zum Thema Atemtraining zusammengefasst. Wir haben mit den führenden Experten auf dem Gebiet gesprochen, mit Fachkräften, Kampfsportlern, Sport-Stars und Trainern aus der ganzen Welt. Wir haben trockene akademische Fachartikel in praktische, leicht verständliche Handlungsempfehlungen übersetzt. Wir werden über Gladiatoren sprechen, warum es besser ist, wild und ungezähmt zu sein, über die blöden Dinge, die Sie tun, und die smarten Dinge, die Sie nicht tun.

TRAININGSWISSENSCHAFT: WAS HAT DA EIGENTLICH SO LANGE GEDAUERT?

Falls Sie sich vor der Lektüre dieses Buchs über Ihre Atmung noch nicht viele Gedanken gemacht haben, dann ist das nicht allein Ihre Schuld. Die Sport- und Trainingswissenschaft setzt sich erst seit Kurzem mit all den wissenschaftlichen Studien zur Atmung und ihrem Potenzial für Sport und Fitness auseinander. In den aktuellen Leitfäden der für modernes Kraft- und Konditionstraining zuständigen Zertifizierungsorganisationen wird Atmung nur selten tiefergehend thematisiert. Meist wird jede Auseinandersetzung mit den Themen Atmung und Atmen in einem Abschnitt zu kardiovaskulärem Training gestreift, mit dem Hauptfokus auf der Herzfrequenz – und das war's. Für diese Informationslücke kann man eine Kombination aus Mythen und Missverständnissen verantwortlich machen, von denen das größte lautet, man könne Atmen gar nicht trainieren. Das zumindest glaubte man bis vor etwa 20 Jahren, als Studienergebnisse plötzlich zeigten, dass der Kraftaufwand beim Atmen zweifelsfrei ein limitierender Faktor im Training ist und dass dieser Aufwand durch das Kräftigen der Atemmuskeln geringer wird, wodurch sich die Leistungsgrenzen verschieben.

Das *Journal of Sports Science & Medicine*, das *European Journal of Applied Psychology* und das *British Journal of Sports Medicine* sind nur einige der akademischen Fachzeitschriften, die dokumentiert haben, wie das Training der Atemmuskulatur die Leistung verbessert. Experten für Atmung im Sport, wie Alison McConnell und Mitch Lomax, haben mit hunderten Radfahrern, Schwimmern, Läufern und

Ganz schön viel Luft

Stellen Sie sich 600 große Wasserspenderkanister in einer Reihe vor. So viel Luft transportieren Ihre Atemmuskeln tagtäglich in Ihren Körper hinein und wieder heraus – mehr als 11 000 Liter!

Kletterern gearbeitet und Artikel veröffentlicht wie »Anpassung von Ausdauertraining mit reduzierter Atemfrequenz« oder »Training der Inspirationsmuskeln, Höhenluft und arterielle Desaturierung*: Eine Voruntersuchung.« Atemtraining hilft Ihnen, sowohl Ihre Ausdauer zu verbessern als auch sich von Sprints und Wanderungen in großer Höhe zu erholen.

> »Das Zwerchfell ist Ihr neuralgischer Punkt für die Atmung. Sein Vitalitätszustand beeinflusst jedes andere Körpersystem auf Makro- und Mikroebene. Ganz unbemerkt leistet es seinen Beitrag zu Körperhaltung, Leistungsfähigkeit, Gang, emotionaler Regulation, Verdauung, Ausscheidung, Blutzirkulation, Immunstärke und Atmung. Es ist direkt mit der Rumpfmuskulatur verbunden, einem im Fitnessbereich allzeit beliebten Trainingsobjekt.
>
> Die Vorliebe für Muskelaufbau im Rumpf (je mehr, desto besser) kann zur Folge haben, dass es dem Zwerchfell an ausreichender Bewegungsfreiheit zu seinen Nachbarn fehlt.«
>
> Jill Miller, Expertin für Anatomie und Erfinderin von Yoga Tune Up®**

PRAXISTIPP

Seien Sie experimentierfreudig! Atemtraining verzögert Erschöpfung im gesamten Körper und bewahrt Arme und Beine davor, zu brennen und schwer zu werden. Unser Tipp: Bestimmen Sie, bevor Sie mit dem Training beginnen, eine Messgröße für Ihre Ausdauer: Laufzeit, Ruderdistanz oder den Zeitpunkt, an dem Sie leistungsmäßig üblicherweise einbrechen.

* Abfall der Sauerstoffsättigung
** Interview vom 18. Mai 2018

WARUM DAUERT ES SO LANGE, BIS DIES ALLGEMEIN BEKANNT IST?

1. Erstens war die Art und Weise, mit der man Atemtraining für die breite Öffentlichkeit thematisiert hat, stets entweder romantisiert, vage oder pseudowissenschaftlich, weshalb die meisten Leute sofort weggehört haben. Hinzu kommt, dass Atemtraining überwiegend im Zusammenhang mit Atemstörungen wie COPD (*chronic obstructive pulmonary disease*, zu Deutsch: chronisch obstruktive Lungenerkrankung) oder Asthma diskutiert wurde.
2. Bevor neue Erkenntnisse aus Studien es in Klassenzimmer und schließlich bis aufs Spielfeld geschafft haben, dauerte es fast ein Jahrzehnt. Sie haben von Atemtraining vermutlich erst in den vergangenen ein bis zwei Jahren zum ersten Mal gehört. Wenn wir uns anschauen, wann die ersten formativen Evaluationen dazu erschienen sind, dann entspricht das etwa der Regel. Sie werden in den kommenden Jahren gewiss noch eine Menge über Atmung, Atemmuskulatur und Ventilation im Hochleistungsbereich hören.
3. Die Auswirkungen des Lebens im Informationszeitalter und die plötzlichen (»plötzlich« in Relation zur gesamten Menschheitsgeschichte) Veränderungen hinsichtlich Körperhaltung und Stress, verursacht durch den steigenden Informationsfluss, sind enorm und lassen uns abstumpfen.
4. In vielen medizinischen Fachvorträgen wurde die seit 1948 laufende Framingham-Herz-Studie zitiert, die inzwischen in dritter Generation als Kohortenstudie durchgeführt wird. Diese Studie bescherte uns wichtige Erkenntnisse zur Gesundheit von Herz und Gefäßen sowie den Gefahren bestimmter Lebensführungsstile. Zwar pries sie auch Atmen als wichtigen Faktor für Gesundheit und ein langes Leben, vermittelte aber weder praktische Tipps noch einfache Handlungsempfehlungen. Deshalb ranken sich um die Atmung noch immer zahlreiche Mythen.

DREI MYTHEN ZUR ATMUNG UND TRAININGSLEISTUNG

Jahrelang glaubten Sportwissenschaftler irrtümlich, dass Atmen die körperliche Leistungsfähigkeit nicht beeinträchtige. Aktuelle Forschungen belegen das Gegenteil.

Mythos 1: Atemmuskeln sind hochentwickelt und zeigen keinerlei Ermüdungserscheinungen.

Wahrheit: Atemmuskeln ermüden genauso wie jeder andere Muskel im Körper und sollten trainiert werden, denn sie bestimmen mit, ob Ihre Ausdauer und Kondition außerordentlich sind – oder eben nicht. Sie spüren beim Üben nur nicht das von anderen Muskeln bekannte Brennen.

Mythos 2: Die Sauerstoffversorgung ist der limitierende Faktor Ihrer körperlichen Leistungsfähigkeit.

Wahrheit: Der limitierende Faktor ist Ihre Fähigkeit, Intensität aufrechtzuerhalten, Erschöpfung hinauszuzögern und die ungeheuren Mengen Laktat zu tolerieren, die während extremer Belastung entstehen.

Mythos 3: Sie können Größe und Volumen der Lunge nicht erhöhen und Ihre Fähigkeit, Sauerstoff ins Blut zu transportieren, nicht verbessern.

Wahrheit: Mithilfe der Zwerchfellatmung können Sie Ihr vorhandenes Lungenvolumen maximieren und deutlich mehr Luft aufnehmen als durch vertikale Atmung.

Warum jetzt?

Funktionsweise und Muskulatur der Atmung haben in den vergangenen Jahren immer mehr Aufmerksamkeit erhalten, weil das Interesse an Themen wie Kettlebell-Training, Freitauchen (Apnoetauchen), Gesundheit von Rettungskräften und Kriegsveteranen, an Folgen von Waldbränden und an erstaunlichen Leistungen wie Ross Edgleys schwimmender Umrundung Englands, Julie Gautiers sechsminütigem Tanz im tiefsten Swimmingpool der Welt oder Wim Hofs Barfußmarathon nördlich des Polarkreises gestiegen ist. Vor allem innerhalb der Sportwelt ist ein Bewusstsein dafür gewachsen, wie sehr Atmung jede Bewegung eines Athleten beeinflusst, und dies dank der Arbeit von Pionieren wie Ron Hruska, Tom Myers, Gray Cook, Donna Farhi, Mary Massery, Erik Peper, Katy Bowman, Robert Fried, Blandine Calais und Leon Chaitow, um nur einige wenige zu nennen.

> »Atmung ist das einzige System im Körper, das sowohl automatisch als auch kontrolliert funktioniert. Das ist kein Versehen der Natur, kein Zufall – es ist eine Einladung, eine Chance, an unserer eigenen Natur und Evolution zu partizipieren. Es gibt feine Details in der Art wie wir atmen, die Sie vermutlich noch nie wahrgenommen oder erforscht haben. Diese Details sind wie Geheimgänge, die Sie zu neuen und ganz besonderen Fähigkeiten hinführen. Atemarbeit ist enorm bedeutsam, wenn Sie Höchstleistungen vollbringen und jeden Aspekt Ihres Lebens verbessern möchten.«
>
> Dan Brulé, Autor von *Just Breathe*

EIN NEUES PERFORMANCE-PARADIGMA

Willkommen an einer neuen Grenzlinie für Gesundheit, Fitness und sportliche Leistungsfähigkeit - eine Linie, die zwischen Pneumologie (der Wissenschaft von Atemtrakt und Lunge) und Atemarbeit bzw. bewusster Atmung verläuft und Biomechanik, Psychologie und das Nervensystem betrifft.

Egal welche Fachkonferenz im Bereich Sportwissenschaft ich in den letzten Jahren besuchte, die Themenschwerpunkte waren stets Spitzenleistung und Leistungsoptimierung, Bewegung, Regeneration, Resilienz und mentale Gesundheit. Und was ist die Grundlage all dessen? Richtig, Atmung. Und deren gezielter Einsatz wird in diesem Buch erläutert.

Ihre Atmung und Atemmuskulatur zu trainieren, ist Teil eines neuen Performance-Paradigmas. Und das ist erst der Anfang. Das weltweite

Verständnis der Lunge, ihrer Belüftung und der Muskeln, die sie antreiben, wird sich in den kommenden Jahren grundlegend verändern. Sobald mithilfe praktischer Richtlinien das umgesetzt wird, was wissenschaftliche Studien seit vielen Jahren vorgeben, wird einer starken Atmung dieselbe Bedeutung beigemessen werden wie der Gesundheit des Herzens. *Richtig atmen für sportliche Höchstleistung* wird Sie befähigen, sich an Diskussionen über die Bedeutsamkeit der Atmung aktiv zu beteiligen, und Ihnen eine Methode an die Hand geben, mit der Sie Ihre Klienten und Sportler beurteilen und trainieren können. Natürlich wird es Ihnen auch dabei helfen, Ihre eigene Atmung zu verbessern. Und das vielleicht Beste daran: Athleten, die ihre Atemmuskeln trainieren, werden sich schneller bewegen, schwerer heben und besser performen können.

Der kleine Bruder der Meditation

Seit vielen Jahren schon fällt im Zusammenhang mit Meditation und Yoga immer wieder auch der Begriff *Atemarbeit.* Oft ist damit das *Rebirthing* gemeint, eine zirkuläre Atmung ohne Pausen zur Bewusstseinserweiterung. Am anderen Ende des Spektrums stehen die Atemphysiologen, die Atemstörungen durch Krankheiten wie COPD oder Lungenemphyseme behandeln.

KAPITEL 2

WÄHLEN SIE IHRE SPORTLICHE SUPERKRAFT

Um 280 vor Christus entdeckte der griechische Arzt und Naturforscher Erasistratos, dass die Lunge nicht von allein arbeitet, sondern Muskeln benötigt, um zu funktionieren. Vor Jahrhunderten glaubten die Menschen außerdem, Arterien seien hohl und würden Luft durch den gesamten Körper transportieren. Erst ein Jahrhundert später dokumentierte der römische Chirurg und Philosoph Galen, dass Arterien nicht mit Luft, sondern Blut gefüllt sind. Angeregt durch seine Arbeit mit verwundeten Gladiatoren begann Galen - ein guter Freund von Kaiser Mark Aurel, den Sie aus der Philosophie der Stoiker oder dem Film *Gladiator* kennen - eine Studie zur menschlichen Atmung, mit der er die Grundlagen moderner Medizin prägte. Er führte öffentliche Vivisektionen an Tieren durch, um seine Theorien zur Anatomie zu belegen. In einem Versuch nutzte Galen einen Blasebalg, um die Lunge eines toten Tieres aufzublähen. Seine Arbeit mit Gladiatoren und Tierkadavern prägte das Verständnis menschlicher Atmung.

Vieles, was heute im Kontext von Sport und Training bekannt ist, entstammt der Arbeit eines Pioniers und wahren Revolutionärs im Bereich Sportphysiologie, des Engländers Archibald Vivian Hill.* Gemeinsam mit dem deutschen Biochemiker Otto Meyerhof erklärte Hill den Unterschied zwischen dem aeroben und anaeroben Stoffwechsel, eine Entdeckung, für die sie 1922 den Nobelpreis für Medizin erhielten.

Hill setzte seine Arbeit im Bereich Sport fort und entdeckte ein Phänomen, das als *Excess Post-exercise Oxygen Consumption* (EPOC; deutsch: Sauerstoffmehraufnahme nach Arbeitsende) bekannt ist. Er erkannte, dass der Körper während Belastungsphasen mehr Sauerstoff verbraucht, als er zur Verfügung hat und dieses Sauerstoffdefizit in der anschließenden Ruhephase ausgleichen muss.

In seinen Tests ließ Hill die Teilnehmer häufig sprinten, was für diese nicht selten äußerst unangenehm gewesen sein dürfte. Als er beispielsweise bestimmen wollte, wie viel Sauerstoff ein Läufer benötigt, um eine bestimmte Geschwindigkeit zu erreichen, bat er einen flinken Studienteilnehmer, der 100 Meter in grandiosen 10,6 Sekunden schaffte, Distanzen von bis zu 120 Metern zu laufen und dabei die Luft

---

* Autor vieler bedeutender Bücher, wie *Muscular Activity*, *Muscular Movement in Man*, *Living Machinery*, *The Ethical Dilemma of Science and Other Writings*.

anzuhalten. Sobald der Bursche die Ziellinie überquert hatte, musste er sich hinlegen und in eine Tüte atmen. So konnte Hill genau messen, wie viel Sauerstoff der Läufer verbraucht hatte, um die festgelegte Distanz mit seiner entsprechenden Geschwindigkeit zurückzulegen.

Eine Reihe wissenschaftlicher Studien aus den späten 1990er- und frühen 2000er-Jahren untersuchte die Ermüdung der Atemmuskulatur und wie diese die Bewegungsmuskulatur beeinflusst.* Zur selben Zeit veränderte eine Fülle neuer Belastungen – technologischer und psychologischer Natur – den menschlichen Körper auf eine Weise, die das Atmen aktiv erschwert. Doch darum soll es im nächsten Kapitel gehen. Für den Moment werfen wir erstmal einen Blick auf Sie.

Fast ein großes Bierglas

Sind Sie um die 29 Jahre alt oder älter? Das Lungenvolumen eines Menschen beginnt im Durchschnitt mit Ende 20, Anfang 30 kleiner zu werden und schrumpft bei Männern alle zehn Jahre um etwa 380 Milliliter, bei Frauen etwas weniger. Pro Dekade verlieren Sie also fast ein volles Bierglas Lungenvolumen. Sie haben darüber nur noch nie nachgedacht, weil Ihr Zwerchfell nicht brennt wie ein Oberschenkel nach zig Squats. Es ist eine ganz besondere Art Muskel, der die Ermüdungsreaktion, die Sie von anderen Muskeln kennen, nicht erzeugt. All Ihre Kenntnisse über Muskelaufbau haben hier keine Gültigkeit.

Nun kommen Sie ins Spiel: Der Plan

Also, Folgendes werden wir nun mit Ihnen tun: Wir machen zunächst eine Nullmessung, dann feilen wir an Ihrer Atemmechanik, sodass Sie die korrekten Muskeln verwenden und diese anschließend kräftigen. Sie wollen Ihren Fortschritt in Zahlen messen? Kein Problem. Oder

* Beispielsweise Studien von Lee Romer et al. im *Journal of Physiology*, *Journal of Sports Sciences* und in *Medicine & Science in Sports & Exercise*.

möchten Sie lieber ein allgemeines Gefühl für die Sache bekommen? Wir geben Ihnen die nötigen Informationen dazu.

Dies alles ist praxistauglich und wissenschaftsbasiert. Erfassen Sie also unbedingt ehrlich Ihre Ausgangswerte, welche auch immer das sein mögen. Etwa, wann Sie beim Ausdauersport einbrechen, wie schnell Sie sich wieder erholen, Ihre Stabilität bei einer Kraftübung, Ihre mentale Gesundheit (Stichwort: Angststörung) oder Ihre Fähigkeit, zwischen Trainingseinheiten zu regenerieren. So sehen Sie, wie sich diese Messgrößen verändern, sobald Sie Ihre Atemmuskeln trainieren.

WIE WOLLEN SIE IHRE LEISTUNG STEIGERN?

Dies ist kein Buch, das Sie gemütlich in die Bettdecke gekuschelt bei einer Tasse Kakao lesen können. Es liefert ein anwendungsorientiertes System, an dem Sie selbstbestimmt und engagiert teilhaben sollen. Also greifen Sie sich einen Bleistift oder Textmarker und füllen Sie von den folgenden Optionen diejenigen aus, die auf Sie zutreffen. (Wer auch immer nach Ihnen dieses Buch liest, wird damit schon zurechtkommen.)

- ☐ **Ausdauer**: Ich möchte in der Lage sein, länger mit hohem Tempo zu laufen. Ich möchte im Sparring dauerhaft Energie und keine Angst haben, dass mir die Puste ausgeht. Ich möchte das Gefühl haben, Reserven zu besitzen, auf die ich jederzeit zugreifen kann, sodass ich wirklich alles geben kann, wenn es drauf ankommt.

  Ich möchte ____

- ☐ **Kraft**: Ich möchte mich während einer Übung fühlen, als hätte ich eine superstabile Basis, sodass ich eventuell mehr Gewicht auflegen kann. Ich möchte mich fühlen, als würde meine Atmung mir bei der Bewegung helfen, und dass sich alles ganzheitlich anfühlt. Ich möchte Stabilität wie ein Felsen, die mich vor Verletzungen schützt. Ich möchte ein besseres Gefühl dafür bekommen, wann ich noch eine weitere Wiederholung schaffe und wann mich nur mein Ego lockt und ich lieber aufhören sollte. Ich möchte mich nach einem Satz schnell erholen können und vor dem nächsten wieder fit sein.

Ich möchte ______________________________

- ☐ **Präzision**: Ich möchte beständiger in meiner Sportart sein (egal ob beim Golf, Bogenschießen, Sportschießen oder Billard), sodass meine Leistung nicht vom Wetter, meiner Ausrüstung oder Stimmung abhängt. Ich möchte in der Lage sein, ablenkende Gedanken auszublenden und mich zu konzentrieren, unabhängig vom Umfeld. Ich möchte meinen Fokus dauerhaft bewahren, nicht über meinen letzten Versuch nachdenken, sondern mich einzig und allein auf den aktuellen konzentrieren.

  Ich möchte ______________________________

- ☐ **Regeneration:** Ich möchte in der Lage sein, mich zwischen Sätzen zügig zu erholen. Ich möchte in der Lage sein, täglich zu regenerieren, sodass ich morgen nicht mehr so sehr von meinen heutigen Übungen erschöpft bin. Ich möchte meine Regenerationszeit zwischen zwei Zirkeln verkürzen. Ich möchte die Anzahl der Atemzüge, die ich für einen Neustart benötige, reduzieren, sodass ich schneller wieder bereit bin loszulegen. Ich möchte das Gefühl haben, mich zwischen Trainingseinheiten nicht nur auszuruhen, sondern wirklich zu erholen und zu regenerieren. Ich möchte in der Lage sein, meine Herzfrequenz unter Beanspruchung zu senken und schneller wieder zu Atem zu kommen. Ich möchte mich am nächsten Tag nicht schwerfällig, sondern wieder fit fühlen.

  Ich möchte ______________________________

Übrigens: Sie können sich natürlich auch für alle vier genannten Punkte entscheiden.

Nehmen Sie Maß

Behandeln Sie Ihre persönliche Messgröße wie die Zahl, die Ihre Waage anzeigt, ob Ihre Bestleistung bei Kniebeugen, Ihre reguläre Zeit für einen Fünf-Kilometer-Lauf, Ihre Herzfrequenz. Notieren Sie sich den exakten Moment, an dem Ihnen auf dem Rudergerät die Luft ausgeht oder Ihr Handicap beim Golf. Am Ende werden Sie herausfinden, was hunderte andere Athleten, die Atemtraining vor Ihnen ausprobiert haben, bereits wissen: Korrekte Atmung ist eine sportliche Superkraft, die von starken Atemmuskeln angetrieben wird.

Erst die korrekte Mechanik, dann die Kraft

Sobald Sie die Grundlagen für eine korrekte Atemmechanik geschaffen haben, werden Sie Ihre neugewonnenen Fähigkeiten in einem der folgenden Buchabschnitte anwenden:

- **Atmung für Ausdauer** (Kapitel 8, 9 und 10): Boosten Sie Ihre Ausdauer schnell und beträchtlich ohne zusätzliches Kardiotraining. Wenn Sie über einen bestimmten Zeitraum hinweg mit Ihrer Energie haushalten müssen, Läufer, Radfahrer oder Schwimmer sind oder in Ihrer Disziplin schnell Beschleunigen und Abbremsen müssen, dann sollten Sie sich auf jeden Fall mit diesem Abschnitt beschäftigen. Dort sprechen wir über alles, von Pacing bis hin zu Energiesystemen. Bestimmen Sie einen Basiswert für Ihre Ausdauer, etwa wie viele Bahnen Sie schwimmen, an welchem Punkt Sie beim Laufen schlappmachen und so weiter. Achten Sie auf eine korrekte Mechanik, also darauf, dass Bewegungszone und Bewegungsumfang, die den Atem-IQ ausmachen, stimmen, und stoppen Sie Ihre Zeit oder zählen Sie Wiederholungen. Erhöhen Sie, wie bei jeder anderen Übung auch, mit der Zeit den Schwierigkeitsgrad und dokumentieren Sie Ihre Fortschritte. Bolzen Sie durch diese Übungen mit derselben Intensität wie durch jede andere Art von Workout. Beobachten Sie nicht nur, sondern notieren und vergleichen Sie alle Veränderungen hinsichtlich Leistung, Zeit oder Entfernung.

Wie machen das die Profis?

Die absoluten Spitzenperformer beziehen stets ihre Atmung mit ein. Einige tun dies bewusst, anderen gelingt es ganz einfach und unbewusst. Egal, ob während einer Rede oder einer Kettlebell-Sequenz, die Bewegungsmuster sind stets flüssig. Die meisten Profis können das Gefühl dabei beschreiben, den Flow, in dem sie sich befinden, können aber das »Wie« dahinter nicht erklären. Deshalb werden wir das tun.

- **Atmung für Kraft** (Kapitel 11, 12 und 13): Horizontal zu atmen führt zu mehr Kraft und Stabilität und deshalb auch zu einem geringeren Verletzungsrisiko. In diesem Abschnitt fassen wir die häufigsten Fehler beim Atmen während des Krafttrainings sowie die besten Bracing-Techniken zusammen. Hier fließen die Erfahrungen und Empfehlungen von Spitzensportlern im Spielbetrieb zum Thema Atmen mit ein. Wir geben eine Einschätzung zum sogenannten *Locomotor Joining* (der Atemrichtung für die wichtigsten Übungen im Fitnessstudio). Wir thematisieren die Regeneration zwischen Sätzen zum Steigern der Energie, und auch zur Erholung zwischen Trainingstagen finden Sie in diesem Abschnitt etwas.
- **Atmung für Präzision** (Kapitel 14 und 15): Ob Bull's Eye oder ein erstklassiges Short Game, wir geben Ihnen praktische Hinweise und zeigen Ihnen Übungen, mit denen Sie erkennen lernen, wann Sie am ruhigsten und demzufolge am genausten sind. In diesem Abschnitt finden Sie praxisnahe Übungen, um beständig Ihre »natürliche Pause« zu finden. Ob Sie Bogenschütze oder Billardspieler sind – Sie werden lernen, sich auf ein höheres Niveau einzustellen, wenn jeder Millimeter zählt.
- **Atmung für Regeneration** (Kapitel 16): Die neuesten Forschungsprojekte im Bereich der Atmung konzentrieren sich auf Erholung und Regeneration. Am einfachsten und effektivsten regenerieren Sie, indem Sie eine kurze aktive Meditation in Ihren Alltag einbauen. Dadurch wird Ihr Körper langfristig besser entgiftet, Sie heilen schneller und können wieder mit voller Kraft agieren.

Gravierende Folgen

Suboptimale Atemmuster können offenbar auch suboptimale Leistungen in anderen Aktivitäten verursachen. Eine Studie aus dem Jahr 2014 ergab beispielsweise, dass Menschen, die Anzeichen eines gestörten Atemmusters zeigen, mit höherer Wahrscheinlichkeit schlechter am *Functional Movement Screen* (FMS, ein standardisiertes Verfahren zur Analyse fundamentaler Bewegungsmuster) abschneiden.

- **Atmung für die Seele** (Kapitel 17): Der letzte Abschnitt beschäftigt sich mit psychischer Gesundheit, der geistig-seelischen Verfassung, Resilienz und freiem Reden. Anspruchsvolle Atemübungen können helfen, schneller wieder gesund zu werden, Ihre Kondition zu bewahren und sich vor Depressionen zu schützen. Atmung ist das Bindeglied zwischen Körper und Geist. Stärken Sie Ihr Selbstbewusstsein mit bewährten Techniken zur Reduktion von Nervosität und Selbstzweifeln. Der mentale Aspekt war im Sport schon immer der am schwersten definierbare Faktor, weshalb es dazu auch so viele verschiedene Bücher, Meinungen und vermeintliche Experten gibt. Doch wenn Sie einmal zum innersten Kern der Verbindung zwischen Ihrem Geist und Ihrem Körper vorgedrungen sind, dann finden Sie dort Ihre Atmung vor. Ihre Fähigkeit – quasi auf Abruf –, in einen Flow zu gelangen, ist ganz eng mit Ihrer Art zu atmen verbunden.

Sie werden grundlegende Techniken und Übungen vorfinden, mit denen Sie Ihre Atmung so optimieren können, dass Sie Ihren Sport oder Ihre Aktivität hinsichtlich all der oben genannten Faktoren sinnvoll ergänzt oder unterstützt. Anschließend werden Sie lernen:

- sich selbst einem funktionellen Atemtest zu unterziehen,
- wie Sie zum Atmen die richtigen Muskeln verwenden,
- diese Muskeln zu trainieren,
- Ihre Fortschritte zu dokumentieren. Sie werden zusehen können, wie Ihre persönliche Topleistung noch besser wird.

KAPITEL 3

WIE DAS MODERNE LEBEN UNS DEN ATEM RAUBTE

Atemnot

In einem Artikel im Fachblatt *Scientific American* erläutert Robin Lloyd: »Was genau Atemnot verursacht, ist unklar. Viele Experten vermuten die Ursache dafür in biomechanischen oder psychischen Störungen oder einer Kombination aus beidem. Eine mögliche Störquelle könnte sein, wenn Atmung aus der oberen Brust und nicht aus der gesamten Brust und dem Bauchraum kommt.«

ATMEN SIE WIE EIN URMENSCH

2018 veröffentlichte das Fachmagazin *Science News* ein virtuelles 3-D-Modell vom Brustkorb eines Neandertalers, welches zeigt, dass unsere Vorfahren noch über ein größeres Zwerchfell, mehr Lungenvolumen und größere Standsicherheit verfügten als wir. Eine weitere, in London durchgeführte Studie ergab zudem, dass die Nasennebenhöhlen von Neandertalern etwa 29 Prozent größer als die von anatomisch modernen Menschen sind. Urmenschen konnten also mehr Luft durch ihre Nasen transportieren. Das war nötig, um ihren »aktiven Lebensstil, der viel Schnaufen und Keuchen beinhaltete«, zu meistern. Die frühen Menschen besaßen außerdem weniger Interkostalnerven, die sich erst später entwickelten, um das Ausatmen besser kontrollieren und so Sätze artikulieren zu können, sowie einen längeren Hals, damit der Kehlkopf hineinpasste.

Heutige Menschen atmen dagegen häufiger vertikal, also aus der oberen Brust und dem Schultergürtel heraus. Diese nach oben gerichtete Atmung ist allerdings nicht die einzige unsinnige Angewohnheit, die wir zivilisierten Menschen entwickelt haben. Wir sind offenbar auch »die einzige Spezies, die mit offenem Mund schläft«.

»Wir haben für die Zivilisation einen hohen Preis bezahlt. Ein Bewohner der Wildnis atmet heute noch natürlich, es sei denn, er wurde bereits von den Gewohnheiten der zivilisierten Menschheit verdorben.«

William Walker Atkinson, Autor von *Science of Breath*

Vor noch gar nicht allzu langer Zeit in der Menschheitsgeschichte hat sich unsere Atmung verändert. Statt der primären Atemmuskulatur verwenden wir hierfür hauptsächlich die Atemhilfsmuskeln. Eine Vielzahl neuer Belastungen – technologischer und psychischer Natur – haben in den vergangenen Jahrzehnten Veränderungen im menschlichen Körper verursacht, die uns das Atmen enorm erschweren.

Was für ein tiefgreifender, fataler Wandel in der Art und Weise, wie wir unsere wichtigste Körperfunktion ausführen! Wenn Sie einatmen, dann tun Sie dies wahrscheinlich konsequent mithilfe der Atemhilfsmuskulatur im oberen Bereich Ihres Körpers, statt aus der Körpermitte heraus, wo sich das Zwerchfell und der größte Teil Ihrer Lunge befinden. Bei den möglichen Folgen würde jeder Anatomiekenner erschaudern. Zu den häufigsten gehören: eine wahrgenommene Atemnot, die sich anfühlt, als könnten Sie nicht so tief Luft holen, wie Sie sollten beziehungsweise nicht mehr so stark wie früher, als sie noch jünger waren.

Atmung und ihre Mitspieler

Ist Ihnen aufgefallen, wie Psychologie in Diskussionen immer wieder Thema wird, wenn eigentlich von den Schwerpunkten Mechanik und Anatomie die Rede ist? Atmung besitzt neben ihrer emotionalen Bidirektionalität – sie beeinflusst das Nervensystem und umgekehrt – auch einen psychologischen sowie einen mechanischen Aspekt. Dass mit ihr inzwischen etwas im Argen liegt, hat mit Mythen, Missverständnissen und unserer Kultur zu tun.

WARUM »TIEF LUFT HOLEN!« NICHT DAZU FÜHRT, DASS WIR TIEF LUFT HOLEN

Was hörte man in den Pausen eines Boxkampfs aus den Ecken am häufigsten? »Atme!« Was aber geht Ihnen durch den Kopf, wenn jemand Sie auffordert, tief Luft zu holen? Die meisten stellen sich vor, wie sie nach oben blicken, die obere Brust mit Luft füllen und die Schultern dabei anheben. Alles falsch! Doch warum tun Menschen das? Grund Nummer 1: Das allgemeine Verständnis davon, wie ein tiefer Atemzug auszusehen hat, ist falsch. Das Bild, das wir von einem tiefen Atemzug im Kopf haben, könnte sogar kaum verkehrter sein. Um diesen Fehler zu korrigieren, braucht es ein wenig Psychologie. Sie müssen untersuchen, aufdecken und verstehen, welche Punkte Sie irritieren und welche Missverständnisse dazu führen, dass Sie daran glauben. Sammeln Sie anschließend ein paar Fakten und beheben Sie das Problem.

> »Als Neandertaler befand sich der Großteil Ihres Brustkorbs hinter Ihnen. Ihre Lunge kann nicht selbst denken, sondern nur Anweisungen befolgen. Ihr Torso sollte sich ausdehnen können, dies müssen Sie dem Brustkorb aber erst wieder beibringen. Die Muskeln, die den Brustkorb auseinanderziehen, wirken dabei wie Getriebe, sie müssen kontrahieren und entspannen.«
>
> Dr. Eric Goodman*

Entmachtung des Zwerchfells: Die Legende

Wenn Sie aus einem Motor eine wichtige Komponente entfernen – egal bei welcher Maschine –, dann funktioniert sie nicht mehr. Bei uns Menschen wäre eine solche wichtige Komponente der große Muskel direkt unterhalb des Herzens und oberhalb des Verdauungstrakts: das Zwerchfell. Dort verursachte Funktionsstörungen breiten sich wie Wellen im gesamten Körper aus, erst groß, dann immer kleiner werdend.

---

* Interview vom 10. April 2019. Goodman ist dafür bekannt, den Daumen und den kleinen Finger als Maß zu nutzen, während er sich aus der Hüfte heraus nach vorn beugt und den Rücken dehnt (nicht krümmt!).
Falls Sie übrigens glauben, wir Säugetiere seien in Sachen Atmung am weitesten entwickelt, liegen Sie falsch. Vor rund 300 Millionen Jahren entstiegen die Vorfahren heutiger Reptilien dem Wasser und begannen, Luft zu atmen. Daraufhin entwickelten sich die beiden großen Wirbeltierklassen mit maximalem Sauerstoffverbrauch, Säugetiere und Vögel. Ein erstaunliches Merkmal dieser beiden divergierenden Evolutionslinien: Obwohl sich die Physiologie ihrer Organsysteme meist ähnelt, unterscheiden sich ihre Lungen radikal. Die von Vögeln sind nämlich höherentwickelt, wie in einem Artikel im *European Respiratory Journal* zu lesen ist.

Die Konsequenzen, Beschwerden oder Beeinträchtigungen, daraus treten schließlich so weit von ihrem eigentlichen Ursprung entfernt auf, dass Sie den wahren Grund dafür mitunter nicht mehr erkennen. Vielleicht ist Ihre Ausdauer nicht mehr so gut wie früher, Rückenschmerzen plagen Sie …? Aber Sie wollen sich nicht beschweren, sondern schalten lieber weiter ab, betäuben den Schmerz oder schieben alles aufs Alter, schlechte Gene oder schlicht Pech.

> »Atmung hat einen ganz tiefgreifenden Einfluss darauf, wie wir unser Leben wahrnehmen. Wenn Sie einfach nur atmen, um am Leben zu bleiben, dann genügt irgendeine Methode. Effektive Atmung verleiht Ihnen dagegen Macht über Ihre Bewusstseinszustände. Als Kampfsporttrainer habe ich die Atemmuster von tausenden Schülern beobachten können. Kinder atmen üblicherweise mit dem Zwerchfell, wenn sie passiv sind und unmittelbar nach Intervallen intensiver Aktivität. Erwachsene neigen aus verschiedenen Gründen dazu, aus der Brust heraus zu atmen und scheinen während passiver Perioden verkrampft zu sein. Sie tun sich schwer, ihre Atmung nach anstrengendem körperlichem Training sofort wieder zu beruhigen. Dieser Fehler korrigiert sich nicht von selbst, Zwerchfellatmung erfordert Übung. Wer sich diese Fähigkeit einmal angeeignet hat, ist in der Lage, mithilfe der passenden Atemmuster bei Bedarf eine gewünschte Stimmung hervorzurufen. Menschen, die lernen, effektiv zu atmen, nehmen ihr Leben entsprechend bewusster wahr.«
>
> Thomas Clifford, Schwarzgurt in Emperado-Kajukenbo und Gracie-Jiu-Jitsu*

* Interview vom 15. Februar 2019

Das Zwerchfell: missverstanden und verleumdet

Wir können unsere Lunge nicht sehen, ebenso wenig die Luft, die wir atmen, und wir spüren unser Zwerchfell nicht, weil es keine Nervenenden wie andere Muskeln besitzt. Stattdessen wurde es schon mit einem ekelerregenden Toilettensauger verglichen, weil es wie ein unförmiger Tintenfisch geformt ist, der sich nur schwer beschreiben lässt. Um die Sache noch schlimmer zu machen, lässt die einschlägige Sportliteratur das Zwerchfell beim Thema Kraft gänzlich aus. Es fügt sich schließlich auch schlecht ins typische Bild des Muskelmannes ein, das nur Äußerlichkeiten wie Brust-, Gesäß- und Bauchmuskulatur zeigt. Also bekommt dieser immens wichtige, geradezu majestätische Muskel den Stempel eines weitgehend unnützen Anhängsels aufgedrückt, ähnlich wie der kleine Zeh oder der Blinddarm in der Vorstellung der meisten Leute. Wir wissen zwar, dass das Zwerchfell da ist, aber nicht genau warum. Wenn es korrekt funktioniert, ist es - der König aller Muskeln - direkt mit dem unteren Rücken verbunden und beeinflusst das Wohlergehen und die Funktionalität der Wirbelsäule. Stellen Sie es sich wie eine riesige Hand vor, die das Verdauungssystem umfasst und es wie einen Brotteig von oben durchknetet. Und als wäre dies noch nicht genug, hat die Zwerchfellatmung Auswirkungen auf Ihren Körperschwerpunkt sowie Ihre Fähigkeit, Milchsäure abzubauen und mit Stress umzugehen, weil es direkt mit dem Nervensystem verbunden ist.

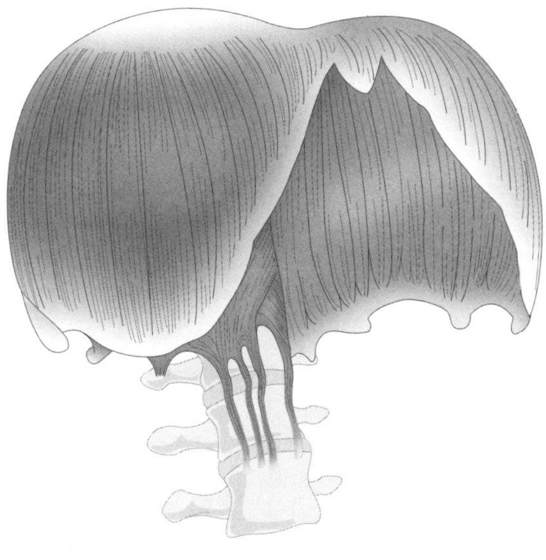

Das Zwerchfell ist eine Muskel-Sehnen-Platte, die gleichzeitig Brustraum und Unterbauch trennt und verbindet.

Gesünder atmen

Vitalic Breathing von Thomas Robert Gaines erschien 1921, also vor genau 100 Jahren. Gaines warnte schon damals davor, was eine beengte, »zivilisierte« Atmung anrichten könne. Zu atmen wie ein Urmensch, also auf natürlichere, gesündere Art, aber eben auch mit einem urweltlichen Trieb, wird aus Ihnen – paradoxerweise – einen höherentwickelten, optimalen Menschen machen. Korrigieren Sie Ihre Atemmechanik, kräftigen Sie Ihre Atemmuskeln, tun Sie das, was Sie am besten können und erfreuen Sie sich an neuen Bestwerten.

Haben Sie deshalb bitte Verständnis, dass ich beim Beschreiben unserer Muskeln besonders konkret sein muss. Das Zwerchfell, die Zwischenrippenmuskulatur sowie die geraden und schrägen Bauchmuskeln gehören zur Haupt-Atemmuskulatur. Beim Einatmen sind das Zwerchfell und die äußeren Zwischenrippenmuskeln hauptsächlich fürs Einatmen zuständig, während beim Ausatmen die inneren Zwischenrippenmuskeln sowie die geraden und schrägen Bauchmuskeln überwiegend beteiligt sind. Der Sternocleidomastoideus (besser als großer Kopfwender bekannt) sowie der obere Teil der Trapez- und Brustmuskulatur sind zwar nur Atemhilfsmuskeln, der moderne Mensch setzt diese Hilfsmuskeln ab einem bestimmten Alter allerdings als primäre Atemmuskeln ein. In einem *Men's-Fitness*-Artikel zum Thema Atmung aus dem Jahr 2017 beschreibt ein geschätzter Kollege, der Autor Sean Hyson, treffend, wie die perfekte

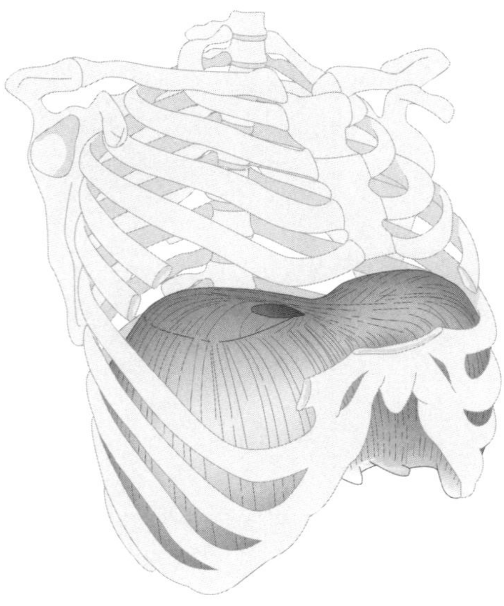

Die unteren Rippenbögen umgeben das Zwerchfell und sind mit ihm verbunden.

Atmung aus Kindertagen verdorben wird. 2019 habe ich eine Studie mit 158 Kindern im Alter zwischen zwei und elf Jahren durchgeführt und dabei herausgefunden, dass der Wandel von einer anatomisch perfekten hin zu einer nachahmenden, funktionsgestörten Atmung im Alter von exakt fünfeinhalb Jahren vonstattengeht. Bis dahin nutzen Kinder ihr Zwerchfell zum Atmen, ohne Scham oder Anspannung. Warum hören sie damit auf? Vermehrtes Sitzen, weniger Zeit, die auf dem Fußboden verbracht wird, das Nachahmen von Eltern und Superhelden, Stress und Scham vor dem eigenen Gewicht oder Körperbild – kurzum: Verspannung, Abwehrhaltung und Baucheinziehen. Wie lautet Ihre persönliche Geschichte? Welche Mythen, Moden und Erfahrungen haben Ihre Atmung beeinträchtigt?

WAS SOLLTE BEIM NATÜRLICHEN ATMEN PASSIEREN?

Haben Sie die Mechanik Ihrer Atemmuskulatur wirklich verstanden? Beim Einatmen findet ein komplexes Wechselspiel statt. Das Zwerchfell flacht ab und der dadurch erhöhte Druck nach unten in den Bauchraum verursacht eine Wölbung des Bauchs nach vorn. Während sich das Zwerchfell weiterbewegt, sorgt es dafür, dass sich die unteren Rippen, mit denen es verbunden ist, horizontal, in die Breite, ausbreiten. Mit anderen Worten: Der Brustkorb weitet sich. Stellen Sie sich das bildlich vor Ihrem inneren Auge vor.

Ein funktionsgestörtes Atemmuster liegt vor, wenn die Atemhilfsmuskulatur dominiert und sich der Torso nur minimal weitet (also lediglich einige Rippen und der Bauch), was man als »Atemexkursion« bezeichnet. Schleift sich dieses Muster ein, verliert das Zwerchfell seine Dominanz und wird ausgebremst. Hier kommt die Atemfrequenz ins Spiel: Weil Sie Sauerstoff brauchen, atmen Sie nun häufiger und eine solche vertikale Atmung ist per Definition flacher. Ihr Atemmuster wird schnell und unausgewogen. Die Bezeichnung Muster ist in diesem Zusammenhang ein wenig irreführend, dennoch wird sie in der Fachliteratur am häufgisten verwendet. Wir sollten zusätzlich die Begriffe Atemstil oder Bewegungszone nutzen, um den Prozess besser zu veranschaulichen.

Unter Dauerspannung

Der in Montreal lebende Kevin Secours, Leiter der International Combat Systema Association, der seit Jahrzehnten Beweglichkeit und Atmung lehrt, erklärte mir in einem persönlichen Schriftwechsel, wie energieraubend eine dauerhaft angespannte Körperhaltung ist: »Einem verkrampften Körper fehlt es an Beweglichkeit. Sie müssen in der Lage sein, ohne Spannung zu schießen, zu werfen oder zuzuschlagen und dabei ausschließlich die Muskeln einzusetzen, die dafür benötigt werden. Selbst die kleinste Dauerspannung ist ein gigantischer Energiefresser.«

Sind Sie blockiert?

In der traditionellen medizinischen Fachliteratur wird Zwerchfelllähmung als die Folge von Verletzungen, der Motorneuron-Erkrankung oder eines beschädigten Zwerchfellnervs betrachtet. Ein blockiertes Zwerchfell kann aber auch bei Menschen mit breiter Taille auftreten, selbst wenn diese sich nicht als übergewichtig empfinden. Das zusätzliche Gewicht übt Druck auf den Körper aus und erschwert deshalb das Ein- und Ausatmen. Eine solche selbstverschuldete Steifheit im Brustkorb ist ein modernes Phänomen, das leider viel zu häufig auftritt. Schuld an der fehlenden Beweglichkeit im Brustkorb ist das muskuläre und emotionale Korsett, in dem Sie konstant stecken. Vielen Patienten, die zu mir kommen, wurde einfach gesagt, ihr Zwerchfell sei blockiert (Zwerchfellblockade). Und sie alle haben eine Sache gemeinsam: einen niedrigen A-IQ – was bedeutet, dass Schultern und obere Brust ihre Bewegungszone bilden und/oder ihr Bewegungsumfang im Zwerchfellbereich nur minimal ist.

Ein manuelles Lösen der Verspannung wäre eine Möglichkeit. Besser ist aber, wenn Sie sich selbst wieder entspannen, indem Sie verstehen, wie Ihr Körper funktioniert und sich mithilfe Ihrer Atmung innerlich dehnen, denn so haben Sie die Veränderung selbst unter Kontrolle, und zwar auf Dauer. Der Schlüssel liegt in der Erkenntnis, dass Sie den Bewegungsumfang des Einatmens erweitern und den des Ausatmens einschränken müssen. Durch das Erheben von Daten von mehr als 400 Patienten über die vergangenen zwei Jahre hinweg fand Belisa Vranich heraus, dass ein schrittweises Vermitteln dieser Informationen in einem Prozess, der geistiges und kinästhetisches Verständnis (Psychologie/Theorie und Bewegungslehre/Kräftigung) kombiniert, diese Blockade am besten korrigiert.

Eine Fehlfunktion des Zwerchfells verläuft laut medizinischer Fachliteratur nach dem folgenden klassischen Muster ab: Der Bauch bewegt sich beim Einatmen nach innen, während der Brustkorb sich weitet. Ganz schlecht! Die Atemhilfsmuskulatur erzeugt dabei nämlich einen negativen Pleuradruck, der das schlaffe Zwerchfell während des Einatmens in den Brustkorb einsaugt. Und jetzt kommt die Krönung: Menschen ahmen dieses abnormale Atemmuster absichtlich nach, im Glauben, es sei korrekt. Wie oft liegt also eine echte Fehlfunktion des Zwerchfells vor, und wie oft nur eine zu geringe Ausnutzung des Lungenvolumens wegen einer fehlgeleiteten körperlichen Funktion?

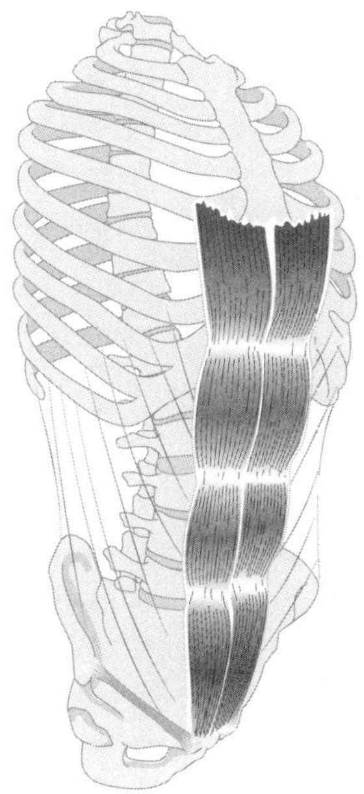

Der gerade Bauchmuskel drückt bei der Ausatmung das Brustbein nach unten und das Schambein nach oben. Unter Anspannung fördert er den Luftstrom aus der Lunge.

WANN WURDE EINE VERKRAMPFTE KÖRPERHALTUNG ZUM FREI GEWÄHLTEN NORMALZUSTAND?

Sehr wahrscheinlich spannen Sie gerade Ihren Körper an. Derart »fest« zu sein – unabhängig vom Körpergewicht – kennzeichnet unsere gestörte moderne Körperhaltung. Dieses sogenannte Bracing kann sich als ein aktives, vom sozialen Umfeld bestärktes Einziehen des Bauchs äußern, das fälschlicherweise als sinnvolle isometrische Kontraktionsübung verstanden wird, die man tagsüber immer mal praktizieren kann, oder als eine dauerhafte, simple Anspannung, die unbemerkt bleibt, bis man darauf aufmerksam gemacht wird. Wie beeinflusst das die Atmung? Wenn der Körper derart steif ist, fehlt es ihm von der Armbeuge bis zum Becken an Beweglichkeit. Der Atem verlagert sich also hinauf zu den Schultern, weil er sonst nirgendwo mehr hinkann.

Die daraus resultierende Oberkörperatmung ist flach und dadurch ineffizient. Um mit den Bedürfnissen des Körpers schrittzuhalten, muss sie deshalb schnell sein, weshalb die Aufforderung, ruhiger oder langsamer zu atmen, schlicht nicht funktioniert.

FAQ – Die häufigsten Fragen

Warum muss ich vor der Zwerchfellatmung erst die Bauchatmung einüben? Kann ich nicht direkt mit der Zwerchfellatmung beginnen?
Lernen geschieht schrittweise. Ihr Körper braucht die Bauchatmung, um zunächst seine Anspannung zu lösen. Direkt zur Zwerchfellatmung überzugehen, wäre ein zu großer Sprung, und Sie würden vermutlich wieder ins Muster der vertikalen Atmung zurückfallen.

Das Entspannen fällt mir schwer, dafür fühle ich mich viel wacher, wenn ich anspanne. Wird sich das irgendwann ändern?
Es scheint, als wolle heutzutage jeder aussehen wie ein Superheld im Comic: geschwellte Brust, schmale Taille, breite Schultern. Spielzeugfiguren, die Kindern als ein Vorbild für Stärke dienen, haben heute eine deutlich schmalere Taille und einen breiteren Brustkorb als früher. Eine derart übertriebene Statur (verglichen etwa mit den recht normal anmutenden G.I.-Joe-Figuren aus den 1960er-Jahren) muss psychologische Parallelen besitzen. Diese Power-Pose mag Selbstvertrauen vor einem Wettkampf erzeugen, ist aber im Alltag nutzlos. Eine solche Haltung zwingt Sie unweigerlich dazu, hauptsächlich mit dem Bereich Ihrer Lunge zu atmen, der beim Gasaustausch am ineffektivsten ist: dem oberen. Und es kommt noch schlimmer: Was, wenn Sie im Leben nach Ihrem großen Wettkampf auch im Alltag ein paar Tiefschläge einstecken müssen? Dann bestreiten Sie den Alltag dauerverkrampft. Ihre Power-Pose besitzt keinen Ausschalter, sie ist eine komplett unnatürliche Körperhaltung, die ausschließlich in Wettkampfsituationen Sinn ergibt. Wie sieht es aus, wenn Sie mal ganz entspannt sind?

Ihre Geschichten

Um schlechte Gewohnheiten abzulegen und eine Beständigkeit in Ihre Atmung zu bringen, ist es wichtig, Ihre Geschichte zu verstehen. Und keine Sorge, wenn Sie sich im Laufe des Tages dabei ertappen, wie Sie in die vertikale Atmung zurückfallen. Auch das gehört zum schrittweisen Lernprozess dazu

»Mein Vater war Alkoholiker. Wenn er nach der Arbeit heimkam, veränderte sich bei uns im Haus die gesamte Atmosphäre. Ich hörte, wie er seine Schuhe auf der Veranda auszog. Meine Mutter bewegte sich dann wie auf rohen Eiern, während er nur einen Grund zum Ausrasten zu suchen schien. Sobald er anfing zu brüllen und mit Gegenständen zu werfen, verkrampfte mein gesamter Körper und ich hielt quasi den Atem an, bis es vorbei war.«

Melanie F.

»Ich erinnere mich, dass ich als Kind dachte, den Bauch einzuziehen sei gut, und dass man, um eine ›gute Haltung‹ zu haben, ganz steif sein und sich irgendwie nach oben strecken müsste, was ich ohnehin wollte, da ich recht klein war. ›Sitz gerade‹ und ›Stell dir eine gerade Linie vor, die von deinem Kopf aus nach unten führt‹ waren Sätze, die dazu geführt haben, dass ich ständig meinen Körper verkrampft und meinen Bauch eingezogen habe.«

Phillip M.

»Ich habe mit meinen Geschwistern oft gerauft, wobei ich entweder gekitzelt wurde oder mich auf einen schmerzhaften Schlag in den Magen vorbereitet habe. Ich war also stets bereit, meine Körpermitte stark anzuspannen. Als Jugendlicher hatte ich eine Notoperation am Blinddarm und anschließend das Gefühl, diesen Bereich meines Körpers besonders schützen zu müssen.«

Louis S.

KAPITEL 4

DER ATEM-IQ: ATMEN SIE INTELLIGENT?

Wenn Sie für Ihre Maschine sorgen – also auf Ihren Körper sowohl inner- als auch äußerlich gut achtgeben –, dann wird sie auch für Sie sorgen. Natürlich können Sie sich bis zu einem bestimmten Alter auch einfach durchschleppen. Aber warum verordnen Sie sich stattdessen nicht lieber selbst eine kleine Wartung, um sicherzustellen, dass alles perfekt funktioniert (die Muskeln also kräftig genug sind), sodass Sie sich selbst optimieren?

Untersuchungen haben gezeigt, dass die Beweglichkeit des Brustkorbs und das Lungenvolumen im Alter von 29 ihren Höchststand erreichen. Das heißt: Wenn Sie keine Atemelemente in Ihr Training einbauen, sinkt ab 30 Jahren die Sauerstoffmenge, die in Ihren Körper hinen und wieder heraus transportiert wird – egal wie sportlich begabt Sie sind oder wie erfahren Ihr Trainer ist. Wenn Sie also ein Sportler und in Ihren 20ern sind, achten Sie darauf, wie Sie in all den Übungen in diesem Buch abschneiden und arbeiten Sie in den kommenden zehn Jahren daran. Es ist kein Zufall, dass fast alle meine Patienten das gleiche sagen: »Ich habe das Gefühl, nicht mehr so atmen zu können wie früher.« Wenn Sie nicht an Ihrer Atemmuskulatur und Brustkorbflexibilität arbeiten, werden diese Flexibilität und Ihr Lungenvolumen kontinuierlich schlechter. Kann man physiologisch wieder jünger werden, wenn man bereits einmal 30, 40 oder 50 ist? Absolut! Lesen Sie einfach weiter.

Falls Sie sich doch mal einem Atemtest unterziehen, dann erhalten Sie dabei vielleicht Ihre VO_2max und eine Spirometrie (FVC, FEV1). Unter Umständen erzählt man Ihnen noch vage etwas über Gasaustausch und Ihr Lungenvolumen, und am Ende gehen Sie mit der Information wieder nach Hause, Ihre Testergebnisse seien unauffällig. Selten prüft ein solcher Test aber Ihre Atemmechanik oder liefert genaue Anweisungen, wie Sie Ihre Defizite beheben können.

Im ersten Schritt sollten Sie die Bewegungszone Ihrer Atmung (LOM) prüfen und anschließend den Bewegungsumfang (ROM) Ihres Zwerchfells. Falls Ihnen das ein wenig technisch und roboterhaft klingt, dann liegt das daran, dass es das tatsächlich auch ist. Ihr Körper besteht im übertragenen Sinne aus einer Reihe von Seilzügen, Hebeln und Scharnieren, die mit Muskeln, Sehnen und Faszien verbunden oder umwickelt sind. Die wichtigste Aufgabe dieser Maschine ist die Belüftung,

Die neueste Technik

Die Australierin Rosalba Courtney ist eine in der Buteyko-Methode geschulte Osteopathin und eine erfolgreiche Forscherin in verschiedenen Themenbereichen von Asthma bis hin zu Schlafapnoe, die ihre Doktorarbeit über Atemfunktionsstörung und Atemtherapie geschrieben hat. In ihrer Integrative Atemtherapie genannten Technik (IBT; *Integrative Breathing Therapy)* verwendet sie evidenzbasierte Instrumente, wie das *Self-Evaluation of Breathing Questionnaire* (SEBQ; ein Selbstbeurteilungsfragebogen zur Atmung) und das zuvor bereits beschriebene *Manual Assessment of Respiratory Motion* (MARM). IBT ist ein multidimensionales Modell bei Atemfunktionsstörungen, das drei Schlüsseldimensionen der Atmung bestimmt: die biomechanische, die biochemische und die psychophysiologische.*

also ein- und ausatmen. Sie sollten sich fragen, ob sie Ihre primären Atemmuskeln dazu verwenden und ob Sie sie korrekt verwenden, kurzum: ob Sie effektiv atmen.

WIE UNTERSUCHEN ÄRZTE DAS ZWERCHFELL?

Seit dem 19. Jahrhundert untersuchen medizinische Fachkräfte die Effektivität des Ein- und Ausatmens durch Messen verschiedener Positionen des Brustraums. In seinem Buch *A Treatise on Tuberculosis* riet der renommierte Wissenschaftler Henry Ancell: »Messen Sie den minimalen und maximalen Brustumfang nach kraftvollem Ausatmen und bei voller Ausdehnung des Brustkorbs. Der Differenzwert gibt die Brustkorbflexibilität an, die einen Indikator für die Vitalkapazität darstellt.«

Die Forschung wird derzeit überflutet mit Studien, die sich mit der Bauchausdehnung, Brustausdehnung (Thoraxexkursion) oder beidem

---

* Persönliche Korrespondenz vom 2. Juli 2019

beschäftigen und untersuchen, wie die Flexibilität in diesen Teilen Ihres Körpers auf die Aktivität des Zwerchfells und somit eine optimale Atmung schließen lässt. Die Testmethoden reichen von Ultraschalluntersuchungen und Fluoroskopie bis hin zu dynamischen MRTs und Nervenleitungsmessungen. Viele dieser Untersuchungen müssen in einem klinischen Umfeld durchgeführt werden, sind kostspielig oder invasiv und bedürfen einer langwierigen klinischen Ausbildung. Sie alle sollen die Bewegung des Zwerchfells fördern.

Das National Institute of Neurological Disorders and Stroke (deutsch: Nationales Institut für neurologische Störungen und Schlaganfälle) hat Mittel für eine Forschungsarbeit bereitgestellt, in deren Rahmen ein 3-D-»Faser-Gitter-Sensor« entwickelt wurde, der Veränderungen von etwa 800 bis 1000 Leuchtflecken an der Körperoberfläche erkennt (sogenannte Respiratory Movement Evaluation). In einer anderen Studie, die von Wissenschaftlern der University of Hawaii durchgeführt und im Fachblatt *Engineering in Medicine and Biological Science* publiziert wurde, kamen elektromagnetische Sensoren zum Einsatz, die per Ausgangsspannung eine Veränderung des Brustumfangs wahrnehmen, um das Atemzugvolumen zu messen. Aber die einzige Technik, die direkte Rückschlüsse ermöglichte, war das manuelle Maßnehmen von außen. Einige Studien verglichen sogar Maßbänder aus Stoff mit solchen aus Metall – ein gutes Beispiel für die Gewissenhaftigkeit unter Wissenschaftlern und Wissenschaftlerinnen. Interessant zu wissen ist auch, dass bei einer der größten Studien zur Beurteilung der Wirksamkeit von Intervention/Rehabilitation der Atmung über 420 Probanden teilnahmen und Brustexkursion eingesetzt wurde.

Als Dr. Erik Peper, ein Spezialist auf dem Gebiet des sogenannten Atem-Biofeedbacks, erkannte, dass Hals- und Schulteratmung die Stressreaktion auf unser modernes Leben ist, ergänzte er eine Elektromyografie von Hals und Schultern und bestimmte Umfangsveränderungen mithilfe eines mit Sensoren ausgestatteten Maßbandes (Dehnungsmessstreifen). Seine Ergebnisse wurden von der Biofeedback Federation of Europe veröffentlicht.

Der Kernpunkt ist immer der gleiche. Aktuelle Forschungen zeigen, dass Sie effizientere Atemzüge nehmen, Ihr Lungenvolumen verbessern, weniger über Schmerzen klagen, besser regenerieren und vieles mehr, je mehr Sie mit Ihrem Zwerchfell atmen. Und Sie müssen nicht raten, ob das bei Ihnen der Fall ist. Messen Sie Ihren A-IQ und Sie haben die Antwort. Verfolgen Sie Ihre Fortschritte und werden Sie Zeuge, wie sich Ihre Gesundheit und Leistungsfähigkeit verbessern. Abdominothorakale Flexibilität des Atemapparats, kurz: ARF, lautet das Zauberwort – also die Ausdehnung beim Einatmen und Verengung beim Ausatmen.

Wie wird die Zukunft aussehen? Stellen Sie sich vor, dass in den nächsten zehn Jahren ein Algorithmus entwickelt wird, der exakt anzeigt, wie Ihr A-IQ mit verbessertem Gleichgewicht, Körperschwerpunkt und Ausdauer zusammenhängt. Wir wissen, dass Zwerchfellatmung ein Schlüsselfaktor dabei ist, die Atmung herunterzuregulieren, um in den vielbeschworenen anaeroben, regenerativen Erholungszustand zu gelangen. Untersuchungen zeigen schon jetzt, wie Zwerchfellatmung einen direkten Einfluss auf die Rückengesundheit und den Heilprozess von Verletzungen im Zusammenhang mit Instabilität hat. Stellen Sie sich vor, was für einen viel präziseren Algorithmus für mehr mentale Stärke und alles, was damit zusammenhängt, intensive wissenschaftliche Untersuchungen möglich machen werden.

Wo stehen Sie? Eine Selbstuntersuchung

1. **Bewegungszone (LOM):** Wo in Ihrem Körper spüren Sie beim Atmen die meiste Bewegung? In welche Richtung bewegt sich Ihr Atem? Welche Art von Atmer sind Sie: vertikal, horizontal oder ein bisschen von beidem, also ein Hybrid? Betrachten Sie sich beim Atmen selbst oder lassen Sie dies jemand anderen tun. Falls Sie dabei die Brust vorwölben und Ihre Schultern sich heben, dann atmen Sie vertikal. Werden Ihr Hals und die obere Brustmuskulatur dagegen nicht aktiviert (Sie können das prüfen, indem Sie in den Spiegel schauen) und Ihr Körper dehnt sich ausschließlich zwischen Brustwarzen und Hüfte aus, dann atmen Sie horizontal. Die meisten Erwachsenen sind reine Vertikalatmer oder Hybride. Es gibt nur wenige Menschen, die ohne vorhergendes Training reine Horizontalatmer sind – wenn es sie denn überhaupt gibt.

So wird gemessen

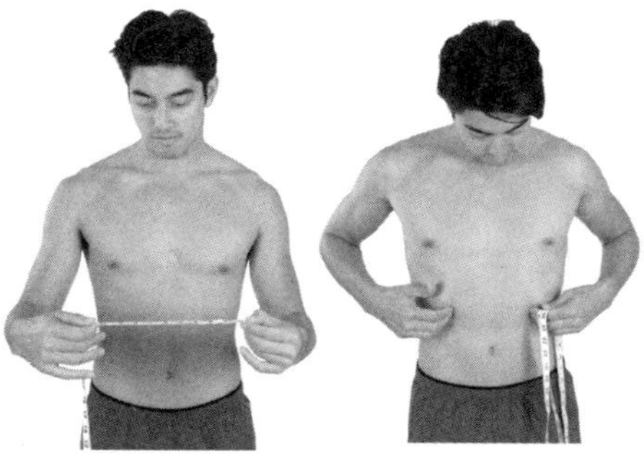

1. Suchen Sie Ihre unterste Rippe (senkrecht unterhalb der Brustwarzen).

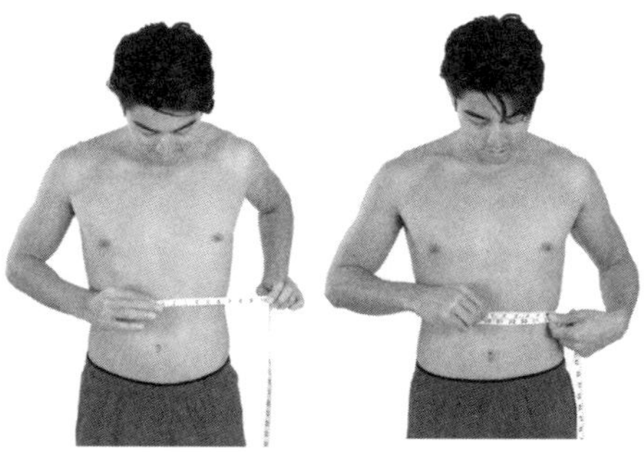

2. Legen Sie in genau dieser Höhe ein flexibles Maßband um Ihren Körper. Am besten geschieht dies vor einem Spiegel, so können Sie auch kontrollieren, dass das Maßband rundum horizontal anliegt.

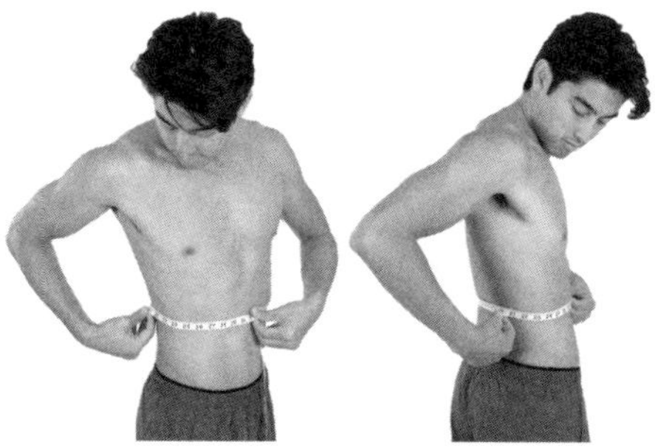

3. Halten Sie das Band straff, sodass es am Rücken nicht herunterhängt. Messen Sie den Umfang nach dem Einatmen.

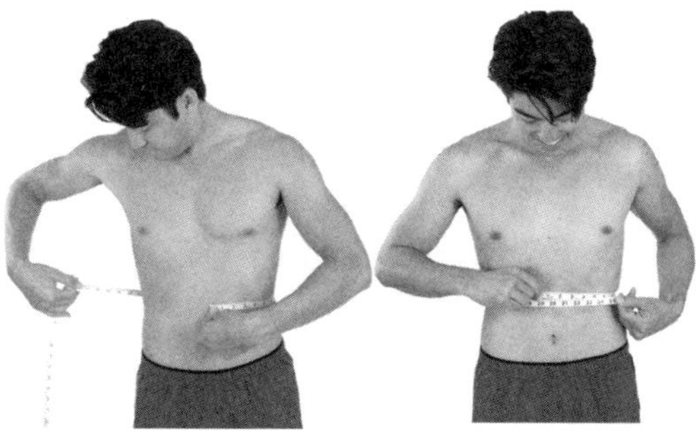

4. Halten Sie das Band weiterhin straff und atmen Sie komplett aus. Messen Sie erneut.

2. **Bewegungsumfang (ROM):** Messen Sie Ihre Exkursion oder Atemamplitude, also wie weit Ihr Köper sich beim Atmen ausdehnt. Gehen Sie folgendermaßen vor: Atmen Sie ein, messen den Körperumfang wie unten beschrieben und notieren Sie den ersten Wert. Atmen Sie wieder aus und notieren Sie den zweiten Wert. Das ist genauso einfach, wie Ihren Halsumfang vor dem Kauf eines Hemds, den Umfang der Taille vor dem Kauf einer Hose oder den Unterbrustumfang vor dem Kauf eines BHs zu messen. Genauere Hinweise finden Sie auf der folgenden Seite.

BERECHNEN SIE IHREN A-IQ

Erstens: Unterscheiden sich Ihre Werte überhaupt beim Ein- und Ausatmen? Das ist nicht immer der Fall. Bei manchen beträgt die Differenz vielleicht nur einen Zentimeter, bei anderen kann sie fünf oder acht Zentimeter betragen. Zweitens: Teilen Sie diese Differenz durch den Ausatemwert (nutzen Sie dafür nötigenfalls einen Taschenrechner). Damit das Ergebnis Sinn ergibt, müssen Sie ihn in Prozent angeben – also mit 1000 multiplizieren oder einfach die Kommastelle um drei Ziffern nach rechts rücken.

Nicht vergessen: Sie müssen Ihren Atemstil (LOM) berücksichtigen, um Ihren korrekten A-IQ-Wert berechnen zu können.

- **Vertikal**: Der Brustkorb bewegt sich beim Einatmen nach oben, und Sie sehen, wie Ihre Atemhilfsmuskulatur arbeitet.
- **Horizontal:** Im oberen Bereich Ihres Körpers bewegt sich nichts, Bauch und untere Rippen weiten sich beim Einatmen und ziehen sich beim Ausatmen zusammen.
- **Hybrid**: Ein wenig von beidem.

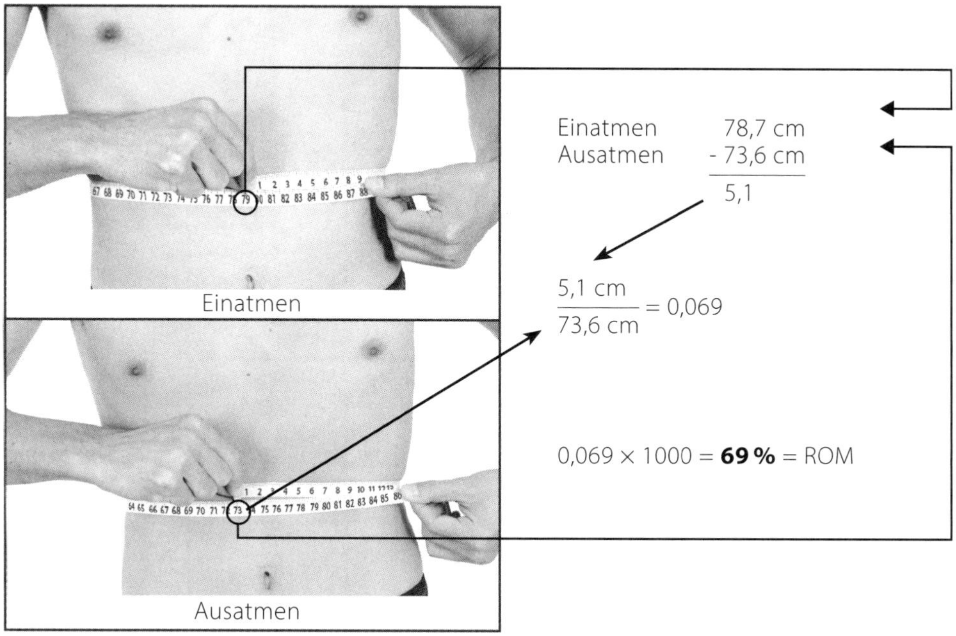

BERECHNEN SIE IHRE ROM

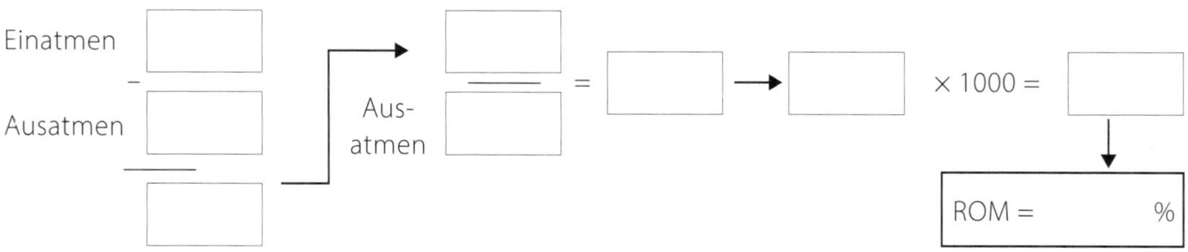

Bedenken Sie, dass Ihr A-IQ-Wert zwei Dinge anzeigt: den Bewegungsumfang (ROM) und die Bewegungszone (LOM) Ihrer Atmung. Er verrät, ob Sie zum Atmen Ihr Zwerchfell benutzen. Sie haben eine 4? Dann benutzen Sie Ihr Zwerchfell eher nicht. Sie haben also noch eine Menge zu tun. Ihr Wert beträgt 2? Dann strengen Sie sich weiter an, um eine 1 zu schaffen. Sie haben bereits eine 1? Dann atmen Sie mit dem Zwerchfell und können nun, wo Sie die korrekte Atemmechanik beherrschen, damit beginnen, ihre Atemmuskeln zu kräftigen.

Folgender Matrix können Sie Ihre Schulnote entnehmen:

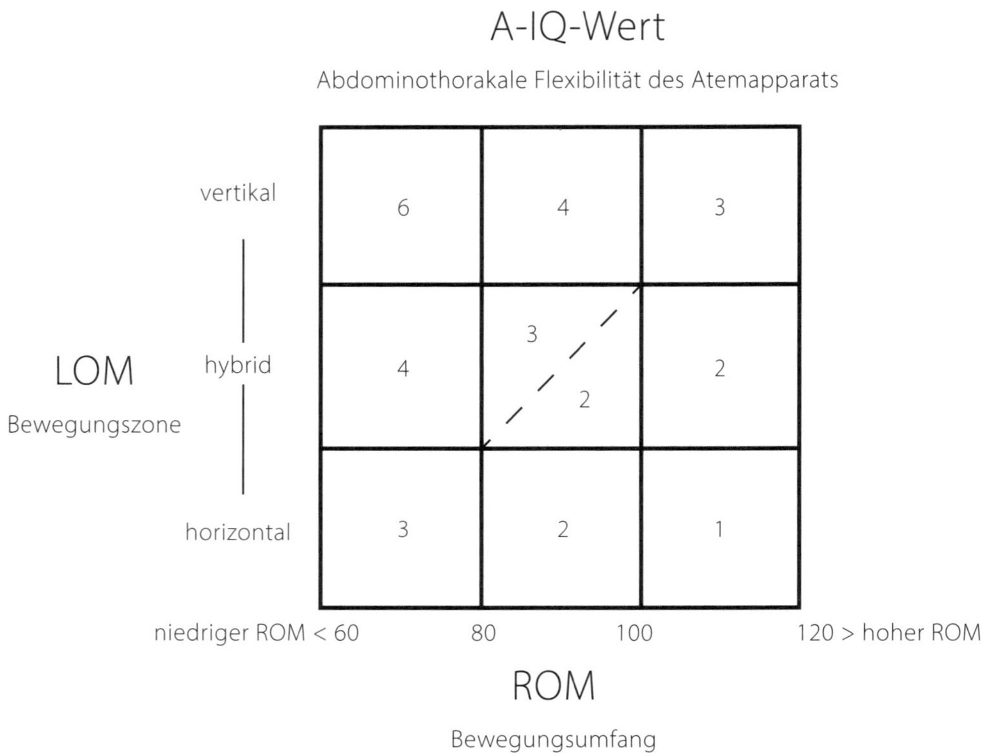

Mathe ist nicht Ihr Ding? Auf den folgenden Seiten finden Sie eine simplere Alternative.

Die einfache Methode

Atmen Sie, ohne Ihre Schultern zu bewegen. Dabei sollten Sie horizontal atmen, wie in der Abbildung.

- Beträgt Ihr Ausatemmaß 50 Zentimeter oder mehr, sollte Ihr Einatemmaß mindestens fünf Zentimeter darüber liegen. (Mit anderen Worten: Wenn Ihre Maße beim Ein- und Ausatmen im 50er-Bereich liegen, dann sollte die Differenz zwischen beiden fünf bis sieben Zentimeter betragen.)

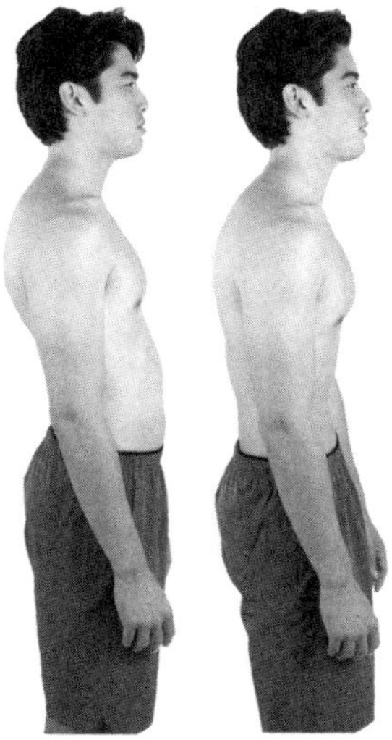

Einatmen Ausatmen

- Beträgt Ihr Ausatemmaß 75 Zentimeter oder mehr, sollte Ihr Einatemmaß mindestens sieben Zentimeter darüber liegen. (Mit anderen Worten: Wenn Ihre Maße beim Ein- und Ausatmen im 70er-Bereich liegen, dann sollte die Differenz zwischen beiden sieben bis zehn Zentimeter betragen.)
- Beträgt Ihr Ausatemmaß 100 Zentimeter oder mehr, sollte Ihr Einatemmaß mindestens zehn Zentimeter darüber liegen. (Mit anderen Worten: Wenn Ihre Maße beim Ein- und Ausatmen im 100er-Bereich liegen, dann sollte die Differenz zwischen beiden etwa 10 Zentimeter betragen.)

Einatmen	Ausatmen
≤ 50 cm	+5 cm
≤ 75 cm	+7 cm
≤ 100 cm	+10 cm

Auf Ein- oder Ausatmen konzentrieren? Kommt drauf an!

Wenn Sie groß und schlank sind, sollten Sie auf eine große Ausdehnung beim Einatmen achten. Falls Sie ein paar Pfunde zu viel auf den Rippen haben, achten Sie besser mehr aufs Ausatmen.

Ihre Geschichten

»Ich bin groß und schlaksig. Mein Ausatemmaß beträgt 76 und mein Einatemmaß 79 Zentimeter. Ich arbeite daran, dass mein Einatemmaß mindestens acht Zentimeter größer wird als mein Ausatemmaß, also etwa 84 Zentimeter.«

Will K.

»Gerade befinde ich mich in der Off-Season und habe mindestens 15 Kilogramm Übergewicht. Ich begann mit Maßen von 112 Zentimetern beim Einatmen und 109 Zentimetern beim Ausatmen. Mir ist bewusst, dass ich an meinem Ausatemmaß arbeiten muss. Ich versuche, auf mindestens 102 Zentimeter herunterzukommen.«

Marell S.

ENDLICH: EINE PRAKTIKABLE UND AUSSAGEKRÄFTIGE ATEMMESSTECHNIK

Leider ist es viel zu oft so, dass Menschen bei medizinischen Testverfahren zwar Ergebnisse erhalten, aber nicht wissen, was die Zahlen aussagen, wie sie ihr Leben in der Alltagspraxis beeinflussen und – was am wichtigsten wäre – wie sie sich verbessern lassen.

Beim A-IQ handelt es sich hingegen um eine funktionelle Messtechnik, die praktikabel und einfach umsetzbar ist und Ihnen dadurch ganz intuitiv mehr Kontrolle verleiht. Sie können – und sollten – den Test regelmäßig wiederholen und so Ihre Fortschritte dokumentieren. Und wenn Ihre Werte sich verbessern, können Sie auch einschätzen, welchen Einfluss diese Veränderungen auf Ihren Alltag haben.

Das Schöne am A-IQ ist, dass er Sinn ergibt. Wenn Sie den Bauchraum beim Einatmen ausdehnen, bedeutet dies, dass Ihr Zwerchfell arbeitet, dass es Ihre Brusthöhle weitet und wieder einsinken lässt. Sie versuchen, nicht vertikal zu atmen, denn dabei werden Atemhilfsmuskeln eingesetzt, die nie dafür gedacht waren, als primäre Atemmuskeln zu fungieren.

1. Der erste Schritt in diesem System ist, es gedanklich zu verstehen, sodass der obige Absatz mehr Sinn ergibt als je zuvor.
2. Als Nächstes lernen Sie, Teile Ihrer »Maschine« und deren Interaktion und Kooperation zu visualisieren.
3. Irgendwann bekommen Sie dann ein richtiges Gefühl – also die kinästhetische Erfahrung – dafür, was richtig, falsch, gut und besser ist. Im Verlauf dieses Prozesses werden Sie mehrere Aha-Erlebnisse haben.

Die Einfachheit dieser Anweisungen sorgt für eine grundlegende Neuordnung dessen, was Sie bislang für korrekt und erstrebenswert hielten. Sie werden Ihre Umwelt neu betrachten und dabei erkennen, wie viel Falschinformationen kursieren. Ihnen wird auffallen, wie viele Menschen sich irrigerweise nach oben ausrichten, wenn Sie über einen tiefen Atemzug sprechen!

PRAXISTIPP

Gehen Sie nun hin und nehmen Sie Maß bei jemand anderem. Anderen Dinge beizubringen, die man selbst gerade zu verstehen beginnt, ist die beste Lernmethode, die es gibt.

FAQ – Die häufigsten Fragen

Ich weiß nun, wie ich einen bessern Atem-IQ bekomme: Indem ich bewusst meine Schultern nicht einsetze, meinen Bauch beim Einatmen rausdrücke und beim Ausatmen einziehe. Das wird meine Note auf jeden Fall verbessern, aber zählt das überhaupt?

Ja. In diesem Test geht es zunächst nicht darum, ob Sie etwas tatsächlich tun oder nicht, sondern ob Sie überhaupt in der Lage sind, es zu tun. Aber warten Sie ab, als Nächstes müssen wir schauen, wie stark Ihre Muskeln sind! Stellen Sie sich Folgendes vor: Ihr A-IQ-Wert ist niedriger als erwartet, und Sie sind überrascht, weil Sie bisher eigentlich dachten, Ihr Zwerchfell schon gut zu nutzen. Dann bietet Ihnen der A-IQ eine Orientierung über den Ist-Zustand und dient als Ausgangswert.

Mein Atem-IQ-Wert ist gut. Was bedeutet das?
Es bedeutet, dass Ihre Atemmechanik gut ist, Sie Ihre primären Atemmuskeln einsetzen und den richtigen Bereich Ihrer Lunge nutzen. Ihre Aufgabe ist nun, diese Muskeln zu noch kräftigen.

Ich habe eine »1«. Kann ich mit dem nächsten Kapitel weitermachen?
Klar, blättern Sie ruhig weiter! Dieses Buch ist so angelegt, dass Sie es aufschlagen, einsteigen und dann in verschiedenen Abschnitten arbeiten können.

Meine Ausdehnung (ROM) ist zwar gut, mein Stil (LOM) aber schlecht. Ich setze noch ständig meine Schultern ein. Was ist wichtiger?
Sie sollten besser zuerst Ihre Bewegungszone (Ihren Stil) optimieren und erst dann an Ihrer ROM arbeiten. Entspannen Sie die Schultern und konzentrieren Sie sich darauf, Ihren unteren Rippenbogen beim Einatmen zu weiten und beim Ausatmen zusammenzuziehen. Abhängig von Ihrem Körpertyp, wird Ihnen eines von beiden schwerer fallen als das andere.

Ich atme zwar horizontal, aber die Differenz zwischen meinem Ein- und Ausatemwert ist zu gering. Was muss ich tun?
Die kurze Antwort: Wenn Ihre Bewegungszone stimmt (horizontale Atmung), aber der Bewegungsumfang zu klein ist, müssen Sie ihren Rumpf dehnen und lernen, ihn beim Einatmen zu weiten sowie Ihre Muskeln kräftigen, um den Körper beim Ausatmen zusammenzuziehen. Die lange Antwort formuliere ich mal als Frage: Haben Sie eher beim Einatmen oder beim Ausatmen Schwächen? Folgendes können Sie ganz einfach feststellen: Ihr Einatmen fühlt sich weit an, aber das Zusammenziehen geschieht nicht in vollem Umfang. Manchen Leuten, die einen steifen Core besitzen, sogenannte *Rib Gripper* (das behandeln wir später noch), oder die sehr muskulös sind, fällt das Einatmen konsequenterweise schwerer. Menschen, deren Mittelpartie ein wenig beleibter ist, fällt dagegen das Ausatmen manchmal schwerer. Für sie fühlt sich das wie Bauchmuskeltraining an und sie geraten dabei mitunter sogar ins Schwitzen (und das sollten sie auch).

Nachdem ich meine LOM korrigiert habe, ist meine ROM – also die Ausdehnung – geringer. Kann das sein?
Ja, und vermutlich hat sich auch Ihr A-IQ-Wert verbessert. Bisher haben Sie Ihre Brusthöhle mithilfe der Schultermuskulatur bewegt. Die Ausdehnung geschah also ganz automatisch, weil Sie die Schultern nach oben gezogen haben. Nun verwenden Sie stattdessen Ihr Zwerchfell, während Hals und Schultern ruhen. Ihr Zwerchfell weitet den Brustkorb im unteren Bereich, was seine eigentliche Aufgabe ist. Dadurch verbessern sich Ihre ROM (und A-IQ), üben Sie also weiter. (Mehr Übungen dazu folgen.)

Horizontales Atmen fühlt sich weniger zufriedenstellend an. Ist das normal?
Ja, und keine Sorge: Das wird sich ändern. Denken Sie an einen Seufzer oder an einen Moment des Innehaltens, wenn Sie tief Luft holen. Auch wenn Sie, gemessen an der Luft, die Sie einatmen, noch keinen tiefen Atemzug gemacht haben, so machen Sie doch eine kurze Pause, entspannen Ihren Körper und sind einen Moment lang im Einklang mit sich selbst. Holen Sie horizontal Luft, entspannen Sie Kiefer und Schultern, und Ihre Wahrnehmung dieser Art zu atmen wird sich verändern. Vor allem jetzt, da Sie wissen, dass diese Atemmethode gut für Ihren Körper und wahrhaftig tief ist.

Mir wurde erklärt, dass ich automatisch mit dem Zwerchfell atme, wenn ich die Hände in die Hüfte stütze wie ein Schiedsrichter und dort hineinatme. Ist das wahr?
Nein, im Gegenteil. Diese Haltung lässt Sie eher in die vertikale Atmung zurückfallen, bei der die Schultern nach oben ziehen. Wenn sie es dennoch versuchen wollen, achten Sie darauf, die Schultern nicht anzuheben und die Halsmuskulatur zu entspannen. Eine solche Haltung reduziert Ihre Aufmerksamkeit und führt zu lateraler, längs verlaufender Atmung, während unser Ziel eine zirkumferenzielle, also umlaufende Atmung ist.

Können Wearables (Atem-Tracker) helfen, das Zwerchfell zu trainieren?
Die meisten neuartigen Wearables protokollieren zwar Ihre Atemmuster, nicht aber Bewegungszone und Bewegungsumfang. Wohlstrukturierte Atemmuster können zwar helfen, Ihre Atemfrequenz zu reduzieren, optimale LOM und ROM sind aber viel wichtiger.

Warum ist es so wichtig, die Schultern nicht zu bewegen?
Weil es schwierig ist, ohne Schulterbewegung zu atmen – obwohl das eigentlich nicht so sein sollte. In Hals und Schultern befinden sich Atemhilfsmuskeln. Wir wollen aber herausfinden, wie sehr Sie Ihr Zwerchfell als primären Atemmuskel einsetzen können. Zwar können Sie den Brustkorb weiten, indem Sie die Schultern hochziehen, Ihr Zwerchfell verrichtet dann aber immer noch nicht den eigentlichen Teil seiner Arbeit, wodurch Hals- und Schultermuskeln diese übernehmen müssen. Eine solche aufwärts gerichtete Atmung ist ineffektiv (Sie benötigen also mehr Atemzüge für eine bestimmte Menge Luft als mit Bauchatmung) und ineffizient (Sie verbrauchen mehr Energie als Sie erzeugen, was vor allem in Wettkampfsituationen kritisch ist).

Sollte ich während Atemübungen durch Mund oder Nase atmen?
Egal, wie Sie bisher geatmet haben, tun Sie es nun auf die andere Weise, um einen anderen akustischen Reiz zu erfahren. Waren Sie bisher Nasenatmer, atmen Sie nun hörbar durch den Mund. Haben Sie bisher durch den Mund geatmet, schließen Sie ihn fortan und atmen durch die Nase, sodass Sie eine andere sensorische Erfahrung erleben: Hören Sie den Atem in Ihrem Kopf und spüren Sie den Luftstrom in den Nasenlöchern. Sobald Sie später eine »1« im Atem-IQ-Test haben und an das neue Atemmuster gewöhnt sind, sollten Sie ausschließlich durch die Nase atmen.

DREI ÜBUNGEN FÜR SENSORISCHES LERNEN

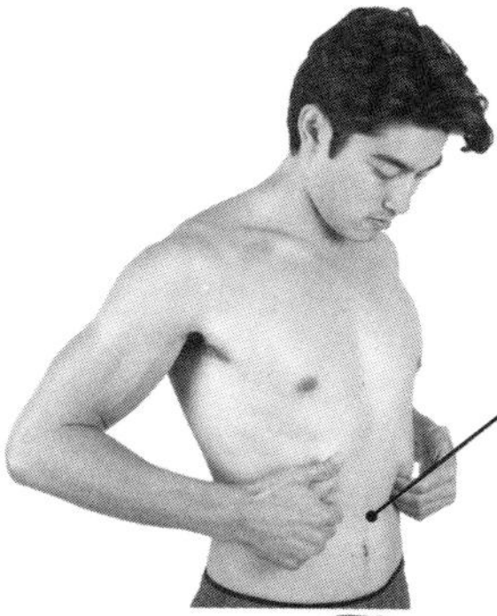

Fühlen

Legen Sie die Hände an die Seiten Ihres Körpers, Handballen und Finger ruhen auf den unteren Rippen.

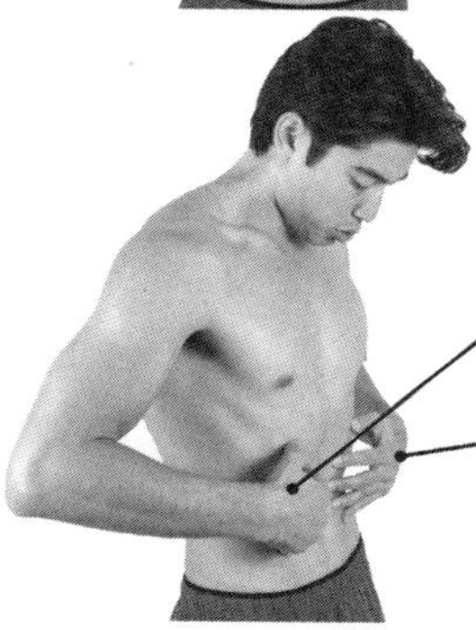

Unter Ihrer rechten Hand befinden sich Leber, Zwerchfell und der größte Teil Ihrer Lunge, mit der höchsten Dichte an Lungenbläschen.

Auf der linken Seite befinden sich Milz, die linke Seite des Zwerchfells und der sauerstoffreichste Teil Ihrer Lunge.

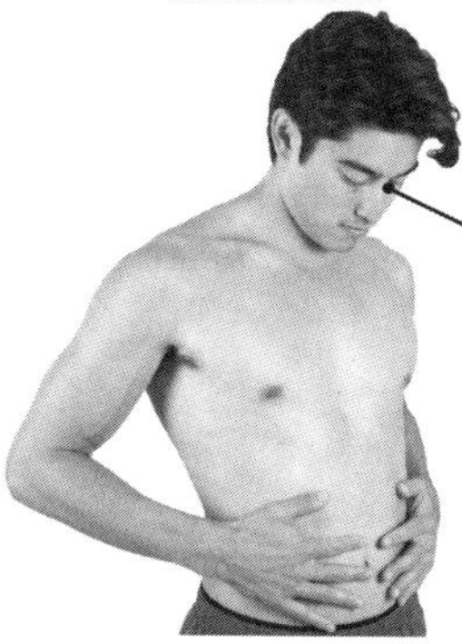

Schließen Sie die Augen und fühlen Sie den Körper unter Ihren Händen. Würden Sie geradewegs in den Körper eindringen können, wären Sie Teil Ihrer Lunge, die Sie aufblähen wollen. Atmen Sie ein und konzentrieren Sie sich darauf, genau diesen Teil Ihres Körpers auszudehnen. Ihr Bauch und der untere Teil Ihres Brustkorbs sollten sich nun weiten.

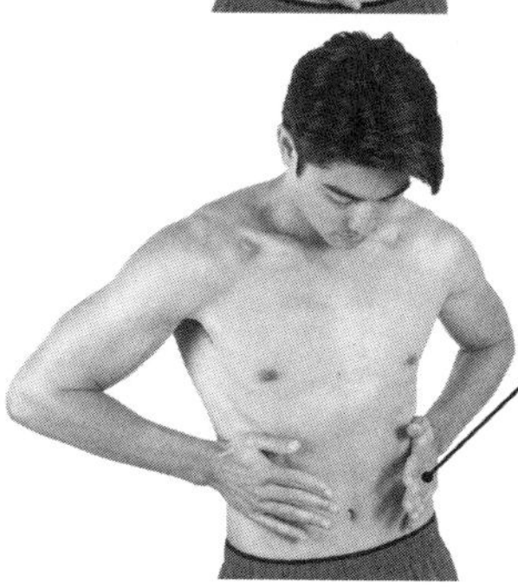

Üben Sie mit den flachen Händen Druck aus, damit sich Ihr Körper beim Ausatmen zusammenzieht.

Fühlen

Legen Sie Ihre Zeigefinger auf beide Seiten des Schlüsselbeins und üben Sie Druck aus. Hier befinden sich die Spitzen und kleinsten Teile Ihrer Lungenflügel, mit der geringsten Dichte an Lungenbläschen. Und dennoch sind dies die Bereiche, die Sie beim vertikalen Atmen am stärksten einsetzen. Deshalb benötigen Vertikalatmer mehr Atemzüge, bis sie das Gefühl haben, ausreichend Sauerstoff zu bekommen – sie atmen üblicherweise schneller.

Sehen

Um sich ein Bild davon zu machen, was in Ihrem Körper vorgeht, nehmen Sie einen handelsüblichen Gemüsedämpfer aus Metall, drehen Sie ihn um und breiten ihn flach aus (dies ist das Einatmen). Anschließend stellen Sie die Ränder wieder auf (dies ist das Ausatmen). Wenn Sie keinen Gemüsedämpfer besitzen, verschränken Sie einfach Ihre Finger und halten Sie die Hände auf Brusthöhe vor sich, Handflächen nach unten, und wölben die Hände, als würden Sie auf einem Ball aufliegen. Spreizen Sie beim Einatmen die Finger, sodass Ihre Hände flach sind, und bringen sie beim Ausatmen zurück in die Ausgangsposition.

Wir haben nun die bisherige Geschichte der Atmung und Gründe für einen Wandel diskutiert sowie Ihre Ziele im Rahmen dieses Prozesses umrissen. Kommen wir nun zu den Grundlagen, wie Sie besser atmen.

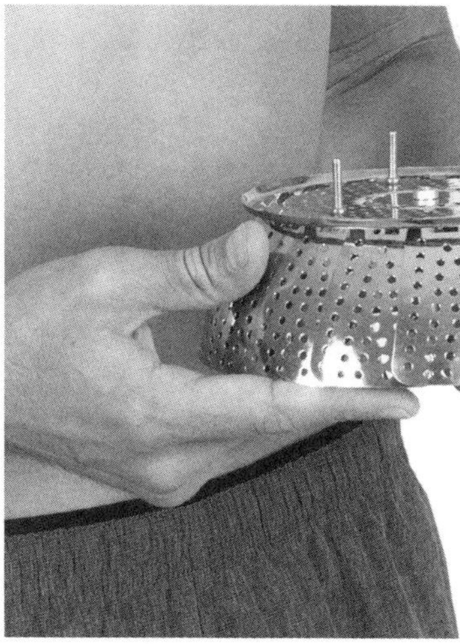

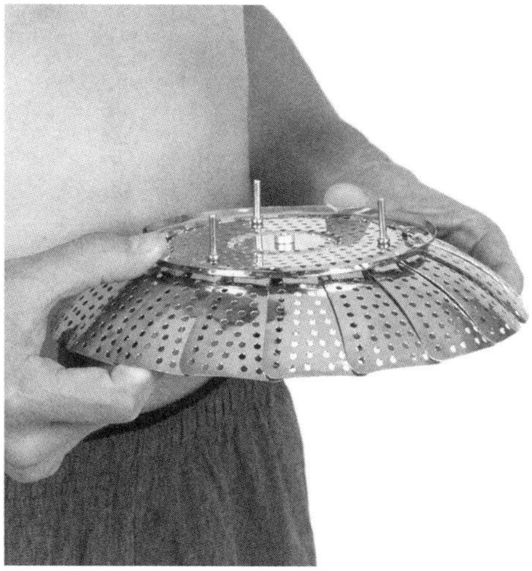

KAPITEL 5

BESSER ATMEN: DIE GRUNDLAGEN

Im vergangenen Jahr vereinbarte ein renommierter Pneumologe einen Termin mit mir. Selbstverständlich wusste ich, wer er war. Ich hatte ihn im Fernsehen bei Oprah Winfrey gesehen, als der Magier David Blaine seinen Atem rekordverdächtige 17 Minuten lang anhielt. Ich war mir fast sicher, dass er mich mit jemandem verwechselt hatte. Warum sollte ein Arzt, der eine international bekannte Klinik geleitet hatte und selbst Freitaucher war, mich konsultieren wollen? Ich fürchtete, dass ihm meine Erläuterungen ganz beschämend simpel vorkommen müssten. Jederzeit rechnete ich damit, dass er zu lachen beginnen und mich fragen würde, ob ich ihm nicht auch etwas Neues beibringen könnte. Doch das tat er nicht. Warum war er also hier? Kurz und knapp verriet er mir, warum. »Niemand lehrt das Wie«, beklagte Dr. Ralph Potkin* und ergänzte: »Sie aber lehren das Wie.«

Im vergangenen Kapitel haben Sie gelernt, dass die Gründe für eine suboptimale Atmung (also alles Schlechtere als eine Note 1 im Atem-IQ-Test) in der Atemmechanik zu finden sind, und dort demzufolge auch die Lösung liegt. In diesem Kapitel lernen Sie, auf mechanisch korrekte und anatomisch kongruente Art und Weise zu atmen. In meinen Kursen wiederhole ich immer wieder folgenden Satz: »Bevor Sie fünfeinhalb Jahre alt waren, haben Sie bereits so geatmet, und Ihr Körper möchte so atmen, denn Ihr Zwerchfell ist so in Ihrem Körper platziert, dass es in der Lage ist, Ihren Brustkorb zu weiten.«

Diese gleichermaßen gedankliche, kinästhetische und psychologische Erkenntnis ist etwas ganz Besonderes. Sie können weder Ihre Lunge sehen noch die Luft, die Sie atmen, und Ihr Zwerchfell befindet sich so tief in Ihrem Körper, dass Sie es nicht ertasten können. Es zu trainieren, mutet daher wie eine Mischung aus Physiotherapie und kognitiver Verhaltenstherapie an.

---

* Dr. Potkin ist Professor für Medizin an der UCLA School of Medicine und war Leiter der Abteilung für Pneumologie und Intensivmedizin am Cedars-Sinai Medical Center. Er war Teamarzt der US-Nationalmannschaft im Freitauchen und ist ein zertifizierter Spezialist für Innere Medizin, Lungenerkrankungen, Intensivmedizin und Hyperbarmedizin.

WENN GUT GEMEINTE RATSCHLÄGE ZU SCHLECHTEN ERGEBNISSEN FÜHREN

Als ich begann, die Atmung meiner Patienten zu analysieren, fiel mir auf, dass sie ausnahmslos nach oben, also vertikal atmeten, wenn ich sie bat, einen großen Atemzug zu nehmen oder tief Luft zu holen. Ihre Atemhilfsmuskulatur verrichtete dann den Großteil der Arbeit, statt der primären Atemmuskulatur im Bereich der Körpermitte. Oftmals verengte sich ihr Rumpf sogar, was das absolute Gegenteil dessen ist, das beim Füllen der Lunge eigentlich geschehen sollte. Wenn der Rumpf sich doch weitete, dann nicht sonderlich stark. Einige weiteten sich vorn, aber krümmten den Rücken oder umgekehrt, selbst Spezialisten aus den Fachbereichen Anatomie, Fitness und Gesundheit taten das. Aufgrund meiner Erfahrung als Kinderpsychologin interessierte mich vor allem, welche Überzeugungen oder auslösenden Reize für diese Fehler verantwortlich waren – und warum es dazu kam. Dabei entdeckte ich, dass es eine enorme Lücke im Verständnis der verschiedenen Komponenten von Atemmechanik gab, obwohl wir alle ganz enthusiastisch darin übereinstimmten, dass sie äußerst wichtig ist. Ich stieß auf Begriffe, Analogien und Anleitungen, die verwirrend waren oder eine schlechte Atmung noch verschlimmerten.

Ihre Geschichte

»Ich dachte, ich würde mit meinem Zwerchfell atmen. Ich war mir sogar sicher. Dann haben wir nachgemessen und festgestellt, dass ich es nicht tat. Ich war sehr überrascht, aber Zahlen lügen nun mal nicht.«

Larry M.

SO BEKOMMEN SIE EINE 1 IM A-IQ-TEST

ZWERCHFELLSTRECKUNG

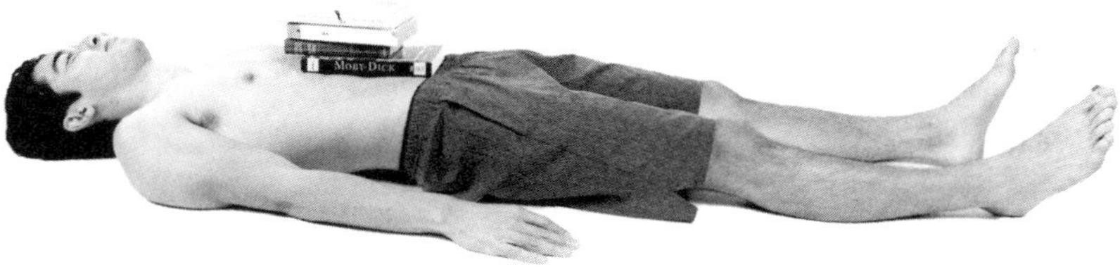

Ausatmen

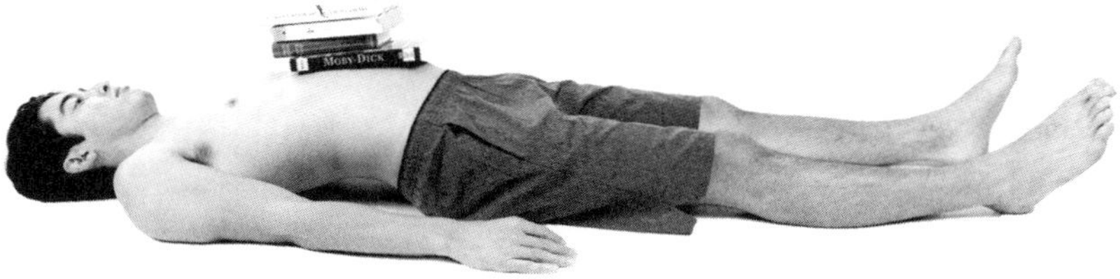

Einatmen

ROCK AND ROLL

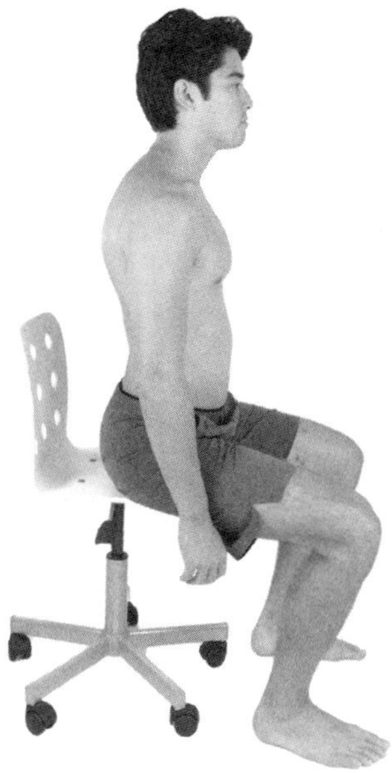

Einatmen

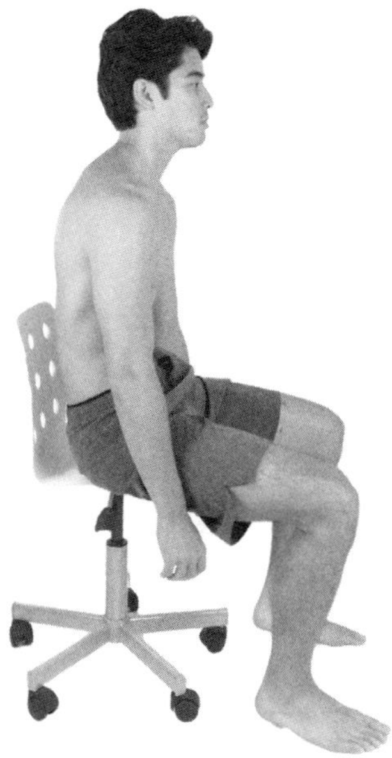

Ausatmen

KATZE UND KUH

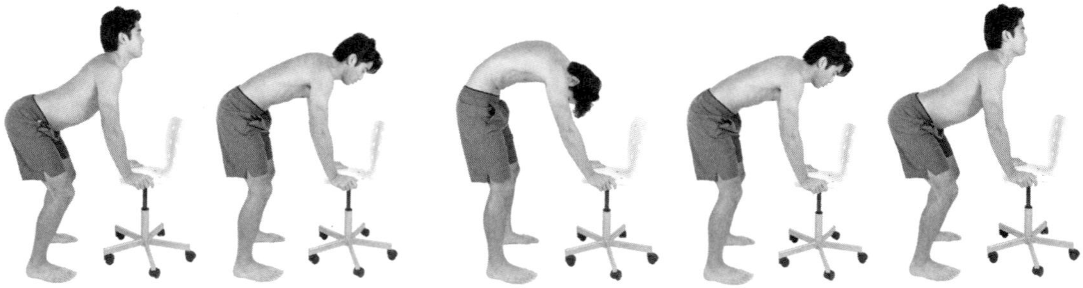

Einatmen Ausatmen Ausatmen Einatmen Einatmen

ZWISCHENRIPPENDEHNUNG

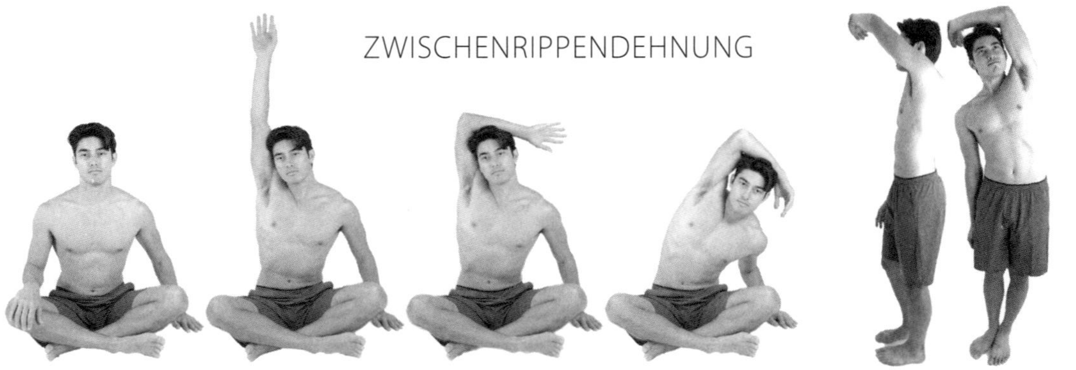

Einatmen Ausatmen Einatmen Ausatmen Einatmen Ausatmen

Variation

DREHUNG DER WIRBELSÄULE

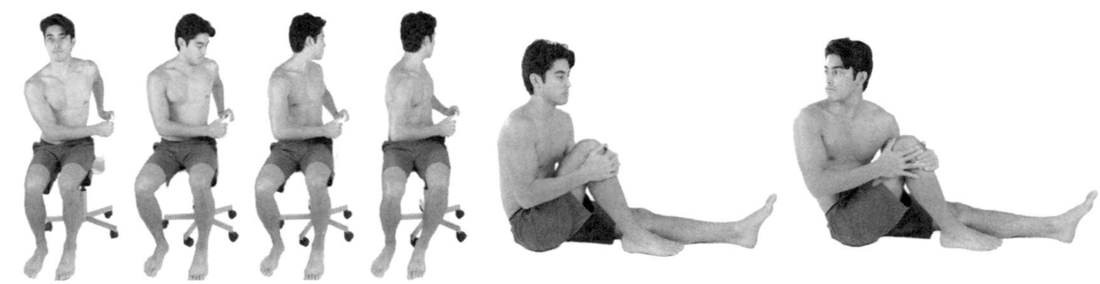

Einatmen Ausatmen Ausatmen Ausatmen Einatmen Ausatmen

Variation

FAQ – Die häufigsten Fragen

Es fällt mir schwer, mich nach vorn zu lehnen, weil meine Beinbeuger mich zurückzuhalten scheinen. Kann das sein?
Ja. Dies ist also ein weiterer Grund, warum Sie Ihre Beinbeuger dehnen sollten: Sie haben Einfluss auf Ihre Atmung.

Während ich atme bewegen sich meine Seiten nicht. Mein Bauch stülpt sich einfach nach vorn. Ist das korrekt so?
Sie sind auf dem richtigen Weg. Dies ist ein guter erster Schritt beim Erlernen der korrekten Atmung, denn es hilft Ihrem Hirn zu verstehen, dass Atmung in der Körpermitte vonstattengeht und nicht im oberen Teil. Als Nächstes sollten Sie darauf achten, dass sich Ihre Rippen bewegen, und zwar gleichermaßen beim Ein- als auch beim Ausatmen.

Stimulieren – Lokalisieren – Aktivieren

1. **Stimulieren:** Legen Sie die Spitze Ihres Daumens in den Zwischenraum zweier beliebiger Rippen Ihres Körpers. Üben Sie festen Druck aus, so als würden Sie versuchen, den Zwischenraum zu vergrößern. Atmen Sie nun horizontal ein und aus und spüren Sie, wie sich der

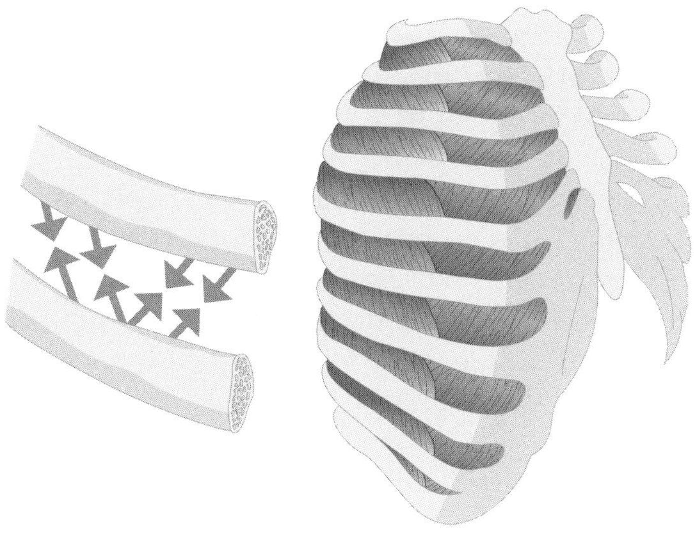

Bei der Ausatmung verkleinert sich der Rippenzwischenraum, indem sich die Rippen zusammenziehen. Mit dieser Übung können Sie diesen Zwischenraum vergrößern.

Abstand zwischen zwei Rippen einen Millimeter vergrößert. Wiederholen Sie diese Übung an verschiedenen Punkten des Brustkorbs und visualisieren Sie dabei die Zwischenrippenmuskeln vor Ihrem geistigen Auge.

2. **Lokalisieren:** Schauen Sie selbst. Formen Sie mit Ihrer Hand ein »C«. Zwischen Fingern und Daumen sollte etwa fünf Zentimeter Abstand sein. Haken Sie die Finger nun an Ihrer Seite unter die unterste Rippe und drücken Sie den Daumen in einen Rippenzwischenraum. Atmen Sie nun ein und beugen Sie sich dabei zur anderen Seite, sodass Sie die Seite mit der darauf liegenden Hand »öffnen«. Achten Sie auf den Raum zwischen Fingern und Daumen. Schaffen Sie es, dass er größer wird? Versuchen Sie, beim Ausatmen dieselbe Seite Ihres Körpers zu kontrahieren und die Finger zu einem kompakteren »C« zusammenzudrücken. Visualisieren Sie, wie die Muskeln zwischen Ihren Rippen sich erst ausdehnen und wieder zusammenziehen.
3. **Aktivieren:** Nutzen Sie eine Kurzhantel (2,5 bis 10 Kilogramm, je nachdem, wie stark Sie sind), um eine Seite zu öffnen. Halten Sie das Gewicht mit entspanntem, herunterhängendem Arm in der rechten Hand. Atmen Sie ein und lassen Sie sich vom Gewicht nach rechts ziehen, um so die Dehnung der linken Seite des Brustkorbs zu verstärken. Statt sich nun einfach wieder aufzurichten, konzentrieren Sie sich auf die Muskeln der gedehnten Seite, kontrahieren Sie sie und richten Sie sich mit ihrer Hilfe wieder auf (dies wird sich anfühlen, als würden Sie den linken Brustkorb zusammenquetschen). Beobachten Sie sich dabei im Spiegel und achten Sie darauf, komplett in einer Ebene zu bleiben und sich nicht vorzuneigen. Absolvieren Sie zehn Wiederholungen pro Seite und kombinieren Sie stets Einatmen mit der Dehnung und Ausatmen mit der Kontraktion des Brustkorbs. Bleiben Sie konzentriert und verschieben Sie nicht einfach nur das Gewicht. Sie führen in jede Richtung zwei grundverschiedene, gleichermaßen bewusste, geführte Bewegungen aus. So dehnen Sie Ihre Zwischenrippenmuskeln beim Einatmen und kräftigen sie beim Ausatmen. Ihr Ziel bei dieser Übung sollte sein, so hart damit zu trainieren, dass Sie am nächsten Tag etwas Muskelkater haben. Die meisten Leute wundern sich anschließend:

»Ich wusste gar nicht, wie viele Muskeln ich an meinen Seiten habe.« Weil die Atemmuskulatur sich nur schwer ertasten lässt, müssen wir eben kreativ werden. Wenn Sie das Gewicht erhöhen, von 5 etwa auf 10 oder 15 Kilogramm denken Sie stets daran, dass dies eine Hybridübung ist. Ziel ist es, dass Ihnen das Gewicht während des Einatmens beim Dehnen hilft: Ihr Brustkorb auf der freien Seite sollte sich weiten und das Gewicht Sie weiter hinunter, noch tiefer in die Dehnung ziehen. Konzentrieren Sie sich beim anschließenden Ausatmen darauf, dieselben Muskeln, die Sie gerade gedehnt haben, aktiv zu kontrahieren. Mitunter spüren Sie diese Bewegung in Ihrem Rücken.

Beim Rugby, im Kampfsport und in jeder anderen Disziplin, in der das Risiko einer Rippenverletzung besteht, kann die Brustkorbflexibilität, die wir hier trainieren, die Gefahr einer Rippenfraktur verringern.

Die anatomisch korrekte Atmung verstärken

1. Halten Sie je eine Kettlebell oder Kurzhantel wie beim Farmer's Carry in beiden Händen. Achten Sie auf entspannte Schultern und lassen Sie Ihre Arme von den Gewichten nach unten ziehen. Sie werden damit nicht laufen, können die Arme also auch entspannt lassen. Hinweis: Die Gewichte dürfen nicht so schwer sein, dass Sie Ihren ganzen Körper anspannen müssen. Sie sollten nur gerade schwer genug sein, um Ihre Arme und Schultern entspannt nach unten zu ziehen.
2. Entspannen Sie Ihr Gesäß beim Einatmen und beugen Sie sich aus der Hüfte heraus leicht nach vorn. Schieben Sie den Po dabei nach hinten und den Bauch nach vorn. Jede Bewegung findet unterhalb Ihrer Taille statt.
3. Spannen Sie das Gesäß beim Ausatmen an und lassen Sie Ihre Hüfte von der Kontraktion wieder nach vorn, zurück unter Ihren Körper ziehen. Strecken Sie den Körper dabei. Tun Sie dies mehrere Male und achten Sie auf wichtige Details. Scannen Sie Ihren Körper und überprüfen Sie folgende Punkte:

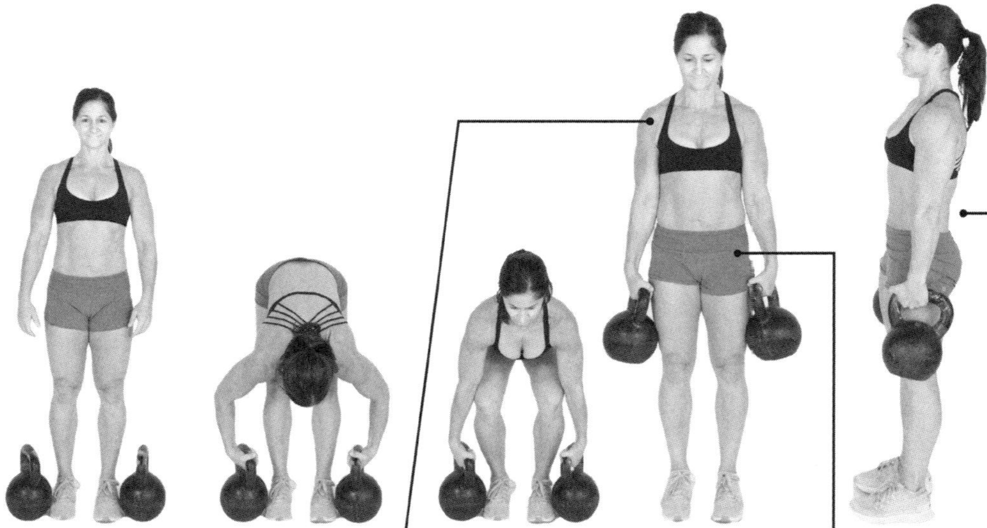

Sind Ihre Schultern und Arme komplett entspannt? Falls ja, sollte sich Ihr Körperschwerpunkt gut anfühlen, so als seien Sie insgesamt näher am Boden.

Sind Ihr Gesäß und Bauch beim Einatmen komplett entspannt? Falls ja, machen Sie nun die Hüftbeugung statt des Schulterhebens.

Fühlt sich das Ausatmen wie ein Crunch an, als würden Sie den Bauchnabel in Richtung Wirbelsäule einziehen? Sobald sich dies normal anfühlt, konzentrieren Sie sich auf Ihre Rippen und die schrägen Bauchmuskeln und schauen Sie, ob Sie Ihren Körper auch zusammenziehen, also verschmälern können.

Ihre Geschichte

» Ich war immer fit, im vergangenen Jahr habe ich wegen der Arbeit aber aufgehört, Basketball zu spielen. Seitdem habe ich einen »Dad Bod« entwickelt und etwas mehr Fett auf den Rippen als früher. Darum begann ich, den Bauch einzuziehen. Erst als ich aufgefordert wurde, mal locker zu lassen, fiel mir auf, wie sehr und wie lange ich ihn eingezogen schon hatte. Ich dachte irgendwie, dass mich das auch stärker machen würde. Aber erst als ich lockergelassen und den Bauch geweitet habe, um mein Zwerchfell einzubeziehen, konnte ich beim Ausatmen die gesamte Luft rauslassen und meinen Körper richtig zusammenziehen. Mir wurde klar, dass mein Baucheinziehen mich nicht stärker, sondern nur irgendwie taub und steif gemacht hat. Es fiel mir zwar leicht, Brust und Schultern nicht mehr einzusetzen und mich darauf zu konzentrieren, über meine Körpermitte zu atmen. Aber ich musste viel trainieren, um mich zu weiten, und merkte dabei schnell, dass meine Ausatemmuskeln auf alle Fälle Übung brauchten. Von einer Note 4 im Atem-IQ-Test schaffte ich es innerhalb einer Woche auf eine 1. Nun fange ich an, meine Atemmuskeln zu kräftigen.«

Jeff M.

»Meinen Körpertyp würde man wohl als ektomorph bezeichnen, ich bin also extrem schlank und laufe viel. Über die letzten Jahre habe ich mir die Marotte angewöhnt, mit der Brust voran zu laufen, vermutlich, um den Brustkorb zu weiten und besser atmen zu können. Bevor ich anfing, über Atemmechanik zu lesen, hätte ich nie geglaubt, dadurch in Wirklichkeit mehr mit den Schultern zu atmen. Ich habe also daran gearbeitet, ein wenig tiefer und mehr durch den Rücken zu atmen. Seitdem fühle ich mich nicht nur viel gefestigter, sondern habe mit jedem Atemzug mehr Energie und kann meine Schrittfrequenz besser an meinen Atemrhythmus koppeln. Die Herausforderung für mich war es, zu lernen, den Körper beim Einatmen zu weiten. Mir wurde bewusst, dass ich all meine kleinen Atemzüge nur mit den Schultern ausführte. Ich setzte mir als Ziel, schlank zu bleiben, aber in der Mittelpartie beweglicher zu werden. Dabei bremsten mich meine Bauchmuskeln und die Spannung in meiner Körpermitte. Ich kann mich erinnern, wie ich anfangs versuchte, meinen Rumpf zu weiten, aber mein Zwerchfell irgendwie eingeklemmt zu sein schien. So wurde ich vom Vertikalatmer zu einem Mischatmer und verbesserte meinen Atem-IQ von einer 5 immerhin auf eine 2.«

Xavier O.

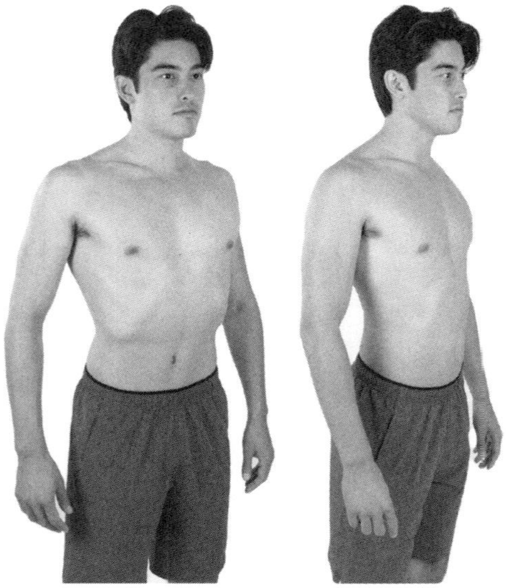

Einatmen Ausatmen

FAQ – Häufig gestellte Fragen

Warum fühlt sich das Erlernen dieser einen mechanischen Bewegung so viel anders an als das Erlernen von anderen?
Bei Fitnessübungen kann man sich an ähnlichen, bereits bekannten Bewegungen orientieren. In diesem Fall gibt es jedoch keine vergleichbare Übung. Hinzu kommt, dass Ihr Verstand schon begreift, der Köper aber noch nicht hinterherkommt. Geben Sie ihm Zeit und absolvieren Sie möglichst viele Wiederholungen. Denken Sie daran, dass es hilft, über den Tag verteilt in unterschiedlichen Positionen zu atmen. Erwischen Sie sich selbst bei einem Fehler, dann korrigieren Sie ihn ganz automatisch.

Beim Einatmen ziehe ich meinen Bauch ein und meine Brust weitet sich. Es anders zu machen fühlt für mich ganz komisch an. Was kann ich tun?
Dies ist ein Beispiel für eine paradoxe Atmung und das exakte Gegenteil der Mechanik, für die Ihr Körper gebaut ist. Sie werden viele physische Hinweise benötigen, um dies zu ändern. Legen Sie Ihre Hände

flach auf die unteren Rippen. Schauen Sie zu Ihrer Körpermitte hinab, holen Sie Luft und weiten Sie bewusst den Rumpf. Verwenden Sie dann beim Ausatmen die Hände, als würden Sie Ihren Rumpf zusammendrücken. Wenn Sie dazu noch das Becken kippen, wird Ihnen das sehr weiterhelfen. Haben Sie Geduld mit sich.

Ständig höre ich, dass ich meine Rippen einziehen soll. Doch immer, wenn ich das tue, höre ich auf zu atmen. Was mache ich falsch?
Vermutlich haben Sie eine sogenannte »Offene Schere«-Haltung. Einer der besten Artikel, die ich dazu gelesen habe, ist »Dynamic Neuromuscular Stabilization« von Clare Frank et al. Das Einziehen der Rippen sollten Sie zwar durchaus lernen, weil es Ihre Haltung und Leistung verbessern kann, doch vorher müssen Sie zunächst einmal lernen, korrekt zu atmen. So vermeiden Sie eine Versteifung des Rumpfs, wenn Sie Ihren Brustkorb in eine bessere Haltung, nämlich gerade über dem Becken, bringen. Denn ein steifer Rumpf führt oft dazu, dass man den Atem anhält.

Darf ich beim Atmen auch mal meine Schultern bewegen?
Ja, wenn Sie schwer atmen. Problematisch ist es, wenn Sie ausschließlich mit Ihren Schultern, also mit den Atemhilfsmuskeln atmen.

Warum fühlt sich vertikale Atmung so gut an, auch wenn ich inzwischen verstanden habe, dass sie nicht wirklich tief ist?
Sie glauben unter anderem deshalb, Vertikalatmung fühle sich gut an, weil sie Sie oberflächlich beruhigt und Ihren Fokus nach innen richtet. Sie spüren, wie Ihre Schultern sich bewegen und richten Ihre Aufmerksamkeit auf den Luftstrom durch Ihre Nase und Ihre Kehle. Versuchen Sie jetzt dies: Gähnen Sie genussvoll, öffnen Sie weit den Mund, weiten Sie die Nasenlöcher und entspannen Sie den Kiefer.

Ich kann meinen Bauch zwar rausstrecken, aber stecke dann irgendwie fest. Was läuft schief?
Das Rausstrecken des Bauchs löst einen körperlichen Lernprozess aus, wie Atmung sich anfühlen sollte. Ihnen wird das Gefühl in Ihren Seiten bewusst und Sie begreifen das Konzept eines sich weitenden Atemraums.

Wenn Ihr Bauch nach vorn ragt, bewegt sich nur die Mitte Ihres Zwerchfells (weil es nicht anders kann). Als Nächstes sollten Sie daher versuchen, auch die Seiten des Zwerchfells einzubeziehen. Dies funktioniert, indem das Zwerchfell von den äußeren Zwischenrippenmuskeln auseinandergezogen wird. Diese Muskeln sind steif und nicht gewohnt, gefordert zu werden, weil sie durch Klammern Ihrer Bauchmuskeln (Bracing), Ihres Rückens und Ihrer Emotionen stillgelegt wurden.

MACHEN SIE DEN A-IQ-TEST ERNEUT

Beginnen Sie für eine Nullmessung zunächst mit Bauchatmung und atmen Sie ein, ohne die Schultern zu bewegen. Wenn Sie es schaffen, die Seiten Ihres Körpers ein wenig zu weiten, dann tun Sie das. Verfallen Sie nur nicht wieder zurück in ein Bewegen Ihres Oberkörpers. Die meisten Menschen tun dies aus schlechter Angewohnheit, weil ihr Zwerchfell ein wenig eingeklemmt ist.

1. Lassen Sie sich von jemandem beobachten, um sicherzugehen, dass Sie Ihre obere Brust oder Schultern nicht einsetzen. Ihre obere Brustmuskulatur mag ein winziges bisschen mitmachen, aber weiten darf sich ausschließlich Ihre Mitte.
2. Passen Sie auf, dass Sie nicht Ihren Bauch einziehen, wenn Sie versuchen, die Rippen zu weiten. Wir versuchen abdominothorakale Atmung zu messen, also die zeitgleiche Ausdehnung von Abdomen (Bauch) und Thorax (Brustkorb).
3. Fällt Ihnen eine solche abdominothorakale Atmung schwer? Warum ist das so? Weil Sie – wie viele andere auch – die effiziente Horizontalatmung, die Sie als Kind intuitiv beherrschten und praktizierten, gegen eine suboptimale, vertikale und von Hilfsmuskeln gesteuerte Atmung eingetauscht haben. Haben Sie schon einmal von glutealer Amnesie gehört? Davon spricht man, wenn Menschen nach langer Arbeit am Schreibtisch der Po einschläft, was zu massiven Rückenschmerzen führen kann. Dies ist wie Zwerchfellamnesie. Als sich Ihre Art zu atmen nach oben verschoben hat, ist Ihr Zwerchfell einfach eingeschlafen.

4. Atmen Sie aus und prüfen Sie, wie sehr Sie Ihren Körper zusammenziehen oder abflachen können. Ihr Ziel muss es sein, die Körpermitte beim Einatmen stark auszudehnen und den Körper beim Ausatmen zusammenzuziehen. Federn Sie beim Ausatmen nicht einfach locker in die Ausgangsposition zurück, sondern verengen Sie aktiv Ihren Körper und nehmen Sie Maß davon.

KAPITEL 6

GAMECHANGER: LERNEN SIE DIE 360-GRAD-ATMUNG

Bei den atemberaubendsten Konzepten handelt es sich oftmals um ganz bescheidene Wissenshappen, denen der Durchschnittsmensch keine Bedeutung beimessen würde. Tatsächlich ermöglichen sie oftmals überraschende Perspektivwechsel, die Ihnen den Blick auf eine gänzlich neue Umgebung ermöglichen, die gleich um die Ecke liegt. Hatten Sie schon dieses stille Aha-Erlebnis, als Sie sich selbst dabei ertappten, wie Sie die Menschen um sich herum musterten, ob Sie das Konzept ebenfalls verstanden haben? Haken Sie von den folgenden Punkten diejenigen ab, die auf Sie zutreffen, um Ihren Fortschritt beim kinästhetischen Verstehen von Atmung zu messen.

1. Sie haben die Theorie verstanden. In Ihrem Kopf ist fest verankert, warum Ihre Körpermitte sich beim Einatmen ausdehnen sollte. Sie haben diesen Moment gespürt, wenn Sie Ihre Hände dort auf den Körper legen, wo sich der größte Teil Ihrer Lunge und das Zwerchfell befinden und dabei wirklich, kinästhetisch verstanden, dass dieser Bereich sich beim Einatmen weiten - also aufblähen - und beim Ausatmen zusammenziehen - also entleeren - muss. Sie können das Zwerchfell vor Ihrem geistigen Auge sehen, es in Ihrem Körper verorten und beginnen sogar, es zu spüren. Sind Sie schon soweit?*

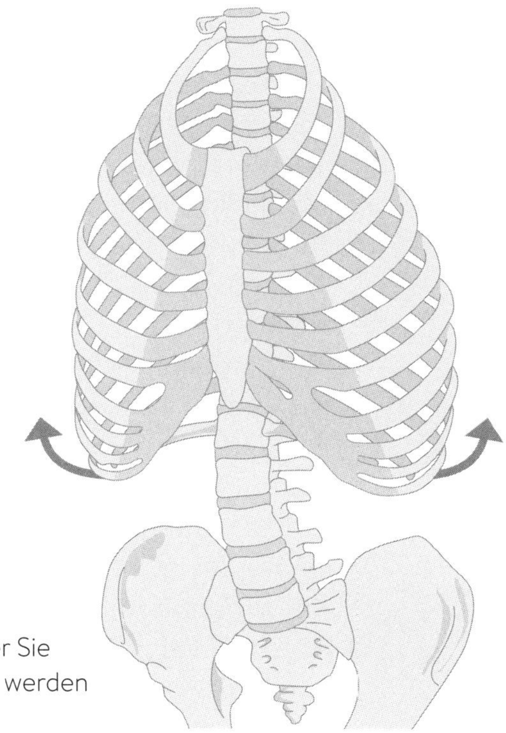

Durch den Druck der Luft, mit der Sie Ihre Lunge beim Einatmen füllen, werden die Rippen nach außen gedrückt.

* Falls nicht, dann blättern Sie einige Seiten zurück, bevor Sie zu Punkt zwei übergehen, und verinnerlichen Sie noch einmal die Übung auf Seite 63, bei der Sie lernen, die Hände auf Ihren Körper zu legen und so den größten Teil der Lunge zu finden.

2. Sie sind perfekt auf den Prozess eingespielt und engagiert bei der Sache. Sie achten in unterschiedlichen Situationen und Positionen auf Ihre Atmung. Diese neugewonnene Aufmerksamkeit ist Teil des Lernprozesses. Ihr Gehirn hat neue Informationen erhalten und bindet diese nun ein. Sie halten inne und registrieren. Sie gehen zu Bett, und bevor Sie einschlafen wird Ihnen bewusst, dass Sie auf eine völlig neue Art und Weise atmen. Sie befinden sich in einem Pool oder in der Badewanne oder Sie dehnen sich, so wie Sie es schon hunderte Male getan haben, doch nun spüren Sie Ihre Atmung anders als zuvor. Vielleicht variieren Sie Ihre Atmung ein wenig und haben richtig Spaß dabei. Sie entdecken sogar – noch zaghaft – Stellen zwischen Ihren Rippen und am Rücken, die Sie vorher gar nicht kannten. Tun Sie diese Gefühle nicht einfach ab, denn es handelt sich dabei um lebensverändernde Verknüpfungen, die sich während des Lernprozesses in Ihrem Gehirn bilden. Im Gegenteil: Fördern Sie sie!
3. Sie korrigieren schon ganz automatisch. Ihnen fällt auf, wie Ihre reguläre, verkrampfte oder betäubte Körperhaltung Ihre Atmung verflacht oder Sie in eine funktionsgestörte Oberkörperatmung zurückfallen lässt. Wenn Sie sich jetzt beim vertikalen Atmen ertappen, hören Sie sofort auf, schelten sich vielleicht selbst und korrigieren sich.
4. Sie urteilen. Sie können nichts dafür, es drängt Sie einfach danach, auf die Atmung anderer Menschen zu achten. Sie möchten am liebsten eingreifen. Sie spüren ein überwältigendes Verlangen danach, andere zu korrigieren, und das Wissen, das Sie nun besitzen, mit ihnen zu teilen. Widerstehen Sie diesem Verlangen nicht, sondern gehen Sie auf die Menschen zu und helfen Sie. Nichts festigt neue Informationen besser, als sie anderen mitzuteilen.
5. Sie knien sich richtig rein. Das Thema Atemmuskulatur finden Sie total spannend. Ihnen wird klar, dass die Abbildungen einer Lunge, die Sie manchmal sehen, visuell dem nicht gerecht wird, was im Körper wirklich vor sich geht. Sie wissen, dass die Maschine, mit der Luft in Ihre Lunge gepumpt wird, aus mehr als fünf Kilogramm Muskeln besteht. Atmung ist für Sie keine Nebensächlichkeit mehr, denn Sie wissen: Sie bildet die Infrastruktur für Ihre Bewegung und Ihr Nervensystem.

Gedeih oder Verderb

Der Battle-Ropes-Master-Coach Aaron Guyett ist ein Experte für Wellenlehre und Kraftübertragung. Er bezeichnet den Unterschied zwischen einer negativen und einer positiven Körperhaltung ganz dramatisch als »Gedeih oder Verderb«. »Sie können mit einer positiven Haltung über sich hinauswachsen oder die alternative Haltung wählen. Die, mit der Sie auf der Couch lümmeln (oder mit der Sie heutzutage im Auto oder am Schreibtisch sitzen). Der Unterschied mag nur ein paar Grad betragen, aber er wirkt wie ein Trost, der Sie vor einer unangenehmen Position bewahren soll. [...] In dieser Haltung werden Sie vergehen, zusammengerollt wie ein Ball. Sie können in dieser Position nicht effizient atmen und Ihr ganzer Körper wird sich definitiv nicht anfühlen, als ob er gedeiht.«*

6. Sie erkennen Hinweise auf dysfunktionale Atmung. Ihnen fällt auf, wie andere Menschen sich nach oben ausdehnen, wenn Sie von Atmung sprechen. Sie erkennen, wie irrsinnig und gleichsam allgegenwärtig all die Mythen und Fehlinformationen über Atmung sind. Sie können nicht fassen, wie etwas so Grundlegendes und Wichtiges so schiefgehen konnte.
7. Ihnen fällt auf, dass all die Achtsamkeit und Beruhigung durch Atmung nun tatsächlich auch in der Praxis funktioniert. Sie achten ständig auf Ihre Atmung, ob im Stau, wenn Sie auf etwas warten oder sich gezielt anstrengen müssen. Sie merken, dass ein wirklich tiefer Atemzug Ihnen mehr Energie verleiht und Sie gleichzeitig beruhigt. Sie haben wahrhaft begriffen, dass Atmung der Mechanismus ist, durch den Erregung kontrolliert wird. Sie verstehen die Geist-Körper-Verbindung richtig.

* Interview vom 27. April 2018

Aufstehen!

Viele gut gemeinte Atemübungen wirken nicht auf Dauer, weil sie auf dem Rücken liegend durchgeführt werden, wenn die Zwerchfellatmung am leichtesten fällt. Sobald Sie aufstehen, verändert sich Ihre Perspektive und somit auch das, was sich richtig anfühlt, weshalb Sie anfällig dafür sind, wieder in altbekannte Muster zurückzufallen. Durch das Verständnis, das Sie sich im Folgenden aneignen, können Sie die Übungen in der Praxis Ihres Physiotherapeuten aktiv mitgestalten. Und Sie können Ihr eigenes Wissen erweitern, indem Sie einen Blick in die Bücher von Bruno Bordoni werfen, einem Meister der manuellen Zwerchfellanalyse.

DIE FORTGESCHRITTENE ATEMMECHANIK

Was tun Sie, wenn Ihr Sport es erfordert, dass Sie anspannen, Ihre Atmung limitieren oder in einer kompromittierten Position atmen? Selbst dann sollten Sie die Fähigkeit besitzen, effizient zu atmen. Mit fortgeschrittener Atmung haben Sie die Wahl zwischen vielen verschiedenen Atemmustern. Grundlage dafür ist immer eine zirkumferenzielle Zwerchfellatmung – und zwar eine abdominothorakale –, die sich um 360 Grad drehen kann. Wenn Sie eine fortgeschrittene Atemmechanik beherrschen, finden Sie beim Jiu-Jitsu-Training leichter eine »Luftreserve«, können an der Hammer-Strength-Rudermaschine maximal Richtung Rücken atmen oder werden durch das Gewicht Ihrer Weste oder Ausrüstung nicht mehr beim Atmen gestört, weil Sie nun nicht mehr nur Ihren Hals und Ihre Schultern dazu verwenden.*

---

* Eine im *Journal of Sports Science & Medicine* veröffentlichte Studie von M. L. Puthoff et al. ergab, dass »enganliegende« Schulterpolster im Football die Ausdehnung der Lunge beim Einatmen erschweren. Überlegen Sie, welche »Uniform« Sie tragen und wie diese Ihre Möglichkeiten zum Ein- und Ausatmen beeinflusst.

Je mehr Körperbewusstsein Sie als Trainer Ihren Sportlern vermitteln, umso besser ist deren Körperwahrnehmung im Raum, ihre Präzision und ihre Fähigkeit zu erkennen, wann sie einen Gang runterschalten müssen, um sich nicht zu verletzen. Das mit optimaler Atmung einhergehende Körperbewusstsein führt zu einer verbesserten Propriozeption und einem optimaleren Körperschwerpunkt.

DIE NEUE AUFGABE: LOCKERN SIE DEN WÜRGEGRIFF

Die selbst auferlegte Anspannung in der Körpermitte, die gemeinhin als normale Alterserscheinung abgetan wird, hält einen beträchtlichen Teil der Bevölkerung im buchstäblichen Würgegriff. Und der beginnt schon früh im Leben: Untersuchungen zeigen, dass der Brustkorb sich gegen Ende des dritten Lebensjahrzehnts verengt (und dadurch das Lungenvolumen verringert). Hinzu kommt, dass die Menschen noch nie so verkrampft, zusammengedrängt und steif waren wie heute. 1996 prägte Donna Farhi in ihrem Werk *The Breathing Book* den Begriff der »Demontage« und beschrieb damit, wie wir unsere Atemmechanik korrigieren können. Nun, 25 Jahre später, stehen wir vor einer neuen Herausforderung: Gegenspielermuskeln – die sogenannten Antagonisten –, wie verspannte Ausatemmuskeln, schräge Bauchmuskeln und Zwischenrippenmuskeln, die nicht lockerlassen können und Sie am vollständigen Einatmen hindern, egal wie sehr Sie es versuchen. Die Reha-Chiropraktikerin Kathy Dooley von Catalyst S.P.O.R.T. mahnt, dass Sie nicht korrekt atmen, wenn beim Einatmen

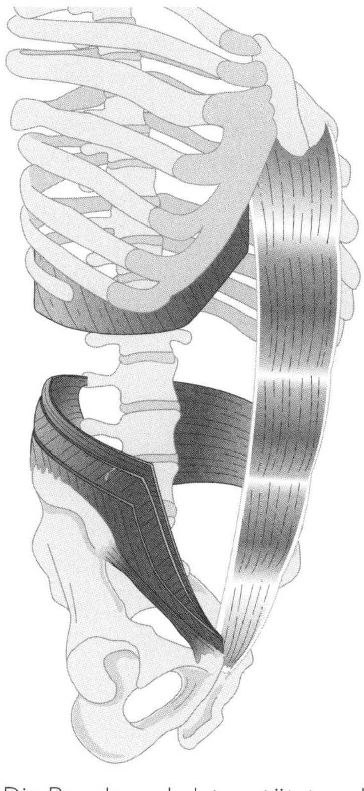

Die Bauchmuskulatur stützt und schützt den Rumpf. Der gerade Bauchmuskel verbindet Brust- und Schambein, die dreilagige Seitmuskulatur verbindet Becken, Rippen und Wirbelsäule.

nicht Ihr »Sixpack verschwindet«. Wir müssen also nicht nur unsere Einatemmuskulatur lokalisieren und aktivieren, sondern außerdem die Ausatemmuskeln entspannen und den Würgegriff lösen, damit die Einatemmuskeln arbeiten können. Das ist eine völlig neue Problemstellung.

Wenn Sie Ihre Eitelkeit nur für einen Moment vergessen und sich auf Ihre Kraft konzentrieren, dann werden Sie merken, dass die Ausdehnung beim Einatmen die Kontraktion beim Ausatmen bereits verstärkt, weil Ihr Bewegungsumfang größer geworden ist. Verschwindet Ihr Sixpack also beim Einatmen, dann wird es beim Anspannen umso stärker, schmaler und definierter sein.

Um schlechte Angewohnheiten abzulegen und die korrekte Muskulatur einzusetzen, müssen Sie bestimmte Muskeln aktivieren und andere entspannen. Beenden Sie das Tauziehen zwischen Ein- und Ausatemmuskeln. Diese entgegengesetzten Kräfte wählen letztlich den Pfad des geringsten Widerstandes, also eine flache, schnelle Schulteratmung oder das Gegenteil: Schweben oder gar keine Atmung (also intervallartiges Luftanhalten). Aktivieren Sie Ihre Einatemmuskeln, indem Sie folgende Anweisung befolgen und Ihre Ausatemmuskeln derweil deaktivieren.

1. Entspannen Sie Ihre schrägen Bauchmuskeln. Sie müssen die Muskeln lockerlassen, die um Ihr Brustbein herum, an den Seiten, am Rücken und bis hinab zu den unteren Bauchmuskeln und der Hüfte liegen. Achten Sie auf die psychische und muskuläre Spannung, die Sie noch davon abhält, dies zu tun. Arbeiten Sie daran, Muskel für Muskel.
2. Nutzen Sie Ihren Atem, um sich von innen heraus zu dehnen. Füllen Sie sanft Ihre Lunge mithilfe des »Packens« *(glossopharyngeale Insufflation)*.* Schieben Sie Ihren Bauch heraus, atmen Sie dann noch etwas mehr Luft ein (etwa zwei Teelöffel) und entspannen Sie wieder. Jedes Mal, wenn Sie Ihren Bauch noch mehr herausdrücken, um ihn zu weiten, sinkt der mittlere Teil Ihres Zwerchfells

* Lesen Sie hierzu den Artikel von Dr. Ralph Potkin, *Effects of glossopharyngeal insufflation on cardiac function* im *Journal of Applied Physiology*.

ab und schafft dadurch mehr Platz im Brustkorb. Atmen Sie nicht aus, denken Sie nur daran, zu entspannen. Vielleicht spüren Sie, wie Ihre Zwischenrippenmuskeln sich ein wenig dehnen. Lassen Sie die Luft im Brustkorb und fühlen Sie, wie er sich ausdehnt, um noch mehr Luft hineinlassen zu können.

3. Achten Sie auf Ihren ganzen Körper. Entspannen Sie die Muskeln unter Ihren Achseln und an den Seiten des Rückens. Achten Sie auf die winzige Bewegung in den Seiten, sobald Sie Ihre Aufmerksamkeit darauf richten, kreisförmig zu atmen. Stellen Sie sich bildlich vor, wie Sie den Atem um Ihren Körper herum verfolgen. Sie sollten den ganzen Weg herum durchweg ein wenig einatmen und dehnen.
4. Definieren Sie das Ausatmen neu. Ja, beim Ausatmen müssen Sie einfach lockerlassen, allerdings nur dann, wenn Sie auch wirklich horizontal atmen. Die meisten von uns sind beim Ausatmen faul geworden, Sie sollten dem Ausatmen und Zusammenziehen daher ein wenig zusätzliche Aufmerksamkeit schenken.

PRAXISTIPP

Nehmen Sie einen vertikalen Atemzug und achten Sie darauf, wie ineffizient das Ausatmen ist. Nehmen Sie anschließend einen horizontalen Atemzug und achten Sie darauf, wie viel mehr Restluft Sie ausatmen. Betonen Sie das Ausatmen während des Lernprozesses besonders. Stellen Sie sich vor, Sie würden Ihren Körper auswringen oder die Luft aus einem Vakuumbeutel pressen. Dieser Gedanke hilft Ihnen, die Muskulatur um Ihre Taille und selbst am Beckenboden zu aktivieren. Achten Sie auf ihren oberen Rücken: Ihr Ziel ist es, die gesamte Körpermitte maximal zusammenzuziehen. Dazu verwenden Sie nun Ihre inneren Zwischenrippenmuskeln, die Ihre Rippenzwischenräume verengen und die Lunge darunter zusammendrücken. Achten Sie darauf, wie sich die gesamte Muskulatur zusammenfaltet und das anschließende Einatmen eine kaum merkliche Bewegung nach vorn ist. Das Zwerchfell drückt den Brustkorb auseinander – lassen Sie das zu! Ihr Bauch ist entspannt und weitet sich mit dem Rest Ihrer Körpermitte, ganz so, wie es sein sollte. Dann entspannen sich Ihre inneren Zwischenrippenmuskeln (lösen Sie ihre Spannung, um mehr Luft aufnehmen zu können), Ihre äußeren Zwischenrippenmuskeln machen mit und ziehen Ihre Rippen nach außen. Sie pausieren kurz und ohne Anstrengung, man nennt diesen Moment auch natürliche Pause, dann atmen Sie aus. Nun »federn« Sie zurück. Geben Sie mehr Energie ins System und atmen Sie noch aktiver aus. Aktivieren Sie zuletzt Ihre inneren Zwischenrippenmuskeln und lassen Sie sie Ihre Körpermitte zusammendrücken. Dies wird sich ganz anders anfühlen als das reine Anspannen der Bauchmuskeln zu Beginn der Übung. Sie können das Ausatmen nun tatsächlich in Ihrem Rücken spüren und das Konzept der zirkumferenziellen – also umlaufenden – Atmung wird auf einmal physisch wahrnehmbar. Diese gesamte Sequenz besteht aus einem Zusammenspiel entgegengesetzter Muskeln, die entspannt oder aktiviert werden und mutet – wenn sie flüssig abläuft – wie ein pulsierender Blasebalg an.

Durch den Rücken atmen

RÜCKENÖFFNER

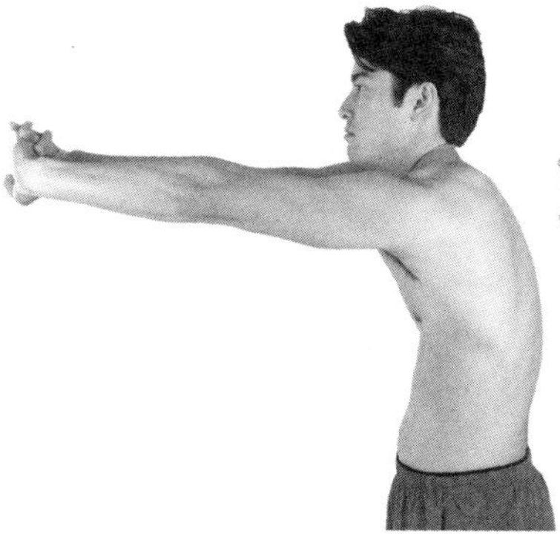

Einatmen

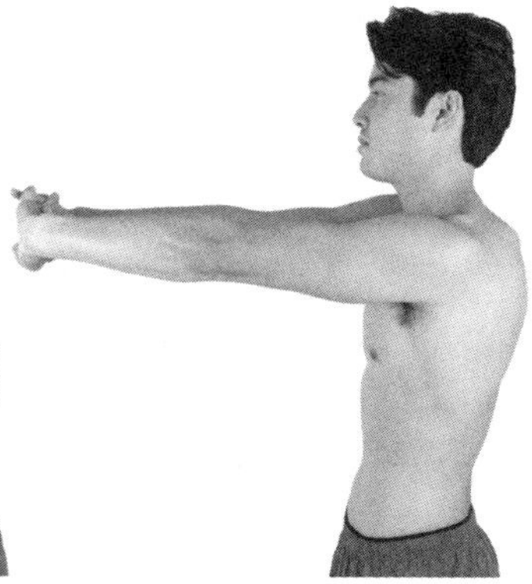

Ausatmen

STELLUNG DES KINDES

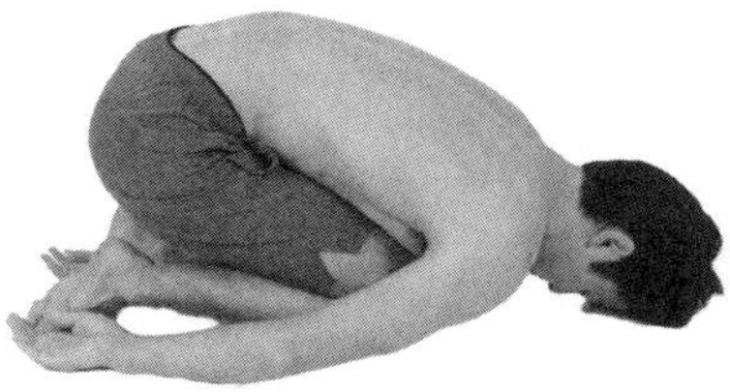

Einatmen

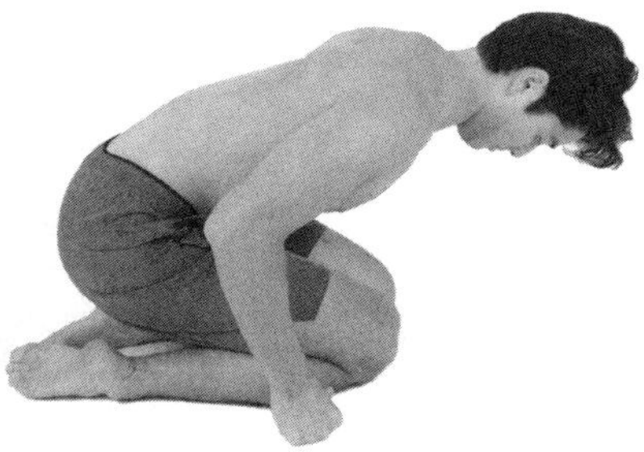

Ausatmen

STELLUNG DES KINDES IN RÜCKENLAGE

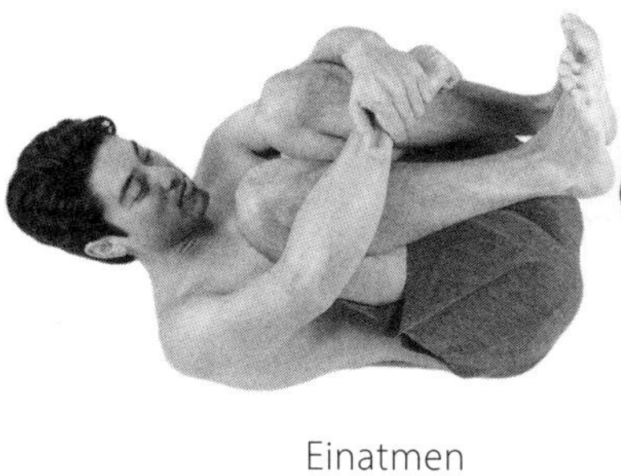

Einatmen

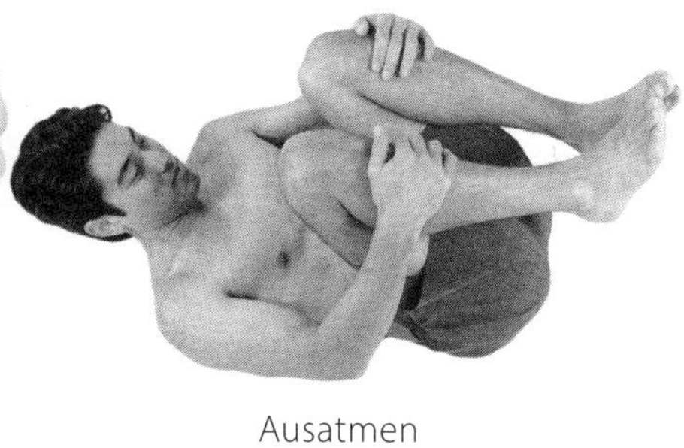

Ausatmen

Atmen durch den Rücken: So gelingt die 360-Grad-Atmung

Bei jeder dieser drei Dehnübungen sollten Sie speziell darauf achten, Ihren Rücken beim Einatmen auszudehnen. Dies ist eine subtile, aber äußerst wichtige Übung. Die Bewegung des Brustkorbs beim Atmen ist am Rücken am geringsten (verglichen mit der Front und den Seiten), dennoch sollten Sie ein Gefühl des Weitens wahrnehmen. Falls Sie jemals eine Übung gemacht haben, bei der Sie auf dem Bauch liegen und beim Einatmen den Boden wegdrücken – dies ist das Gegenteil. Häufig verhindern verspannte Muskeln und Bracing eine Ausdehnung des Rückens. Wenn Sie sich bewusst sind, dass Ihr Rücken durchaus in der Lage ist, sich beim Ein- und Ausatmen zu bewegen und auszudehnen, dann sind Sie auch in der Lage, beim Atmen Ihren Rücken zu strecken, statt ihn zu krümmen. Die Rückenatmung zu beherrschen, ist für Sportarten wichtig, die eine gewisse Flexibilität hinsichtlich des Ursprungs der Atmung erfordern: Denken Sie an die Haltung eines Radfahrers oder an einen Grappler, der in verschiedene Positionen wechselt und dabei aus unterschiedlichen »Quadranten« heraus atmen muss.

Sie sind auf dem besten Weg zur Autokorrektur

Okay, Sie wissen nun also, woran Sie arbeiten müssen. Sie müssen sich das so vorstellen, als ob Ihr Yogalehrer Ihre Pose korrigiert. Seien Sie Ihr eigener Yogalehrer und korrigieren Sie sich ganz automatisch selbst. Das ist nicht so schwer, wie Sie vielleicht meinen, denn letztlich bringen Sie Ihrem Körper nur etwas bei, für das er ohnehin angelegt ist (und was Sie schon gekonnt und praktiziert haben, als Sie noch viel jünger waren).

FAQ – Häufig gestellte Fragen

Ich weiß, das klingt seltsam, aber wenn ich einen Atemzug in den Bauch hinein nehme, fühlt es sich an, als würde er stecken bleiben. Und wenn ich versuche, den Bauch zu weiten, fühle ich mich, als hätte ich ein Band um meine unteren Rippen. Was ist da los?

Es ist ganz normal, eine schwer zu beschreibende, aber frustrierende Anspannung zu spüren, die Sie beim Dehnen stört. Keine Sorge, das gibt sich mit der Zeit.

Meine Anspannung zu lösen, ist echt schwer. Andererseits fühle ich mich viel munterer, wenn ich anspanne. Wird sich das je ändern?
Beim sogenannten Unbracing – also Entkrampfen oder Entklammern – einen ruhige und dennoch wache Grundhaltung zu haben, mag für Sie sehr esoterisch klingen, aber russische Spezialkräfte trainieren das seit Jahrzehnten. Bracing verbraucht Energie, die Sie für andere Aufgaben besser gebrauchen können. Umkehrhaltungen können da hilfreich sein.

Werde ich mein Zwerchfell je so spüren können wie meine anderen Muskeln?
Sie werden sich Ihres Zwerchfells definitiv bewusster, vor allem an den Rändern, wo es mit Muskeln unter der Außenseite Ihres Körpers verbunden ist. Sie werden aber nie ein lokales Brennen spüren wie in anderen Muskeln, weil das Zwerchfell nicht über dieselbe Anzahl Nervenenden verfügt. Durch Training werden Sie jedoch lernen, Ihre Atemmuskeln zu spüren und gezielt anzusteuern. Dadurch erhöht sich gleichzeitig Ihr Körperbewusstsein, und Sie verbessern Ihre Körperkontrolle.

»Im Kampfsport kommt es beim Atmen vor allem auf Rhythmus und Timing an. Ich erinnere mich, wie ich im Sparring einmal jemanden immer wieder blocken und auskontern konnte. Mir war aufgefallen, dass das Ausatemgeräusch, das meine Gegnerin beim Schlagen der Führhand machte, stets eine Millisekunde früher kam und mich warnte. Dieses »shht« war kaum hörbar, aber es gab mir alle Informationen, die mir sagten, was als Nächstes passieren würde.«*

Phoenix Carnevale, Kampfsportlerin und Kommentatorin

* Interview vom 12. März 2019

Atmen in Quadranten

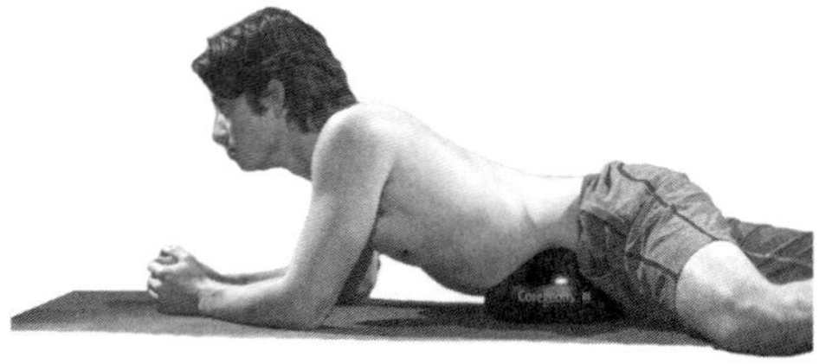

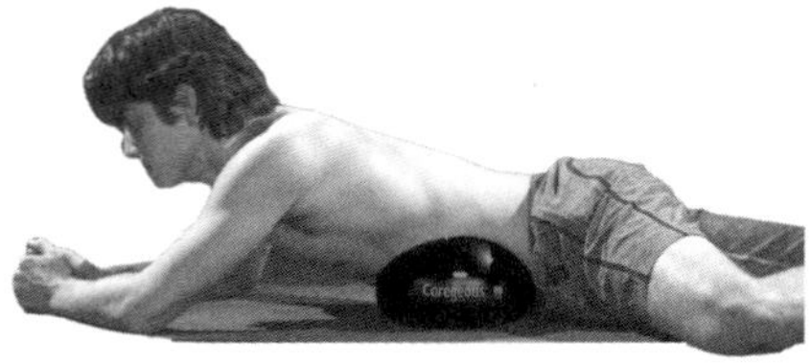

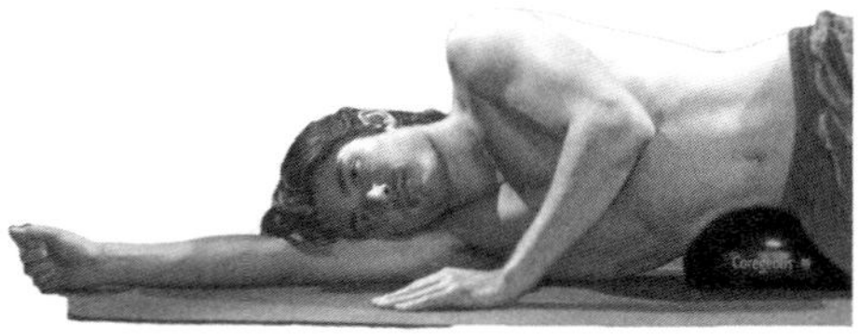

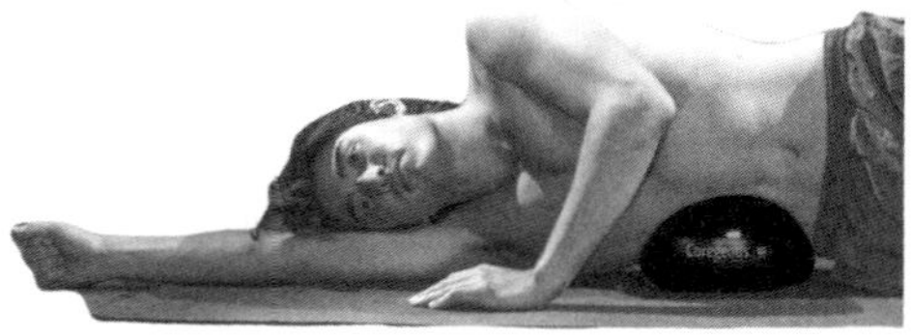

Wenn Sie Ringer, Grappler, Judoka, BJJ- oder MMA-Kämpfer sind und professionell oder hobbymäßig gern kämpfen, dann werden Sie mit ziemlicher Sicherheit irgendwann auf dem Boden landen. Bei Tough Mudders, Spartan Races und ähnlichen Events müssen Sie, ebenfalls auf dem Boden, durch den Matsch kriechen und beim Laufen Gewichte gegen Ihren Körper pressen. Im Jiu-Jitsu gibt es eine Position namens »knee on belly«, bei der Ihr Gegner Ihnen sein Knie auf Brust oder Rumpf drückt, um Sie damit zu fixieren und Ihnen durch den Druck auf obere Brust und Kehle Schmerzen zuzufügen.

Sie sollten dann in der Lage sein, in Quadranten zu atmen, vier vorn und vier hinten. Legen Sie sich bäuchlings auf einen Mobilitätsball* und üben Sie, »durch« einen anderen Körperteil zu atmen. Drehen Sie sich auf die Seite, sodass der Ball unter Ihnen liegt und atmen Sie durch die freie Seite der Lunge. Legen Sie sich auf den Bauch und lassen Sie den Ball von jemand anderem in Ihre vier Quadranten drücken – einen nach dem anderen – und weiten Sie Ihren Körper beim Atmen in die drei freien Richtungen.**

---

* Unser Model verwendet einen Coregeous Ball, der unter http://www.tuneupfitness.com oder www.perform-better.de erhältlich ist. Detaillierte Hinweise finden Sie in Miller, Jill. *The Role Model*. Victory Belt Publishing (2014).

** Aus einem Interview mit dem kanadischen MMA-Kämpfer Smealinho Rama vom 22. Mai 2018

Ist das Gefühl, nicht atmen zu können, erst einmal in Ihrem Kopf, dann geraten Sie mit höherer Wahrscheinlichkeit in Panik (Urangst), wenn Sie immer nur vertikal atmen. Wissen Sie aber, dass Sie egal in welcher Position einatmen können, dann fühlen Sie sich auch in jeder dieser Positionen sicher. Die Lösung: Trainieren Sie in unangenehmen oder schmerzhaften Situationen, bis sie nicht mehr unerträglich, sondern nur noch störend sind. Das Gefühl des Eingesperrtseins in beengten Räumen spielt sich rein in Ihrem Kopf ab, egal ob ein Trainingspartner Sie beim Ringen fixiert, Sie mit einem Helm durch einen engen Gang kriechen oder sich in einem brennenden Haus befinden. Mit Schmerz verhält es sich genauso, es sei denn, er warnt Sie vor einer drohenden Verletzung. Ein bestimmtes Spektrum von Schmerzen zu erkennen und auszuhalten, lässt Sie resilienter dagegen werden.

» Kontrollieren Sie Ihre Atmung, oder Ihre Atmung kontrolliert Sie. Die Atmung von Grapplern ist sehr tief und anaerob. Ganz ähnlich wie morgens kurz nach dem Aufwachen: tief und langsam.«*

Erik Paulson, legendärer Mixed-Martial-Arts-Kämpfer, Begründer des Combat Submission Wrestling und Autor von *Rough and Tumble: The History of American Submission Wrestling*

ÜBUNGEN FÜR LOCKERES ATMEN

Umkehrhaltungen

Kopfstand an der Wand als Stütze ist eine sichere und auf vielfältige Weise nützliche Übung.** Inversionsbänke ermöglichen einen Neustart des Nervensystems, mit allen damit verbundenen Vorteilen für Ihre Stimmung und Wirbelsäule. Die Übung eignet sich obendrein hervorragend, um Ihre Atem-Bewegungszone in die Körpermitte zu verlagern

* Persönliche Korrespondenz vom November 2018

** Das *Wall Street Journal* veröffentlichte am 6. Juni 2014 einen interessanten Artikel über die Vorteile von Umkehrhaltungen: https://www.wsj.com/articles/benefits-of-hanging-upside-down-1401747480

(die Schultern also komplett »kaltzustellen«) und besagte Körpermitte auszudehnen (Bewegungsumfang), weil das Gewicht Ihrer Organe dabei aus der entgegensetzten Richtung als üblich gegen Ihr Zwerchfell drückt. Sie müssen allerdings lernen, damit klarzukommen, dass Ihnen das Blut in den Kopf läuft, was für die meisten Erwachsenen äußerst unangenehm ist, weil sie – leider – schon vor langer Zeit aufgehört haben, ein Rad zu schlagen oder kopfüber an einer Stange herabzuhängen.

Wenn die Welt kopfsteht

Stellen Sie sich vor Ihrem geistigen Auge vor, was passiert, wenn Ihr Körper auf dem Kopf steht. Ihre Muskeln müssen nun auf völlig andere Art und Weise arbeiten. Zug und Druck der Schwerkraft sind jetzt vertauscht, weshalb jede Bewegung eine neue Dimension hat.

Sie können den FeetUp®-Trainer oder zwei Kartons mit Druckerpapier verwenden, die Sie vor eine Wand schieben und gerade so weit voneinander entfernt aufstellen, dass Ihr Kopf dazwischen passt. Ihr Kopf sollte den Boden nicht berühren. Falls die Boxen nicht hoch genug oder zu hart für Ihre Schultern sind, legen Sie ein Handtuch auf jede Seite.

Diese Position stammt aus dem Yoga und gilt als sichere Version eines Kopfstands, weil Ihr gesamtes Körpergewicht nun auf den Schultern und nicht dem Nacken ruht. Die Halswirbelsäule wird geschont. Und: Sie können beim Atmen Ihre Schultern nicht mehr benutzen. Ihr Zwerchfell arbeitet also nicht nur anders, weil es jetzt in die andere Richtung drücken muss, sondern Sie fühlen die Atembewegung, ohne dass sich die Schultern auch nur ein bisschen bewegen (ähnlich wie beim Farmer's Carry). Absolvieren Sie folgende Schritte, um einen Kopfstand auf diese Art auszuführen:

1. Bringen Sie Ihren Kopf in Position und nehmen Sie sich ein paar Sekunden, um sich daran zu gewöhnen, dass die Welt auf dem Kopf steht.
2. Rutschen Sie mit den Schultern so nah wie möglich an die Wand.
3. Begeben Sie sich in den Herabschauenden Hund.

4. Verweilen Sie für einige Sekunden in der Position.
5. Strecken Sie erst ein Bein in die Luft, dann stoßen Sie sich mit dem anderen ab.
6. Konzentrieren Sie sich darauf, wie anders sich das Ein- und Ausatmen anfühlt.
7. Achten Sie darauf, wie Sie ohne Schulterbewegung atmen.
8. Atmen Sie ein und weiten Sie die Rippen. Spüren Sie deren Bewegung.
9. Atmen Sie aus und ziehen Sie die Rippen mit Ihrem Körper zusammen ein.
10. Setzen Sie ein Bein nach dem anderen wieder auf dem Boden auf. Gehen Sie gern für einige Sekunden vor dem Hocker in die Stellung des Kindes, bevor Sie sich wieder aufrichten.

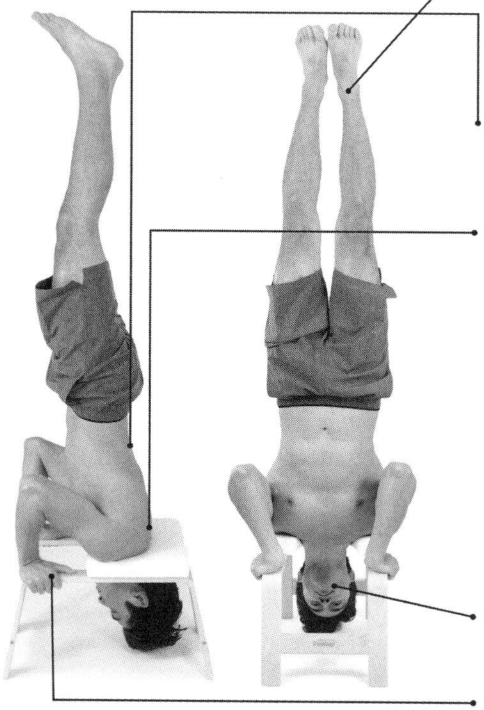

Lassen Sie Ihre Beine ruhig die Wand berühren. Dies ist keine Gleichgewichtsübung, sondern eine Übung für Ihr Zwerchfell.

Richten Sie Ihre Wirbelsäule so aus, dass Ihr Körper kerzengerade ist.

Stemmen Sie Ihr Gewicht nicht aktiv mit den Schultern, sondern entspannen Sie die Schultern und lassen Sie Ihr Gewicht einfach auf ihnen ruhen. Fühlen Sie sich, als würden Sie Ihren Kopf in Richtung Boden dehnen. (Noch einmal: Sollten Ihre Schultern dabei schmerzen, beenden Sie die Übung, verwenden Sie zwei Handtücher oder Kissen als Polster und beginnen Sie von vorn.

Entspannen Sie Wangen, Kiefer und Gesicht.

Stützen Sie Ihre Hände auf den Boden, wenn Sie mögen.

Lassen Sie den Inversionshocker oder die Eigenkonstruktion bei sich daheim oder im Büro stehen und gehen Sie mehrmals am Tag in den Kopfstand. Nutzen Sie ihn als Muskelaufbauübung für Ihre Zwischenrippen-, Bauch- und Zwerchfellmuskulatur.

Schließen Sie nun im Stehen die Augen und versuchen Sie, auf die gleiche Art zu atmen wie im Kopfstand. Denken Sie dran: Beim Einatmen weiten, beim Ausatmen zusammenziehen. Ihr Ziel sollte es sein, expansiv zu atmen, unabhängig davon, in welcher Position Sie sich befinden.

FAQ – Häufig gestellte Fragen

Ich fürchte mich komischerweise davor, bei Umkehrhaltungen komplett auf dem Kopf zu stehen. Was stimmt nicht mit mir?
Vermutlich standen Sie schon seit mehreren Jahrzehnten nicht mehr auf dem Kopf, seien Sie also geduldig mit sich. Zum Glück gibt es die Version mit Stütze, die sich für unsere Zwecke ohnehin besser eignet als ein herkömmlicher Kopfstand. Da Sie nicht das Gleichgewicht halten müssen (weil Sie sich an der Wand anlehnen), können Sie in dieser Pose entspannen. Das ängstliche Gefühl wird mit der Zeit verschwinden, versprochen.

Hat eine Inversionsbank den gleichen Effekt?
Nein, auf der Bank können Sie zum Atmen noch immer Ihre Schulter zuhilfe nehmen, und gerade das wollen Sie doch vermeiden lernen.

Wie verhält es sich mit kopfüber Herabhängen?
Genauso wie bei der letzten Antwort.

Und mit einem Handstand?
Die Hauptaufgabe bei einem Handstand ist es, die Balance zu halten. Sie müssen Ihren ganzen Körper also anspannen, um Ihr Gewicht zu stemmen und die Position zu halten. Das Ziel dieser Übung ist ein gänzlich anderes.

Dos and Don'ts

Do: Nutzen Sie diese Pose sowohl als Kraftübung als auch als Methode für eine mentale Umstrukturierung, einen Neustart Ihres Nervensystems.

Don't: Bleiben Sie anfangs nicht zu lange kopfüber. Dabei könnten einige kleinere Blutgefäße in Ihrem Gesicht platzen, was nicht schlimm ist und mit der Zeit auch nicht mehr vorkommt.

Do: Nehmen Sie die Pose möglichst oft ein. Dies ist die schnellste Möglichkeit eines mentalen Neustarts und um wirklich tief Luft zu holen.

Don't: Berühren Sie mit dem Kopf nicht den Boden. Tut er dies doch, muss Ihr Aufbau höher sein. Verwenden Sie größere Pakete oder ein weiteres Paar Handtücher unter Ihren Schultern.

Bevor es weitergeht, ist es an der Zeit für eine Selbsteinschätzung

Hat sich Ihre Note verbessert? Messen Sie Ihren A-IQ erneut und vergessen Sie nicht, auch Verbesserungen in Ihrem Atemstil zu dokumentieren. Haben Sie nun ein besseres Verständnis? Die folgenden Aussagen sollten Sie voller Überzeugung bejahen können:

1. Ich atme biomechanisch effizient.
2. Ich atme anatomisch kongruent.
3. Ich atme so, dass ich wählen kann, ich welchem Maß ich erregt bin und in welchem mitschwingenden Zustand ich mich befinde.
4. Ich atme so, dass ich mental stärker werde und in einen Flow gelangen kann.
5. Ich atme so, dass meine Kraft und Kondition die nächste Stufe erreichen.
6. Ich atme so, dass ich mich wirklich erholen – also regenerieren – kann.

KAPITEL 7

HALTUNG UND BECKENBODEN: SO BRAUCHEN SIE SPÄTER KEINE WINDEL

ANATOMISCHE UND MECHANISCHE ATMUNG

Vielleicht haben Sie schon einmal davon gehört, dass man Atmung in zwei Kategorien unterteilen kann, die anatomische und die mechanische Atmung. Sehen wir uns einmal an, wo genau die Unterschiede liegen und welche Art Sie wann verwenden sollten.

1. **Anatomische Atmung:** Die anatomische Atmung ist üblicherweise eine kontinuierliche Atmung. Mit anderen Worten: Das Einatmen ist der exzentrischen Phase der Bewegung angepasst und das Ausatmen der konzentrischen Phase. Beim Einatmen wird die Wirbelsäule gestreckt und beim Ausatmen gebeugt. Wenn Ihr Körper sich also zusammenzieht – komprimiert –, dann atmen Sie aus.
2. **Mechanische Atmung:** Von mechanischer Atmung sprechen wir, wenn Sie Ihre Körperspannung beziehungsweise intraabdominellen und intrathorakalen Druck einsetzen, um mithilfe eines kraftvollen Ausatmens etwa ein schweres Gewicht zu heben oder eine Bewegung anzutreiben. Die meisten Kraftübungen erfordern mechanische Atmung, oftmals wird dabei kurz und bewusst die Luft angehalten.

Anatomische Atmung	Mechanische Atmung
Fokus darauf, ob Körper sich streckt oder beugt	Fokus auf Wirbelsäule und Bracing
Flüssige Atemzüge	Luftanhalten/Valsalva-Manöver verwenden, um Köperspannung zu erhöhen
Strecken beim »Öffnen« oder Aufrichten	Worte ausatmen, um Kraft zu erzeugen
Ausatmen beim Absinken oder Zusammenziehen	In die Kraftanstrengung ausatmen, egal, ob beim Ziehen oder Drücken (egal, ob konzentrisch oder exzentrisch)

Es gibt Momente, in denen beide Atemvarianten sich überschneiden: Wenn Sie etwa an einem Flow oder einer bestimmten Bewegungssequenz arbeiten, kann es sein, dass Sie zwischen beiden hin- und herwechseln. Für den Moment genügt es, dass Sie sich jederzeit bewusst sind, welche Variante Sie gerade einsetzen. Verfallen Sie nicht in einen Atemstil, der Ihre Wirbelsäule nicht stützt, wenn es nötig wäre, oder bei dem Sie den Atem anhalten, obwohl es nicht nötig wäre.

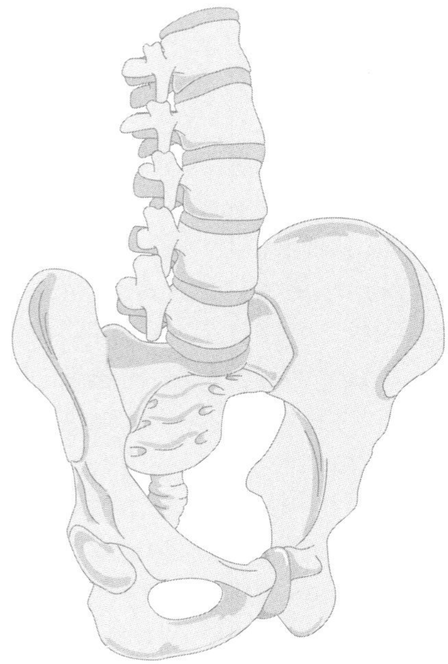

Ein Großteil der Atemmuskulatur ist mit den fünf Wirbeln der Lendenwirbelsäule verbunden, die das Bindeglied zwischen Becken und Brustkorb darstellt.

Seien Sie beim Einsatz beider Atemtechniken vorsichtig, denn bei beiden gibt es Fallstricke. Der größte Fehler beim anatomischen Atmen ist, bei Überkopfbewegungen in die vertikale Atmung zu verfallen. Selbst wenn Sie die Arme anheben, sollten Sie beim Einatmen Ihre Mitte ausdehnen. Der größte Fehler beim mechanischen Atmen wiederum ist, sie kontinuierlich beizubehalten, was zu einer flachen Vertikalatmung führt.

Atmen hilft beim Ausrichten

Die Verbindung von Hüfte und Brustkorb ist ein komplexes Thema, dem wir an dieser Stelle nicht gerecht werden können. Sie sollten aber ein wenig Zeit dafür aufwenden, Ihre Ausrichtung zu überprüfen. Ihre Atmung ist ein wichtiges Werkzeug, um sie zu korrigieren. Die Bedeutung von all dem hat Ron Hruska, Leiter des Postural Restoration Institute, ganz wundervoll beschrieben. Beschäftigen Sie sich unbedingt einmal mit ihm und seiner Debatte zum Thema ZOA *(Zone of Apposition)*.

DER PSOAS UND DER BECKENBODEN

Anatomie-Guru Tom Myers* bezeichnet den Lenden-Darmbeinmuskel Psoas, der Wirbelsäule und Oberschenkel verbindet, auch als Kobramuskel. Und zwar aus folgendem Grund: Er hilft Zwerchfell und Beckenbodenmuskulatur bei der Zusammenarbeit. Wenn Ihr Atem-IQ zu niedrig ist, hat es Ihr Psoas schwer und wird aus diesem Prozess ausgeschlossen - weil er verspannt, gezerrt oder überstreckt ist.

Stellen Sie sich Ihr Zwerchfell als eine umgestülpte Suppenschüssel vor und Ihren Beckenboden als etwas kleinere Suppenschüssel, die richtig herum steht. Sie haben mehr Kraft und Balance, wenn beide genau übereinander ausgerichtet sind.

Ihre Geschichten

»Sobald ich mir vorstellen konnte, wie mein Zwerchfell aussieht, und dass es sich direkt über meinem Beckenboden befinden und damit verbunden sein muss, war ich deutlich stärker und fühlte mich viel sicherer.«

Doug F.

»Als Tänzerin gehört es zu meiner Ästhetik, mich nach oben zu dehnen und zu strecken. Die entsprechenden Anweisungen führten allerdings dazu, dass ich ständig die Luft anhielt. Mir war gar nicht bewusst, wie sehr das den Fluss meiner Bewegungen gestört hat.«

Carolee W.

---

* Für mehr Informationen zum Thema Haltungsfehler empfehle ich sein Buch *Anatomy Trains: Myofascial Meridians for Manual and Movement Therapists*

DER BECKENBODEN: IHR FAHRRADSITZ

Die meisten Menschen denken über ihren Beckenboden nicht nach, es sei denn, es stimmt etwas nicht damit. Was damit nicht stimmen sollte? Nun, suboptimale Atmung (das heißt: ein Atem-IQ schlechter als Note 1) kann zu Beckenbodenproblemen führen oder diese zumindest verstärken. Falls Sie noch keine Probleme mit Ihrem Beckenboden haben, dann werden Sie mit statistisch hoher Wahrscheinlichkeit welche bekommen. Jeder, so scheint es, ist anfällig für eine Fehlfunktion des Beckenbodens. Selbst Frauen, die noch kein Kind zur Welt gebracht oder per Kaiserschnitt entbunden haben, können unter einer Fehlfunktion leiden. Und wie ein 2016 im *American Journal of Obstetrics & Gynecology* erschienener Artikel von Ingrid E. Nygaard und Janet M. Shaw zeigt, sind Läufer und Gewichtheber die Sportler, die am häufigsten von einer Fehlfunktion des Beckenbodens betroffen sind.

Häufig leiden Menschen bereits unter den Folgen einer solchen Beckenbodendysfunktion, wissen aber gar nicht, dass die Symptome vom Beckenboden hervorgerufen werden. Oder sie verhalten sich einfach so wie immer, wenn mit ihrem Körper etwas nicht stimmt: abwarten und hoffen, dass die Probleme von allein wieder verschwinden. Wenn Sie eines der folgenden Symptome auch nur ein wenig plagt, dann sollten Sie umgehend einen Physiotherapeuten aufsuchen, der auf Beckenbodentraining spezialisiert ist.

1. Schmerzen im unteren Rücken
2. Hämorrhoiden
3. Verstopfung
4. Eile oder Probleme beim Urinieren
5. Leistenbruch und/oder Rektusdiastase (Spalt zwischen den geraden Bauchmuskeln, häufig nach einer Schwangerschaft)
6. Suboptimale Durchblutung der Sexualorgane
7. Schmerzen in Leiste oder Hüfte beim Sitzen, Trainieren oder Urinieren/Ejakulieren
8. Belastungsinkontinenz beim Lachen, Husten, Niesen oder Springen

Massage von innen

»Zu sitzen, egal, ob in einem Roll- oder Bürostuhl, gepaart mit vertikaler Atmung, ist die perfekte Formel für ein schwaches Verdauungssystem und eine Überlastung des Lymphsystems. Sobald wir jedoch wieder beginnen, tiefer und langsamer horizontal zu atmen, dann ist eines der ersten Dinge, was geschieht, dass unsere inneren Organe die Massage und den Druck erhalten, die sie benötigen.«*

Stellen Sie sich zunächst Folgendes vor: Ihr Zwerchfell sieht aus wie eine große Frisbeescheibe, unter der sich eine etwas kleinere befindet. Zwischen beiden Frisbees befinden sich Ihre Verdauungsorgane und der untere Rücken. Die Frisbees sollten sich selbst beim kleinsten Atemzug im Einklang bewegen. Wenn dies tausende Male am Tag geschieht, können Sie sicher sein, dass Ihre Wirbelsäule, Verdauung und selbst Ihre Stimmung davon profitieren.

Als Nächstes erspüren Sie Ihren Beckenboden. Fühlen Sie den Raum zwischen Ihren Sitzbeinhöckern und - von vorn nach hinten - zwischen Scham- und Steißbein. Der Beckenboden ist nicht kreisrund wie das Zwerchfell. Nehmen Sie die Muskeln hinzu, mit denen er oben und an den Seiten verbunden ist, kommen Sie auf über 20 Muskeln, die das Fundament Ihres Rumpfes bilden.

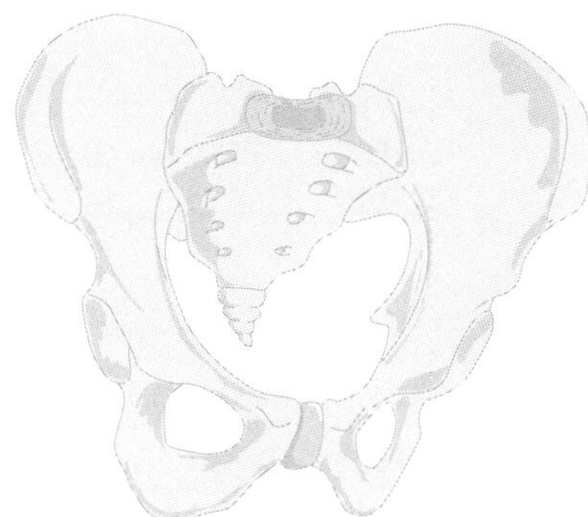

Das Becken besteht aus vier Knochen: den beiden Hüftknochen, dem Kreuzbein und dem Steißbein. Der Beckenboden befindet sich in der Öffnung des Beckens.

Und jetzt kommt's: Ihre Balance, Kraft und Gesundheit des unteren Rückens hängen direkt davon ab, wie gut Sie diese mehr als 20 Muskeln kennen und pflegen, aus denen Ihr Beckenboden besteht und mit denen er verbunden ist.

* Interview vom 11. Dezember 2018 mit Jean Baptiste, einem Experten für Tai-Chi im Sitzen. Mehr Informationen unter https://www.wheelchi.com.

PRAXISTIPPS

1. Verwenden Sie Ihr Zwerchfell zum Atmen und atmen Sie horizontal. Indem Sie die Biomechanik Ihrer Atmung verbessern, beeinflussen Sie automatisch auch die Gesundheit Ihres Beckenbodens auf positive Weise.
2. Koordinieren Sie ein- und ausatmen mit Ihrem Beckenboden: Entspannen Sie den Beckenboden beim Einatmen und spannen Sie ihn beim Ausatmen an, so als wollten Sie ihn in den Körper hinein- und hochziehen. Das Entspannen beim Einatmen ist genauso wichtig wie das Ausatmen.
3. Achten Sie auf Ihre Haltung: Ist Ihr Becken kontinuierlich stark nach vorn gekippt (Hohlkreuz), lastet zu viel Druck auf Ihrem Beckenboden.
4. Co-Aktivierung und Druckkorrektur: Wenn Sie Ihren Körper während einer Kraftübung anspannen, dann beziehen Sie den Beckenboden mit ein. Andernfalls wird all der Druck den Weg des geringsten Widerstandes nach unten nehmen. Falls Sie beim Stemmen eines Gewichts eine Senkung oder eine Wölbung spüren (Beckenbodensenkung), dann sind Sie auf dem besten Weg zu einem Leistenbruch oder einer Schwächung der Muskulatur von Harnröhre und Rektum. Beim Anspannen sollten Sie daher stets die Bauchmuskeln sowie die Muskeln von Gesäß, Seiten und Rücken gemeinsam aktivieren.

Ihr Beckenboden ist kein glatter, dicker Muskel, der um Hüfte und Leiste gewickelt ist wie bei einer Barbiefigur. Er besteht aus drei Schichten winziger, miteinander verflochtener Muskeln, mit Öffnungen für Harnröhre und Rektum (und Vagina). Warum sollten Sie darauf Druck ausüben wollen? Ihr Beckenboden reicht hinten hinauf bis zum unteren Ende der Wirbelsäule. Visualisieren Sie dies für einen Moment.

Die wichtigste Erkenntnis aus diesem Kapitel ist ein Verständnis des erstaunlichen Zusammenspiels zweier sehr bedeutsamer Dinge: der Atmung und der Gesundheit des Beckenbodens. Sie wissen nun, dass der untere Bereich Ihres Körpers in besonderem Maße für die Art und Weise verantwortlich ist, wie Sie atmen. Dieses Konzept zu begreifen, ist kein weiterer Punkt auf Ihrer To-do-Liste, sondern hilft sogar dabei, weitere Punkte von dieser Liste abzuhaken.

Durchtrainiert und definiert … aber kaputt

Wenn zu einer schlechten Körperhaltung zu hoher Druck in der Körpermitte hinzukommt, ist die Folge häufig ein geweiteter Spalt zwischen beiden Teilen der geraden Bauchmuskeln. Die Teilung entsteht an der sogenannten Linea alba, der hellen Bindegewebsnaht, die wie eine Mittellinie durch den vorderen Teil der Bauchmuskulatur verläuft. Doch keine Sorge, die Biomechanikerin und Gründerin von Nutritious Movement, Katy Bowman, weiß Rat. Besuchen Sie deshalb ihre Website und lesen Sie ihr Buch *Diastisis Recti: The Whole-Body Solution to Abdominal Weakness and Separation* – das eigentlich in jedem Haushalt vorhanden sein müsste.

Nach der Lektüre dieses Kapitels wissen Sie mehr über den Beckenboden als die meisten anderen Menschen: Wo er sich genau befindet, wie er sich bewegt, wie er mit dem Zwerchfell interagiert und warum es so wichtig ist, dass er gleichermaßen beweglich und stark bleibt.

Beim Einatmen wird das Zwerchfell ganz flach und die Beckenbodenmuskulatur dehnt sich, um den absinkenden Organen Platz zu machen. Beim Ausatmen schnellen die Organe wieder nach oben und füllen den leeren Raum, der im unteren Brustraum entstanden ist. Viele Physiotherapeuten nutzen eine zusammengedrückte Limonadendose als Metapher, um den Beckenboden beim Atmen zu beschreiben. Er bildet das Fundament Ihres Rumpfes wie die Unterseite der Limodose.

Vergessen Sie nicht die korrekte Mechanik! Wenn Sie vertikal (apikal) atmen, wie es die meisten Erwachsenen tun, und dabei den oberen Brustkorb und die Schultern einsetzen, dann fühlt sich ausatmen für Sie entsprechend wie eine Abwärtsbewegung an. Das ist schlecht! Sie schaden Ihrem Beckenboden, weil Sie ausatmen als »entspannen und loslassen« missverstehen und Ihren Körper schlaff nach unten sacken lassen. Das führt nicht nur zu ineffektivem Ausatmen (und dem Zurückbleiben von zu viel Restluft), sondern auch zu einer erhöhten Atemfrequenz, um das Gefühl von Lufthunger zu stillen. Dem können Sie entgegenwirken, indem Sie trainieren, korrekt zu atmen. Mit der neu erlernten abdominothorakalen Horizontalatmung bekommen Sie ganz automatisch auch einen gesunden Beckenboden. Zusammengefasst gilt: Wenn einatmen = Ausdehnung der Körpermitte, dann ausatmen = Zusammenziehen. Demzufolge bedeutet einatmen = entspannen, ausdehnen; und ausatmen, dass die gesamte »Limodose« ausatmet: Der Boden kontrahiert, die Mitte verengt sich und der obere Bereich (Zwerchfell) zieht die unteren Rippen zusammen (indem er nach oben strebt).

Untersuchungen zeigen, dass viele Menschen den Fehler machen, den Beckenboden beim Ausatmen niederzudrücken. Das liegt vor allem an einer funktionsgestörten Mechanik, die für eine Abwärtsbewegung beim Ausatmen sorgt. Beginnen Sie, horizontal ein- und auszuatmen, dann wird sich auch eine korrekte Beckenbodenkontraktion automatisch richtig für Sie anfühlen.

Ein erschreckender Trend

Aufgrund der voranschreitenden Digitalisierung ist der Börsenwert von Papiermedien wie Büchern und Magazinen deutlich gesunken. Und wissen Sie, welche Branche deren Platz eingenommen hat? Einer der am schnellsten wachsenden Märkte im Bereich der Papierprodukte ist laut *Market Watch* vom 21. März 2019 das Geschäft mit Erwachsenenwindeln. Deren globaler Marktanteil wird dem Fachmedium zufolge bis 2024 14,5 Milliarden US-Dollar erreichen. Die Branche profitiert von Menschen, die nicht für ihren Beckenboden sorgen oder gesorgt haben. (Wenn sie lange genug leben, werden alle Männer eine Form von Prostata- oder Beckenbodenbeschwerden haben.) Nimmt man hinzu, dass eine Beckenbodenschwäche sich durch zu viel Sitzen, falsches Atmen und fehlerhafte Druckverteilung im Körper aufgrund von Fehlhaltung noch verschlimmert, wird der Börsenwert der Erwachsenenwindelhersteller wohl auch in Zukunft weiter steigen. Denn auch Belastungsinkontinenz im Training hängt nicht mit der Trainingsintensität zusammen, sondern ist das erste Anzeichen eines viel gravierenderen, deutlich tiefer liegenden Problems.

FAQ – Häufig gestellte Frage

Soll ich zuerst korrekt atmen lernen oder an meiner Haltung arbeiten? Die Atmung kommt zuerst. Eine korrekte Haltung wird Ihnen leichter fallen, sobald Sie Ihre Atmung im Griff haben. Die meisten Hinweise für eine bessere Haltung führen außerdem häufig dazu, dass Sie beim Einatmen nur noch angespannter statt entspannter sind.

Wie Bracing Ihren Beckenboden »bricht«

Nehmen Sie eine Tube Zahnpasta, schrauben Sie den Deckel ab, drehen Sie die Tube um und drücken Sie sie in der Mitte zusammen. Wenn Sie nur Ihre Mitte anspannen (auch wenn Sie es vollumfänglich tun), dann drücken Sie auf Ihren Beckenboden. Und auch wenn es etwas dauern wird, irgendwann geht er dadurch kaputt und hält nicht mehr dicht.

Ein fester Muskel ist ein schwacher Muskel

Ein bereits verspannter Beckenboden, den Sie mit Kegelübungen bearbeiten, wird nur noch fester und schwächer – und von außen lässt sich das unmöglich feststellen. Wie können Sie also sicherstellen, dass sie den Beckenboden dehnen? Schließen Sie sich ein und suchen Sie sich einen weichen Gummiball.

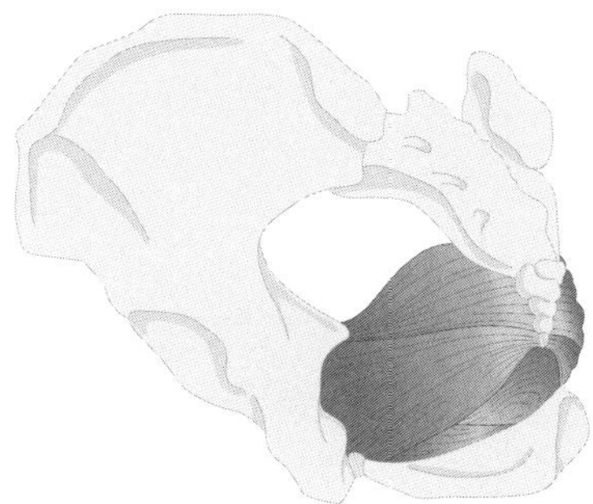

Der Beckenboden besteht aus mehreren Lagen an Muskulatur und bildet die Basis des Bauchraums.

1. Nehmen Sie den Gummiball und massieren Sie damit Ihr Gesäß um die Sitzbeinhöcker herum. Finden Sie Triggerpunkte.
2. Platzieren Sie den Ball genau vor Ihrem Steißbein, zwischen Steiß und Rektum. Lehnen Sie sich sanft darauf. Bewegen Sie ihn einen halben Zentimeter nach rechts und wiederholen Sie das Ganze. Sie sind nun auf der Innenseite Ihres Beckenbodens. Bewegen Sie den Ball langsam komplett um Ihre »Fahrradsitzfläche« herum.

3. Wenn Sie nun einatmen, kippen Sie mit dem Oberkörper nach vorn und spüren Sie, wie sich der gesamte Raum zwischen Ihren Sitzbeinhöckern und vom Schambein bis zum Steiß entspannt. Spannen Sie beim Ausatmen den Beckenboden gemeinsam mit Ihren Gesäß- und unteren Bauchmuskeln wieder an. Später können Sie ihn allein, ohne Bauch- und Gesäßmuskulatur, anspannen und sogar in Quadranten unterteilen.

Sitzen und vertikale Atmung haben unseren Beckenböden bereits übel mitgespielt. Kommen nun noch das immer populärer werdende High-Intensity-Intervalltraining (HIIT), Krafttraining und Langstreckenläufe mit völlig abgekoppeltem Körper hinzu, ist der Schlamassel da.

Wir werden im kommenden Kapitel noch einmal eingehend über Bracing sprechen. Für den Moment werden Sie Ihren Beckenboden aber erst einmal aktivieren, statt ihn zu auszuschließen, was ihn zu Ihrem schwächsten Glied machen und früher oder später zum Leistenbruch führen würde.

PRAXISTIPP

Die beste Übung, um beim Atmen gleichzeitig Rippeneinziehen und Beckenbodenkontraktion zu spüren, ist die Yogaübung Katze/Kuh. Achten Sie aber zunächst einmal darauf, ob bei Ihnen überhaupt die Richtung stimmt. Beim Ausatmen sind Sie völlig leer, der Kopf hängt ganz entspannt und der Rücken ist in Richtung Decke gewölbt. Dies ist eine anatomische Atmung. Ziehen Sie beim Ausatmen, während Sie all die Luft wieder herauspressen, zusätzlich Ihren Beckenboden nach innen/oben. Die Bewegung wird sich für Sie sofort richtig anfühlen. Setzen Sie sich anschließend auf einen Stuhl und versuchen Sie das Ganze nochmal.

Ihre Geschichten

»Seitdem ich auf meinen Beckenboden achte, fällt es mir leichter, kontinuierlich mit dem Bauch zu atmen. Ich kontrahiere beim Ausatmen zusätzlich meinen Beckenboden und entspanne mich beim Einatmen (eine umgekehrte Kegel-Übung). So gelang es mir, dauerhaft tief zu atmen. Obendrein verhilft mir das Ganze auch zu einer besseren Erektion – was will man mehr?«

Tom R.

DIE REGELN

Als Nächstes widmen wir uns dem Thema Atmung in Ausdauersportarten. Bevor Sie weiterblättern, sollten Sie allerdings sichergehen, dass die folgenden drei Regeln tief in Ihr Gedächtnis eingebrannt sind:

- Egal, was Sie tun, achten Sie darauf, dass Ihre Atmung fest eingebunden ist. Ob Sie den Atem anhalten oder stöhnen, um den Körper neu anzuspannen, also zu »rebracen« (wozu stöhnen eigentlich da ist), ob Sie bei Anstrengung ausatmen oder versuchen, fünf Kettlebell-Swings mehr zu schaffen – Ihnen sollte stets bewusst sein, wie Sie gerade atmen. In den folgenden Kapiteln werden wir uns das genauer ansehen.
- Halten Sie den Atem nur an, wenn es absolut nötig ist. Wenn Sie die Luft anhalten, weil Sie konzentriert, gestresst, mitten in einem Workout oder einfach nur abgelenkt sind, gerät Ihr Gasaustausch durcheinander, was Ihren Energiehaushalt einschränkt. Wenn Sie den Atem zum Zweck des Bracings anhalten, dann tun Sie es richtig.
- Konzentrieren Sie sich zwischen Trainingssätzen auf Ihre Atmung. Jetzt ist nicht die Zeit für Selfies oder um über den letzten verpatzten Versuch nachzudenken. Dies ist ein kritischer Moment, in dem Sie Ihre Wirbelsäule dekomprimieren, Ihren CO_2-Haushalt ausgleichen und Zwerchfell und Zwischenrippenmuskeln arbeiten lassen, um Milchsäure loszuwerden, und der Ihnen beim Neustart zu hilft.

Wir werden diese drei Schritte später noch einmal im Detail und mit entsprechenden Praxistipps durchgehen.

KAPITEL 8

ATMUNG FÜR MEHR AUSDAUER: WIE SIE SCHNELLER UND MÜHELOSER LAUFEN

Lange bevor Ausdauerleistungen zur sportlichen Disziplin – oder ein Pfad zur spirituellen Erleuchtung – geworden sind, dienten sie dem nackten Überleben. Wenn man Dennis Bramble und Daniel Lieberman glaubt, waren wir Menschen schon vor zwei Millionen Jahren Ausdauerläufer. Die beiden Evolutionsbiologen behaupten, dass Ausdauerlaufen eine Fähigkeit ist, die der Gattung *Homo* schon immer eigen war, und stellen die These auf, dass die Gattung nur überleben und sich entwickeln konnte, weil sie in der Lage war, Beute ausdauernd und über weite Entfernungen hinweg zu jagen.

Die Idee hinter der Theorie: Menschen sind langsamer als die meisten Wildtiere, und es fehlt uns an natürlichen Waffen. Wir sind also weder so schneller wie ein Gepard, noch so stark wie ein Gorilla. Dafür können wir ein moderates Tempo über eine lange Zeit hinweg aufrechterhalten und unsere Körper dabei effizient kühlen, weil wir kein Fell besitzen und schwitzen können.

»Jeder glaubt, wir Menschen seien schlechte Läufer, weil wir mit laufen in der Regel sprinten meinen«, schrieben Bramble und Lieberman im Fachblatt *Nature*. »Wir sind zweifellos ganz armselige Sprinter, dafür aber ziemlich gute Ausdauerläufer.«

Unsere Vorfahren nutzen diese Fähigkeit zu ihrem Vorteil in sogenannten Ausdauer- oder Hetzjagden, in denen sie ein Beutetier so lange verfolgten, bis es vor Erschöpfung umfiel.* Durch diese Technik konnten unsere Vorfahren lange vor der Erfindung des Speers jagen. Funde belegen, dass diese Jagdpraxis in Afrika (Antilopen, Gnus und kleinere Tiere), Nordamerika (die Tarahumara verfolgten Wild, bis es zusammenbrach) und Australien (Kängurus) üblich war. Interessanterweise jagen die San in der Kalahari bis heute noch so.

Springen wir zurück ins Jahr 776 vor Christus. In diesem Jahr fanden (vermutlich) die ersten Olympischen Spiele statt. Die antiken Spiele wurden, genau wie die Spiele der Neuzeit, alle vier Jahre ausgetragen – und das etwa tausend Jahre lang. Der erfolgreichste Läufer der damaligen Zeit war Leonidas von Rhodos, der unter anderem den Stadionlauf gewann, eine Distanz von etwa 193 Metern oder – der Legende nach – die Entfernung, die Herkules mit einem Atemzug zurücklegen konnte.

---

* E-Mail-Korrespondenz mit Daniel Lieberman vom 17. November 2018

Fährtenlesen plus Laufen

»Eine Ausdauerjagd ist unter dem Gesichtspunkt der Waidgerechtigkeit die beste Jagdform«, so Laura Zerra, Überlebenskünstlerin und Autorin des Buchs *A Modern Guide to Knifemaking*. »Wir Menschen sind auf kurzen Distanzen zwar langsamer, nutzen aber eine Kombination aus Fährtenlesen und Dauerlauf, bis das verfolgte Tier erschöpft ist.« (Laura ist in *Naked and Afraid* auf dem Discovery Channel zu sehen.)*

Am anderen Ende der Welt loteten asiatische Mönche ihre Grenzen auf einem (extrem) langen Pfad der Erleuchtung aus, einige von ihnen nur angetrieben von Atemtraining. Die tibetanischen Lung-Gom-Pa-Läufer sollen in der Lage gewesen sein, 48 Stunden am Stück zu laufen und dabei über 320 Kilometer am Tag zurückzulegen. Im Training schottete sich ein Lung-Gom-Pa neun Jahre lang komplett von der Außenwelt ab und lebte in einer einfachen Mediationsklause.

Sie finden, neun Jahre Isolation gefolgt von 320-Kilometer-Tagesläufen klinge unglaubwürdig? Knapp 4600 Kilometer westlich, in Japan, geschah etwas noch Unglaublicheres. Dort versuchten die Marathonmönche vom Hie-Berg an 1000 Tagen in Folge 29 bis 40 Kilometer zurückzulegen. Wenn sie scheiterten, begingen sie Selbstmord. Seit 1885 haben laut der Fachzeitschrift *Trail Runner* 46 Mönche diese irre Aufgabe bewältigt. Wie viele sie nicht geschafft haben, ist nicht überliefert.

Auch in Amerika hat das Überwinden großer Distanzen zu Fuß eine lange und reiche Tradition. Ähnlich wie Hemerodromen, die Eilboten des antiken Griechenlands, schafften es die Boten der Irokesen, 386 Kilometer in drei Tagen zurückzulegen. Apachenkrieger liefen bis zu 120 Kilometer pro Tag durch das steinigste Terrain des Kontinents. Und glaubt man der Legende, lief ein Pawneehäuptling namens Big Hawk

* Interview vom 6. Januar 2019

Chief 193 Kilometer in unter 24 Stunden – und das zweimal.* Bei den Olympischen Sommerspielen 1896 in Athen wurde dann der erste moderne Marathon gelaufen, damals noch über eine Distanz von 40 Kilometern. Der erste Boston Marathon fand im darauffolgenden Jahr statt, der New Yorker John J. McDermott gewann den Lauf über 39,42 Kilometer in knapp unter drei Stunden.

Der Beginn des 20. Jahrhunderts war dann die Zeit der großen Wettrennen. 1903 fand die erste Tour de France statt, bestehend aus sechs Etappen. Der erste und letzte Teilabschnitt der Fahrt waren jeweils fast 480 Kilometer lang. Etwa zur selben Zeit wurde in Norwegen die Nordische Kombination vorgestellt, eine neue Disziplin, die aus Skispringen und 10-Kilometer-Skilanglauf besteht. Und falls Sie meinen, 10 Kilometer klinge gar nicht so viel, dann sind Sie wahrscheinlich noch nie Ski gelaufen. Nicht ohne Grund ist die VO_2max bei Skilangläufern besonders hoch.

Der erste Triathlon fand am Mittwoch, dem 5. September 1974 statt. 46 Athleten maßen sich über 9,6 Kilometer Laufen, 8 Kilometer Radfahren und 450 Meter Schwimmen miteinander. Unter den Wettkämpfern war John Collins, ein Marineoffizier, der das Konzept zu einer noch härteren Variante abwandelte, indem er den Waikiki Roughwater Swim (über 3,9 Kilometer), das Around-Oahu Bike Race (185 Kilometer, die auf 180 gekürzt wurden) und den Honolulu-Marathon zum ersten Ironman aller Zeiten kombinierte.

RHYTHMISCHE ATMUNG: DAS SAGEN DIE EXPERTEN

Jack Daniels (geboren 1933) wurde vom Magazin *Runner's World* zum besten Trainer der Welt gekürt und ist eine hochgeschätzte Figur in der Laufszene. Er hat acht Landesmeisterteams trainiert, 130 All-

---

* Er könnte auch der erste Mensch gewesen sein, der eine Meile in unter vier Minuten lief. Offiziere der US-Army in Sidney Barracks, Nebraska, berichteten, dass Big Hawk Chief die Meile bereits 1875 in 3 Minuten und 58 Sekunden gelaufen war – 78 Jahre, bevor es Roger Bannister offiziell gelang, die Vier-Minuten-Marke zu knacken.

American-Läufer hervorgebracht (so werden die besten acht eines Jahrgangs oder Wettbewerbs bezeichnet) und war Mentor von unzähligen Laufprofis und Olympiateilnehmern. Außerdem brachte Daniels den Laufsport von der Straße in sein Labor und studierte ihn dort Schritt für Schritt.

»In all den Jahren, in denen ich Laufsportler auf dem College betreut habe, ließen wir die Läufer stets erfassen, wie sie geatmet hatten und testeten sie oft bei verschiedenen Geschwindigkeiten auf einem Laufband, um ihren Atemrhythmus zu dokumentieren«, berichtete Jack Daniels (The Run S.M.A.R.T. Project). Die Läufer wussten allerdings nicht, dass ihre Atmung im Fokus stand. Den Versuchsleitern fiel ein Muster auf: Etwa 86 Prozent atmeten 2:2. (Der Wert 2:2 steht für »zwei Schritte lang einatmen, zwei Schritte lang ausatmen.«) Besonders interessant: Wissenschaftler der University of Massachusetts, Amherst, bestätigten, dass unerfahrene Läufer keinen bestimmten Atemrhythmus besitzen, erfahrene Läufer jedoch – ob absichtlich oder intuitiv – Ein- und Ausatmen gezielt an ihre Schrittfrequenz anpassen.

»Die meisten Profiläufer hatten einen 2:2- oder 2:1- (oder 1:2-) Rhythmus unter starker Belastung«, berichtet Daniels.* Warum gerade dieser Rhythmus? So wird das Atemminutenvolumen an Luft maximiert, also die Menge an Atemluft, die pro Minute in die Lunge und wieder heraus transportiert werden kann. Bei einem langsameren Rhythmus, etwa bei vier statt zwei Schritte langem Einatmen, atmen die Läufer zwar tief, aber nicht schnell. Dadurch kann das Atemminutenvolumen sinken, weil die Läufer weniger Atemzüge pro Minute nehmen. Umgekehrt, wenn die Sportler sehr schnell, also häufig atmen würden – sagen wir, einen Schritt lang ein- und beim nächsten wieder ausatmen –, dann wäre es praktisch unmöglich, wirklich tief zu atmen und das Atemzugvolumen wäre sehr niedrig. Sie würden Luft durch anatomisch »toten Raum« leiten, wie Nase und Rachen, in dem der Sauerstoff nicht aufgenommen wird. Laut Daniels haben seine Untersuchungen verlässlich gezeigt, dass bei hohem Tempo das Atemminutenvolumen der meisten Läufer bei einem Rhythmus von

---

* E-Mail-Korrespondenz mit Daniels vom 10. September 2018

2:2, 2:1 oder 1:2 am höchsten ist. Die Betonung im letzten Satz liegt auf »hohem Tempo«. Gemäß Daniels kann längeres Ein- und Ausatmen (über je drei Schritte und mehr) sinnvoll sein, wenn Sie langsamer laufen möchten, etwa zu Beginn eines Marathons, wenn Sie noch Energie sparen müssen.

»Wenn Sie Anstrengung mit rhythmischer Atmung takten, stehen Sie in unmittelbarem Kontakt mit Ihrem Körper, erhalten direktes Feedback und haben volle Kontrolle über Ihren Einsatz und Ihr Tempo«, schreibt Budd Coates, Laufcoach und vierfacher Teilnehmer der US Olympic Trials im Marathon. In seinem Buch *Running On Air* rät Coates zu einem Atemmuster mit einer ungeraden Anzahl von Schritten, etwa drei Schritte lang ein- und zwei Schritte lang ausatmen – also in der Summe fünf Schritte. Dieses Atemmuster ist auch als Fünferatmung (oder 3:2-Muster) bekannt. Wenn Sie sich an ungeraden Schrittzahlen orientieren, treten Sie zu Beginn der Ausatmung nicht immer mit demselben Fuß auf. Die auf Ihren Körper wirkenden Kräfte sind am größten, wenn Ihr Fuß auf dem Boden auftrifft. »Geschieht dieser Aufprall zu Beginn des Ausatmens, dann sind unser Becken und Core in diesem Moment am instabilsten«, erläutert der Lungenspezialist Dr. Albert Rizzo in einem Blog der American Lung Association. Wenn Sie diese Kräfte gleichmäßig auf Ihre Körperhälften verteilen, indem Sie abwechselnd auf beiden Füßen beginnen auszuatmen, verringern Sie Ihr Verletzungsrisiko.

ATEMMUSTER UND TEMPO: ES GIBT KEINE GOLDENE REGEL

Rhythmische Atmung kann auch als innerer Tachometer dienen, der Ihnen erlaubt, Ihr Tempo einzuschätzen und gegebenenfalls anzupassen, falls Sie zu schnell oder langsam sind. Fällt Ihnen ein 2:2- oder 3:2-Rhythmus sehr leicht, ist das ein Anzeichen dafür, dass Sie schneller laufen, das Tempo also anziehen können. Fällt es Ihnen dagegen schwer, den Rhythmus beizubehalten, dann sind Sie vermutlich zu schnell unterwegs. Die Lösung: Werden Sie langsamer, bis Atmung und Schrittfolge wieder zueinanderpassen.

Laut Jack Daniels ist die Kontrolle der Atmung in vielen Situationen ein nützliches Instrument, etwa beim Höhentraining. Viele Sportler wissen nicht, wie viel langsamer sie in Höhenluft laufen sollten. Daniels' Antwort: »Lassen Sie Ihre Atmung diese Frage beantworten. Nutzen Sie bei Höhenluft denselben Atemrhythmus wie auf Meeresspiegelniveau, er wird sich ganz automatisch mit einem etwas niedrigeren Tempo synchronisieren. Wenn Sie Ihren üblichen Atemrhythmus nicht halten können, dann sind Sie zu schnell.«

Wenn Ihre Atmung Ihnen als innerer Tacho dient, dann fungieren Atemmuster wie die Gangschaltung Ihres Wagens. Sobald Ihre Atemmuskulatur stärker wird, werden Sie bald auch auf höhere Belastung wechseln. Sie können dann zwischen den einzelnen »Gängen« hin- und herschalten, je nachdem, wie schnell oder langsam Sie laufen wollen.

5:5	sehr geringes Tempo, niedrige Belastung (5 Schritte zum Ein-, 5 Schritte zum Ausatmen)
4:4	
3:3 3:2	lockere Sprints bis hin zu langen Tempoläufen
2:2	
2:1	hohe Belastung, Intervalle, Bergsprints

Coates empfiehlt den 3:2-Rhythmus bei leichter bis moderater Belastung. Bei schnellen Läufen können Sie sich bis zur Dreieratmung (2:1) steigern. Er rät Läufern außerdem dazu, im Training mit verschiedenen Atemmustern zu experimentieren, um herauszufinden, welche für sie am besten funktionieren. (Bei Bergläufen ist beispielsweise ein kürzeres Muster sinnvoll.)

PRAXISTIPP

Daniels empfiehlt: »Absolvieren Sie fünf Runden auf der Laufbahn. Atmen Sie während der ersten Runde in einem 4:4-Rhythmus (vier Schritte lang ein- und vier Schritte lang ausatmen). In Runde zwei atmen Sie 3:3, in der dritten 2:2 und in der vierten 1:1. In Runde fünf wechseln Sie dann wieder auf 4:4 zurück. Am Ende entscheiden Sie, was am besten für Sie funktioniert hat.«

Ihre Geschichte

»Ich habe zu Beginn meiner Läufe immer vier Schritte lang ein- und vier Schritte lang ausgeatmet und wusste genau, wann ich auf drei Schritte ein- und zwei Schritte ausatmen wechseln sollte. Beim Berg am Ende der Strecke war ich dann bei 2:2 und 2:1. Dann habe ich an meiner Atemmechanik gearbeitet und meine Atemmuskulatur gekräftigt, und auf einmal kam der Tag, an dem ich erst eineinhalb Kilometer später einen Gang hochschalten, sprich: den Rhythmus verkürzen musste. Zuerst hielt ich das für Zufall, aber beim nächsten Mal war es genauso. Ich hatte nichts an meinem Lauftraining verändert, nur meine Atemübungen.«

Wayne R.

WAS IST EIGENTLICH VO_2MAX?

Die VO_2max (»V« steht hierbei für Volumen, »O_2« für Sauerstoff und »max« für Maximum) ist ein Maß dafür, wie gut Sie Ihren Körper mit Sauerstoff versorgen können, sie gibt also Ihre maximale Sauerstoffaufnahme während Aktivitäten mit hoher Intensität an. Der Wert berücksichtigt jeden Schritt, der notwendig ist, um Ihre Muskeln mit Energie zu versorgen, vom Einatmen der Luft in Ihre Lunge zur Abgabe des darin enthaltenen Sauerstoffs ins Blut, über das er in Ihre Muskeln transportiert wird, die ihn schließlich verbrauchen. Eine hohe VO_2max gilt als Goldstandard für Ausdauersportler. Dennoch ist der Wert im Sinne der Leistungsmessung nicht allein entscheidend. »Über die Jahre habe ich auch gegen Fahrer mit einer geringeren Sauerstoffaufnahme verloren«, verriet der norwegische Radprofi Oskar Svendsen 2014 in einem Interview mit *The Globe*. Svendsen erzielte die höchste je gemessene VO_2max (97,5 Milliliter Sauerstoff pro Kilogramm Körpergewicht pro Minute). Studien zeigen, dass ein Training Ihrer Atemmuskulatur nicht zwangsläufig Ihre VO_2max erhöht. Dafür kann es etwas viel Besseres: Stärkere Atemmuskeln mindern die wahrgenommene Anstrengung und verzögern das Einsetzen von Erschöpfung, sodass Sie eine höhere Belastung länger halten können. Und das ist schließlich auch das Hauptziel einer Erhöhung der VO_2max. Wie lautet hier also die Handlungsempfehlung? Trainieren Sie, um Ihr VO_2max zu erhöhen und Ihre Atemmuskeln zu stärken. Die meisten Experten sind sich einig, dass die beste Trainingsmethode zur Erhöhung Ihres VO_2max zwischen vier und acht Minuten lange Läufe mit hoher Intensität sind. Versuchen Sie es mit vier 1000-Meter-Sprints (pro Bein etwa zweieinhalb Runden um die Laufbahn), mit drei Minuten Erholungszeit dazwischen. Eine Studie, die 2016 in *Medicine & Science in Sports & Exercise* veröffentlicht wurde, ergab, dass diese Art des Trainings die VO_2-max-Werte der Teilnehmer nach sechs Wochen im Schnitt um etwa zehn Prozent erhöht hatte.

Bemerkenswerte VO_2max-Werte

- Höchste VO_2max (Tier): Iditarod-Schlittenhunde, 200
- Höchste VO_2max (Mensch): Radprofi Oskar Svendsen, 97,5
- Durchschnitt bei sitzendem Mann: 45
- Durchschnitt bei sitzender Frau: 39

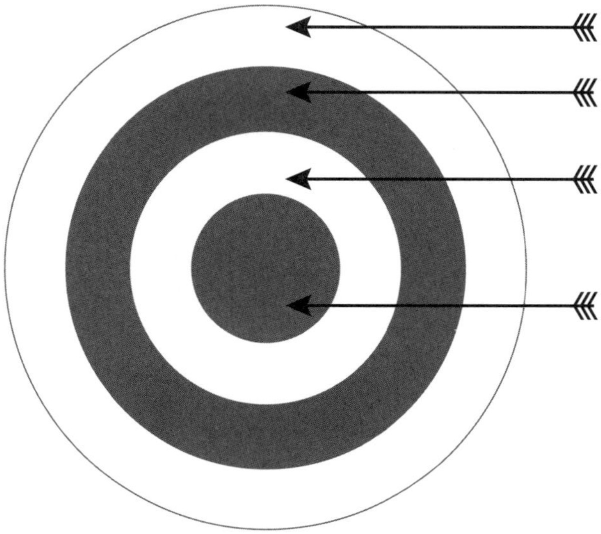

Sie nutzen Ihre Atmung gezielt, um zu entgiften, zu heilen und sich auszuruhen.

Dies ist die Zeit, in der Sie Ihre Atmung nutzen, um Ihre Nerven zu beruhigen und die Aufregung vor einem Wettkampf in den Griff zu bekommen. Nur Nasenatmung.

In dieser Phase achten Sie nur teilweise auf Ihre Atmung. Sie prüfen sie gelegentlich als Gradmesser Ihrer Erschöpfung und passen dementsprechend Ihr Tempo an. Sie können Ihre Atemmethode wechseln und durch die Nase ein- und den Mund ausatmen.

Sie atmen durch Mund und Nase gleichzeitig. Das Geräusch Ihrer Atmung überlagert jeden anderen Gedanken. Während hoher Belastung fühlen Sie sich gefordert, aber stark. Sie sind völlig in Ihrem Element und haben Ihr Ziel fest im Blick.

Zielorientierte Atmung für mehr Ausdauer

Diese Zielscheibe soll verbildlichen, wie sehr Sie sich während bestimmter Phasen in Ihrer Ausdauersportart Ihrer Atmung bewusst sind. Zu wissen, wie sehr Sie auf Ihre Atmung achten müssen, hilft bei der Auswahl des richtigen »Gangs« und Tempos. In erster Linie sollten Sie Ihre primäre Atemmuskulatur einsetzen, um effizient zu atmen. Alles Weitere hängt davon ab, in welchem Kreis der Zielscheibe Sie sich gerade befinden.

- Im Bull's Eye atmen Sie durch Mund und Nase ein und aus. Das Ziel ist bereits in Sicht und das einzige, an das Sie noch denken.
- Im ersten Kreis um das Bull's Eye passen Sie Ihre Atmung und den Rhythmus Ihrer Bewegung an.
- Im zweiten Kreis um das Bull's Eye, kurz vor dem Start, atmen Sie vollständig und fokussiert durch die Nase.
- Der äußerste Kreis steht für aktive Erholung, eine Phase also, in der Sie Atemübungen einsetzen, um Ihren Körper zu entgiften und zur Ruhe kommen zu lassen.

Atmung für mehr Ausdauer mit einer Gewichts- (oder schusssicheren) Weste

Jeder, der im Intervalltraining schon einmal eine Gewichtsweste getragen hat, weiß, dass atmen darin ganz schön anstrengend sein kann. Dr. Jeff Leiter leitet die Abteilung Sportwissenschaft und Performance des Eishockey-Trainingszentrums *The Rink* im kanadischen Winnipeg. Er verwendet Gewichtswesten im Atemtraining seiner Spieler. Er erklärt: »Wenn Sie einatmen, spüren Sie durch das Gewicht und die Gurte Widerstand im Brustkorb in jeder Richtung. Das ist eine hervorragende Methode zum Erlernen der Bauch- und 360-Grad-Atmung. Üben Sie, einzuatmen und den Atem in die verschiedenen Bereiche Ihres Körpers zu leiten: den Rücken, die Seiten und den unteren Rumpf. Als Nächstes versuchen Sie, in all diese Bereiche gleichzeitig und gleichmäßig hineinzuatmen.«*

Eine Gewichtsweste erschwert Ihre Atmung in zweierlei Hinsicht: Erstens belegt es die an der Atmung beteiligte Brustmuskulatur mit zusätzlichem Gewicht, insbesondere während der Einatemphase. Zweitens schränken die Enge und die Gurte der Weste die Bewegung des Brustkorbs ein. Die Weste sollte daher unbedingt richtig passen. »Eine Faustregel: Es sollte Ihnen schwerfallen, aber nicht unmöglich sein, Ihre Hand komplett unter die Weste zu schieben«, sagt Brock Christopher, Personal Trainer und Krafttrainer im Trainingszentrum *Porsche Human Performance powered by EXOS*, in Atlanta. »Sie sollte so eng sitzen, dass sie während dynamischer Bewegungen nicht verrutscht, aber dennoch bequem ist.«

* Persönliches Gespräch vom 28. März 2018

Was ist ein Spirometriegerät?

Ein Spirometriegerät ist ein Atemmessgerät. Über eine Maske, die mit einer komplexen Apparatur verbunden ist, wird die Atemluft eines Menschen während körperlicher Belastung analysiert. Die Daten einer solchen Atemgasmessung geben Auskunft über die Menge des aufgenommenen Sauerstoffs (VO_2), über die Lungenventilation (VE), Herz, Kreislauf sowie Stoffwechsel.

FAQ – Häufig gestellte Fragen

Wie steht es mit Atemmustern zur Beruhigung? Funktionieren die ähnlich?

Nein, Atemmuster zur Beruhigung unterscheiden sich von der rhythmischen Atmung, die im Ausdauersport praktiziert wird. Sie sollten zunächst damit beginnen, mechanisch einwandfreie horizontale Atmung mit einem Atemmuster zu kombinieren, das Sie beim Laufen (oder einem anderen Ausdauersport mit Rhythmus) weiterbringt.

Im nächsten Kapitel: Es gibt komplexe wissenschaftliche Erkenntnisse dazu, wie Atemmuskeltraining Ihre Ausdauer verbessert. Wir sorgen dafür, dass Sie diese Erkenntnisse bei sich schnellstmöglich umsetzen.

KAPITEL 9

STÄRKER WERDEN, LÄNGER DURCHHALTEN: ÜBUNGEN FÜR MEHR AUSDAUER

Haben Sie während des Trainings schon einmal ein ebenso kurzes wie intensives Gefühl der Erschöpfung erlebt? Bei dauerhafter Ermüdung ist jeder irgendwann total erschöpft, doch Sie fühlen sich schon erschöpft, wenn Ihnen nur vorübergehend die Puste ausgeht? Für diese temporäre Erschöpfung, die Sie spüren, wenn Ihre Atemmuskulatur schwächelt ist, gibt es ein Wort: Metaboreflex. Ein Wort, das es - obwohl es seit Jahrzehnten in der Fachliteratur gebräuchlich ist - noch immer nicht bis ins Training oder ins Fitnessstudio geschafft hat. Und weil es bisher keine Anleitung gibt, wie man mit temporärer Erschöpfung umgeht, haben wir das Thema ausgeblendet und unsere Aufmerksamkeit stattdessen auf Kardiotraining gerichtet, das leichter zu verstehen ist als das Training der Atemmuskeln. Dr. A. William Sheel hat es im *American Journal of Physiology - Heart and Circulatory Physiology* kurz und bündig zusammengefasst: »Der Metaboreflex beschreibt einen Zustand, in dem das Zwerchfell ermüdet ist, wodurch der Körper den Blutfluss in die Beine reduziert (Gefäßverengung, die den Blutfluss in Arme und Beine senkt und so den arbeitenden Muskeln im Core mehr Blut zur Verfügung stellt).« Doch es gibt eine gute Nachricht: Sie können trainieren, das Einsetzen schwer werdender Arme und Beine zu verzögern. Kräftigen Sie Ihre Atemmuskeln mit Atemübungen und die Schwere in Ihren Gliedmaßen wird erst später im Workout auftreten.

Um Ihnen den Unterschied zu verdeutlichen, hier zwei Symptome schlecht trainierter Atemmuskeln:

1. Eine Schwere in Armen und Beinen, die Sie langsamer werden lässt und davon herrührt, dass Blut von Ihren Extremitäten weggeleitet wird, hin zur Atemmuskulatur. Atemmuskeln, die »gut in Form« und trainiert sind, benötigen dagegen weniger Sauerstoff.
2. Ein überwältigendes Gefühl der Erschöpfung, das eher psychisch zu sein (und mit Motivation, Herz, Willenskraft oder Fokus zusammenzuhängen) scheint, tatsächlich aber vollständig physischer Natur ist. Weil Sie in Ihrer Atemmuskulatur kein Brennen und kein Ermüden wie bei anderen Muskeln spüren, fühlt diese Erschöpfung sich an, als würden Sie »es bloß nicht genug wollen«.

Atemmuskeltraining für mehr Ausdauer

Nehmen Sie zwei Sportler mit dem gleichen Gewicht, Talent und Training. Derjenige von beiden, der seine Atemmuskeln trainiert, wird eine bessere Ausdauer haben als der andere. Das liegt vor allem daran, dass eine trainierte Muskulatur die Atem- und somit die Lungenfunktion verstärkt, sodass die Lunge in der Lage ist, den Sauerstoff aus der eingesogenen Luft schneller herauszufiltern und über die Blutbahn zu den Muskeln und den Organen zu transportieren. Eine trainierte Lunge ist also eine effiziente Lunge.

Umfangreiche Forschungen belegen, dass Atemmuskeltraining die Ausdauer verbessert. Sportwissenschaftler haben IMT (*Inspiratory Muscle Training* also dem Atemmuskeltraining) bei Radfahrern, Schwimmern und Läufern untersucht und dabei herausgefunden, dass ein Training der Atemmuskulatur ganz ohne Zweifel zu besseren Zeiten und längeren Entfernungen führte. Unterm Strich ergaben die Studien, dass trainierte Atemmuskeln später ermüden und weniger Sauerstoff benötigen. Das führt physisch zu einem geringeren Gefühl der Schwere und psychisch zu einem stärkeren Flow-Empfinden, unabhängig vom absolvierten sportspezifischen Training.

Ihre Geschichte

»Mein Herz fühlte sich an, als würde es aus meiner Brust herausplatzen, meine Lunge brannte und mein Gehirn flehte mich an, endlich aufzuhören. Ich war nicht mehr fokussiert und angestrengt, sondern versuchte nur noch wütend zu sein, um mich damit selbst zu motivieren.«

Omar W.

IHR SCHLIMMSTER FEIND

Ihr ärgster Feind sind Sie selbst, allerdings nicht aus den Gründen, die man Ihnen bisher vielleicht eingeredet hat. Um genau zu sein, sind erschöpfte und schlecht trainierte Atemmuskeln Ihr schlimmster Feind. Wenn diese ermüden, fühlt sich das an, als fehle Ihnen die nötige Motivation. Wenn Sie also das nächste Mal nach Luft schnappen und darauf warten, dass Ihre Lunge aufhört zu brennen und Ihre Beine sich nicht mehr wie Zement anfühlen, dann erinnern Sie sich, statt zu fluchen, an folgenden Satz: Es wird Zeit, Ihr Training anzupassen, denn vor uns liegt ein Paradigmenwechsel. Da Sie Ihre Atemmuskulatur nun trainieren, können Sie sich darauf freuen, mehr Ausdauer zu haben, schneller zu regenerieren und zuverlässiger in einen Flow-Zustand zu finden.

> »Johnny hat sich in der dritten Runde selbst ausgezählt – er hing einfach in den Seilen und deutete dem Ringrichter an, dass er nicht mehr konnte ... Zunächst war ich wütend auf ihn, obwohl ich wusste, welch schmalen Grat zwischen Furcht und Erschöpfung er gerade beschritt. Er war kein bisschen angeschlagen, nur völlig aus der Puste, und ich wusste, dass er sich in 20 Sekunden fragen würde, wie er nur aufgeben konnte.«
>
> Sam Sheridan in *A Fighter's Heart*

ATMUNG: BIOMECHANIK UND KRAFT

Bei Kondition und Ausdauer denken Sie vermutlich an Laufen, vielleicht mit einem Sandsack oder einer Gewichtsweste. Sie denken daran, wie Sie gegen Wellen anpaddeln, fünf Runden lang kämpfen, Rad fahren, Treppen hinaufrennen oder an irgendeinen Lauf-, Stemm- oder Kletterwettbewerb, an dem Sie teilnehmen. Egal, ob Sie Läufer, Schwimmer oder Radfahrer sind, alle Ausdauersportler leben nach derselben einfachen Regel: Je effizienter Sie sind, umso weiter kommen Sie.

Nur beim Umhergehen atmen Sie etwa 15-mal pro Minute und nehmen dabei rund 12 Liter Luft auf. Im Training steigt dieser Bedarf auf zirka 100 Liter Luft pro Minute an, und um die zu bekommen, müssen Sie etwa 60-mal einatmen. Wenn Sie atmen, dann sind daran viel mehr Muskeln beteiligt und diese arbeiten viel härter als Sie vielleicht denken – nicht nur Ihr 300 Gramm schweres, faustgroßes Herz.

Als Nächstes sprechen wir über Kraft und Biomechanik. Jeder Muskel, der mit Ihrem Brustkorb verbunden ist, kann Ihre Atmung beeinflussen. Die Einatemmuskeln weiten allesamt Brustkorb und Bauchhöhle, während die Ausatemmuskeln sie zusammendrücken. Wenn diese Muskeln stark sind und arbeiten, wie sie sollen, sind die Folgen für Sie ideal: Sie erhalten mit geringstmöglichem Aufwand die größtmögliche Menge Sauerstoff, was wiederum eine optimale Versorgung von Muskeln und Organen ermöglicht.

Eine Metaanalyse von 21 Studien, die Bahareh Haj Ghanbari mit seinem Team aus Wissenschaftlern 2013 an der University of Toronto durchgeführt hat, ergab, dass ein Kräftigen der Atemmuskulatur während des Trainings die Leistung in Ausdauersportarten wie Laufen, Schwimmen und Radfahren verbessert. Sie dokumentierte, dass die Kraft Ihrer Atmung unmittelbar damit zusammenhängt, wie weit Ihr Zwerchfell sich bewegen oder wie kraftvoll es sich zusammenziehen kann. Vereinfacht ausgedrückt: Mit einem stärkeren Zwerchfell können Sie einfacher mehr Luft einatmen.

2013 führte Dr. Mitch Lomax, ein Sportwissenschaftler der University of Portsmouth, eine Studie mit 14 Bergsteigern durch, die auf dem Weg zum 8485 Meter hohen Makalu, dem fünfthöchsten Berg der Welt, quer durch Nepal wanderten. Die eine Hälfte der Probanden hatte inspiratorisches Atemmuskeltraining (IMT) absolviert, bevor sie aufgebrochen waren, die andere Hälfte nicht. Als die Kletterer das Basislager auf 4877 Metern Höhe erreichten, ließen sich zwischen beiden Gruppen bereits deutliche Unterschiede hinsichtlich der arteriellen Sauerstoffsättigung feststellen. Bei denjenigen ohne Training der Atemmuskulatur befanden sich 20 Prozent weniger Sauerstoff im Blutkreislauf. Diejenigen, die im Vorfeld IMT absolviert hatten, waren dagegen nur 14 Prozent entsättigt, wie Lomax im *Journal of Sports Science & Medicine* berichtete.

Hände hoch oder vornüber lehnen?

Wenn Sie nach Luft schnappen müssen, sollten Sie sich vornüber lehnen. In einem Artikel im *Journal of the American College of Sports Medicine* erklärt die Wissenschaftlerin Joana Michaelson den Grund dafür: »Wenn Sie Ihre Hände auf die Knie stützen (oder sich irgendwo anlehnen), dann ist Ihr Zwerchfell für diesen Augenblick kein Posturalmuskel mehr und kann sich vollständig ausdehnen und zusammenziehen, mit dem einzigen Zweck Luft zu holen. Sich nach vorn zu lehnen hilft, den Körper zu entspannen, tiefer einzuatmen und Ihre Atmung zu verlangsamen.«

Wissenschaftler bezeichnen den Teil Ihres Gehirns, der kontinuierlich berechnet, welches Maß an Anstrengung für Ihren Körper noch sicher ist, als »Central Governor«, zu Deutsch etwa: Zentralregler. Die Theorie eines Central Governors wurde erstmals vom bereits erwähnten Sportwissenschaftler Archibald Vivian Hill vorgestellt und stieß dank der Arbeit von Tim Noakes (University of Cape Town in Südafrika) zuletzt auf neues Interesse. Noakes stellte die Hypothese auf, dass es sich dabei eher um eine schützende Emotion als um einen physiologischen Zustand handelt. Der »Zentralregler« passt Ihre Performance mithilfe verschiedener Signale an, darunter das Verhältnis von Sauerstoff und Kohlenstoffdioxid in Ihrem Blut und der Laktatwert in Ihren Muskeln. Sie können diese Anpassungen größtenteils nicht steuern. Es gibt allerdings zwei Möglichkeiten, sie teilweise in Ihrem Sinne zu manipulieren. Der harte Weg: Sie pushen sich selbst stärker und lernen, das unangenehme Gefühl zu tolerieren. Und der leichtere Weg: Sie trainieren Ihre primäre Atemmuskulatur, um sie zu kräftigen – so wie Sie es mit jedem anderen Muskel auch tun. Wenn Sie Ihre Atemmuskeln kräftigen, reduzieren Sie das Maß an Erschöpfung, das sich in Arm- und Beinmuskeln bemerkbar macht. Dadurch werden weniger Erschöpfungssignale zurück an Ihr Gehirn gemeldet, was dem Zentralregler signalisiert, weiterhin aktiv zu sein.

WIE ERHOLEN SIE SICH ZWISCHEN TRAININGSSÄTZEN?

Sie erholen sich zwischen Sprints oder Sätzen sowie von einem Tag zun nächsten. Im ersten Fall geht es darum, schnell wieder zu Atem zu kommen. Im zweiten darum, dass Ihr Körper nach dem Training heilt (und wächst). Die folgenden sieben Regeln sollten Sie dafür während Ihres Trainings beachten:

1. Atmen Sie horizontal.
2. Atmen Sie bei hoher Belastung gleichzeitig nasal und bukkal (durch Nase und Mund).
3. Schauen Sie hinaus in die Ferne.
4. Registrieren Sie den Augenblick, in dem Ihre leichte Panik in ein »Das wird schon wieder« umschlägt, und geben Sie diesem Wendepunkt einen Namen (oder eine Farbe oder Zahl), der zu Ihnen passt.
5. Statt weiter zu versuchen, Ihre Atemfrequenz runterzuzwingen, nehmen Sie zwei weitere tiefe Atemzüge.
6. Pausieren Sie beim Ausatmen und atmen Sie stets so lange wie möglich aus.
7. Wechseln Sie zur Nasenatmung, weiten Sie die Nasenlöcher und entspannen Sie Ihren Kiefer.

Ihre Geschichte

»Als CrossFitter ist die Zeit zwischen Sätzen kostbar für mich. Ich habe nachgezählt, wie viele Atemzüge ich üblicherweise brauche, um mich zu erholen. Dann habe ich mich dazu gezwungen, gute Atmung als horizontale Atmung neu zu definieren. Nun ist mir bewusst, dass die großen, wogenden Schulteratemzüge nur meine Herzfrequenz erhöhen und ich damit viel häufiger Luft holen muss, bis es mir wieder gut geht. Das war ein Gamechanger für mich.«

Michael A.

FAQ – Häufig gestellte Fragen

Sie haben erwähnt, dass einige Sportler inspiratorisches Atemmuskeltraining (IMT) absolvieren. Wie genau funktioniert das?
Theoretisch ist alles, was das Atmen erschwert, ein inspiratorisches Atemmuskeltraining, etwa das Atmen durch nur ein oder beide Nasenlöcher, einen Strohhalm, ein spezielles Mundstück oder eine Maske, die Ihre Luftzufuhr reduzieren. Aber Achtung, Folgendes ist wichtig: Wenn Sie vorher nicht Ihre Atemmechanik korrigieren, wird jede der genannten Methoden Ihre Atmung nur verschlechtern! Dann trainieren Sie nämlich die falschen Muskeln und fördern dadurch sogar einen falschen Atemstil. Ich empfehle gerne den O_2-Trainer, weil ich zuvor den Atem seines Erfinders Bas Rutten überprüft habe. Er hat einen Atem-IQ von 1+, versteht die Bedeutung der Unterleibsatmung und erklärt sie gern anderen.

Gibt es auch expiratorisches Atemmuskeltraining?
Über expiratorisches Atemmuskeltraining (EMT) wird kaum gesprochen, weil wir annehmen, dass Ausatmen bei allen wie eine Art automatischer Rückstoß erfolgt. Wenn Sie vertikal einatmen, werden Sie auch ganz furchtbar ausatmen. Rückstoßartiges Ausatmen ist einer der Gründe, warum es so viele falsch diagnostizierte und nicht ausreichend behandelte Fälle von Asthma und COPD gibt. Um an Ihrem Ausatem zu arbeiten, sollten Sie die pulsierende Atmung und Ballonübungen in Ihr Training einbauen, insbesondere wenn Sie durchschnittlich oder etwas kräftiger gebaut sind.

ÜBUNGEN

Blasebalgatmung

Die Blasebalgatmung (Bhastrika-Atmung) stammt aus dem Yoga und ahmt eigentlich die hohe Atemfrequenz nach, die Sie bei hoher Belastung haben. Weiten Sie den Körper beim Einatmen so stark wie möglich und ziehen Sie ihn beim anschließenden Ausatmen so weit wie

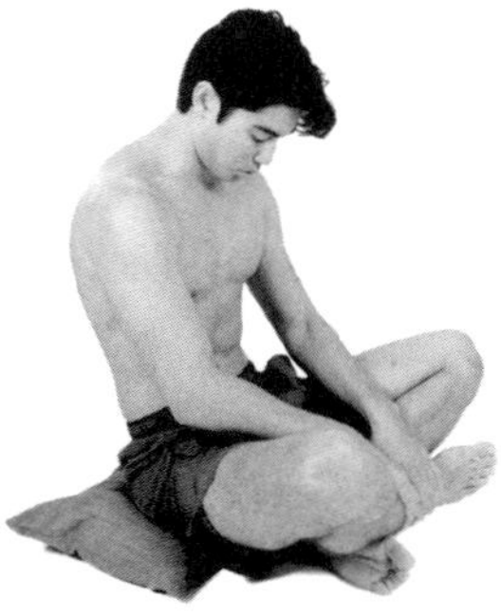
Ausatmen

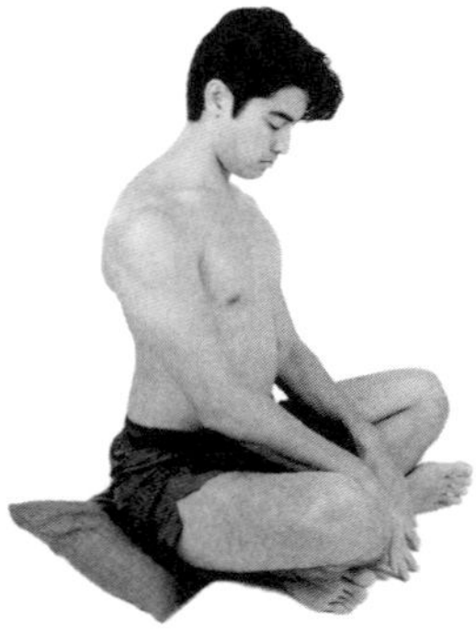
Einatmen

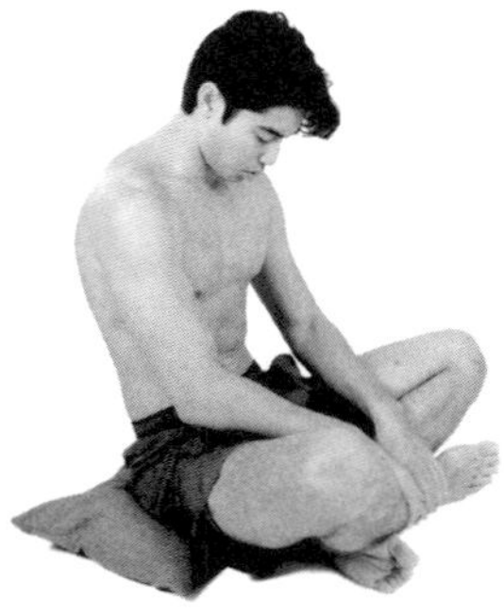
Ausatmen

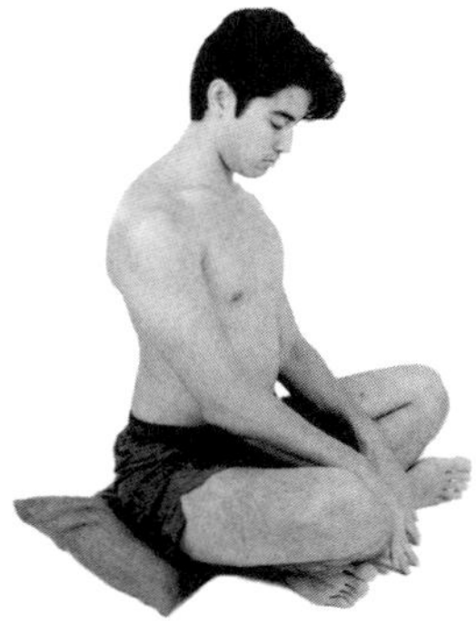
Einatmen

möglich zusammen. Anders als bei der pulsierenden Atmung dürfen Sie Ihren Körper dabei bewegen. Erhöhen Sie nun das Tempo, ohne an Weite beim Einatmen und Kontraktion beim Ausatmen zu verlieren.

Anfängerniveau

- 15 Sekunden Blasebalgatmung
- einmal normal einatmen, dann 15 Sekunden lang langsam ausatmen
- zwei aufeinanderfolgende Sätze
- Zeit: eine Minute

Fortgeschrittenenniveau

- 25 Sekunden Blasebalgatmung
- einmal normal einatmen, dann 25 Sekunden lang langsam ausatmen
- zwei bis vier aufeinanderfolgende Sätze

Profiniveau

- 45 Sekunden Blasebalgatmung
- einmal normal einatmen, dann 45 Sekunden lang langsam ausatmen
- ein bis fünf aufeinanderfolgende Sätze
- Zeitminimum: 90 Sekunden

Wo liegt Ihr Limit? Wie lange halten Sie durch, ohne dass die Qualität leidet? Wann die Erschöpfung eintritt, gibt Ihnen gesicherte Informationen darüber, wie stark Ihre Atemmuskeln bereits sind.

Fehler vermeiden
Wenn sich die Übung einfach einfühlt, dann machen Sie etwas falsch. Jedes Einatmen erfordert eine weite Ausdehnung und jedes Ausatmen eine starke Kontraktion. Denken Sie daran! Schließlich wollen Sie Ihre Muskeln trainieren. Gewiss könnten Sie auch nur halbe Atemzüge nehmen, aber das würde den eigentlichen Zweck der Übung verfehlen. Sie imitieren einen Blasebalg und sollten den Luftstrom beim Ein- und Ausatmen laut und deutlich hören. Viele sind beim Einatmen zu nachlässig.

Einatemmuskeltraining

Der O_2-Trainer, ein spezielles Mundstück aus Kunststoff, ist ein inspiratorischer Atemmuskeltrainer, der ihre Luftzufuhr einschränkt.*

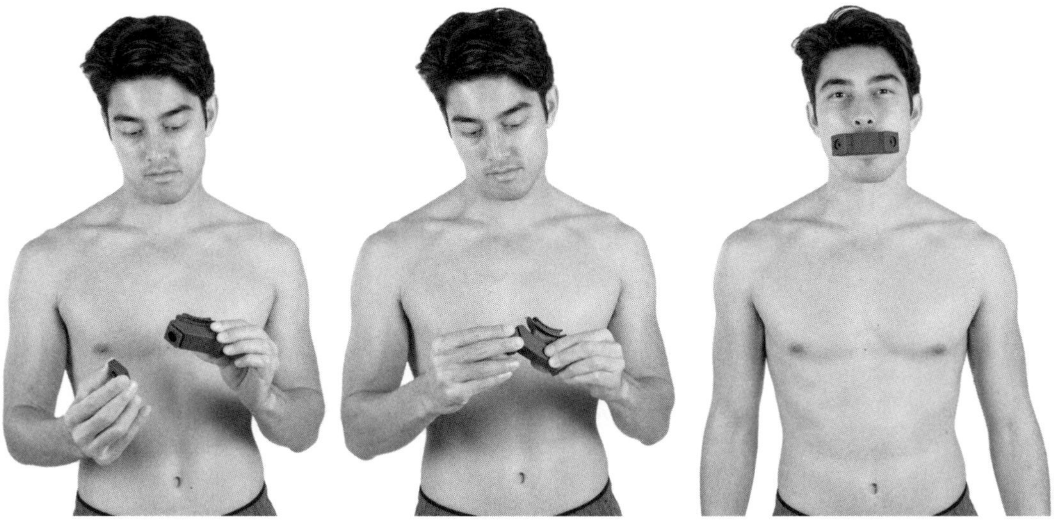

* Falls Sie wissen wollen, um wie viel genau, dann können Sie mithilfe des *POWERbreathe K Series*-Atemtrainers eine Nullmessung durchführen.

1. Probieren Sie aus, welcher Lochaufsatz für das Mundstück sich am besten für Sie anfühlt und wählen Sie das nächstgrößere Loch (also eine Stufe einfacher). Lassen Sie jemanden bei sich Maß nehmen, damit Ihr Bauchumfang beim Einatmen derselbe ist wie beim letzten Mal, als Sie ihn gemessen habe (Seite 53).

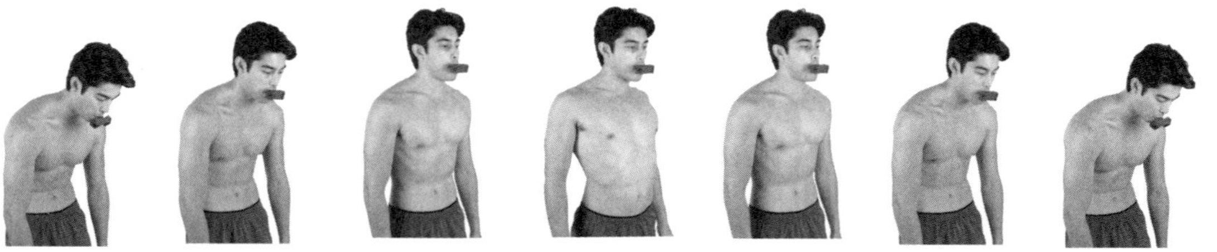

Ausatmen Einatmen Einatmen Einatmen Ausatmen Ausatmen Ausatmen

2. Notieren Sie sich, wie viele Atemzüge Sie nehmen können, bevor Sie Ihr Maximum erreichen (bevor sich also Ihre Messwerte beim Ein- und Ausatmen verschlechtern). Dies ist Ihr Ausgangswert, von dem aus Sie sich hocharbeiten sollten.

Alles falsch

Beobachten Sie mal Untrainierte beim Verwenden des O_2-Trainers. Sie wählen in der Regel eine zu schwere Einstellung, atmen mit der oberen Brust und ihre Atmung wird mehr und mehr von der Hilfsmuskulatur dominiert.

PRAXISTIPP

Übungen für Fortgeschrittene wären Side-Planks mit Blasebalgatmung auf Zeit oder die Verwendung eines O_2-Trainers beim Atmen in der Side-Plank.*

* Professor Stuart McGill ist unser Plank-Experte: www.backfitpro.com

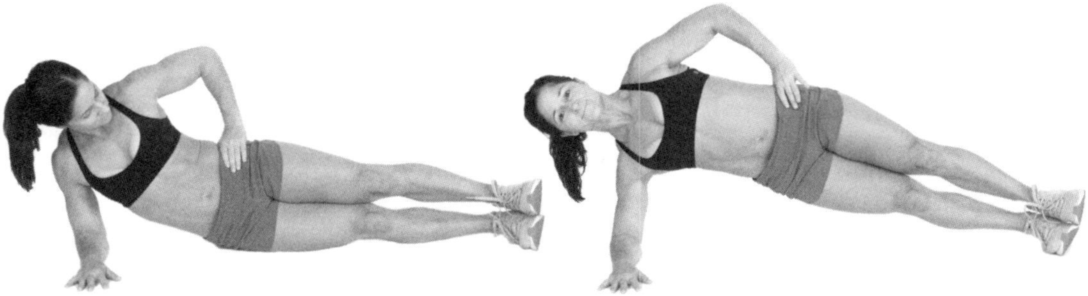

Ihr Zwerchfell aufwärmen

Dr. Leiter absolviert vor seinen Läufen einen Satz mit 25 Blasebalgatemzügen. »Wir haben noch keine Daten, die es belegen, aber ich merke, dass man sich sofort aufgewärmt fühlt, statt wie sonst darauf zu warten, in das Gefühl reinzufinden, mit dem eigenen Körper im Rhythmus zu sein.«*

Warm-up für die Atmung

»Die Trainingsleistung wird teilweise von der Funktionalität der Atemmuskulatur bestimmt. Diese Muskulatur zu trainieren, verbessert die Leistung bei gleichmäßigem Ausdauertraining. Unsere Daten deuten darauf hin, dass Atemmuskel-Warm-up (RMW, *Respiratory Muscle Warm-up*) die Leistungen in kurzen, hochintensiven Trainingseinheiten verbessert. Allerdings nur dann, wenn das RMW mit optimaler Intensität ausgeführt wird (etwa durch Einschränken der Luftzufuhr). Die optimale Einatemintensität zu finden (die von Mensch zu Mensch verschieden sein kann), ist das Wichtigste.«**

---

* Persönliche Korrespondenz vom 14. Mai 2018

** *Effects of Respiratory Muscle Warm-up on High-Intensity Exercise Performance.* Dr. Andy Galpin ist Experte darin, in einer digitalen Welt eine gesunde Balance zu schaffen. Er ist Professor im Center for Sport Performance der California State University, Fullerton und Co-Autor von *Unplugged: Evolve from Technology to Upgrade Your Fitness, Performance and Consciousness.* Galpin besitzt die Gabe, wissenschaftliche Konzepte spannend aufzubereiten (nämlich interessant zu lesen und leicht praktisch umsetzbar).

Ausatemmuskeltraining

Sie können nur so gut einatmen, wie Sie ausatmen. Nur wenige Atemmuskeltrainings konzentrieren sich auf das Ausatmen - unseres hingegen schon.

Die 30/30-Methode

Joe Rogan beschreibt diese Atemübung folgendermaßen: 30 Sekunden lang einatmen und das Ausatmen ebenfalls auf 30 Sekunden verlängern.

Übungen für längeres Ausatmen

1. Lassen Sie Ihren Atem zu einem stetigen Luftstrom werden und stoppen Sie die Zeit.
2. Beginnen Sie mit zehn Sekunden (5 Sekunden einatmen, 5 Sekunden ausatmen).
3. Schlagen Sie bei jedem weiteren Atemzug fünf Sekunden drauf, mit dem Ziel, irgendwann 60 Sekunden zu schaffen.

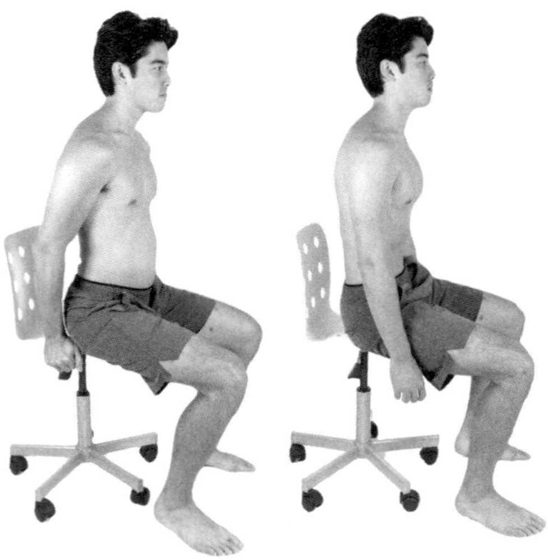

Pulsierende Atmung

Bei dieser Art der Atmung, die aus dem Yoga auch als *Kapalabhati* oder Feueratmung bekannt ist, handelt es sich um kurzes, scharfes Ausatmen, bei dem Sie Ihren Rücken nicht bewegen. Das Einatmen erfolgt passiv. Sportler schaffen im Schnitt 120 Pulsations am Stück, aber je mehr Sie schaffen, desto besser. Sie können dabei durch die Nase oder den Mund atmen.

Nachfolgend sehen Sie beispielhaft zwei Übungen, bei denen Exhale Pulsations genutzt werden.

HERABSCHAUENDER HUND

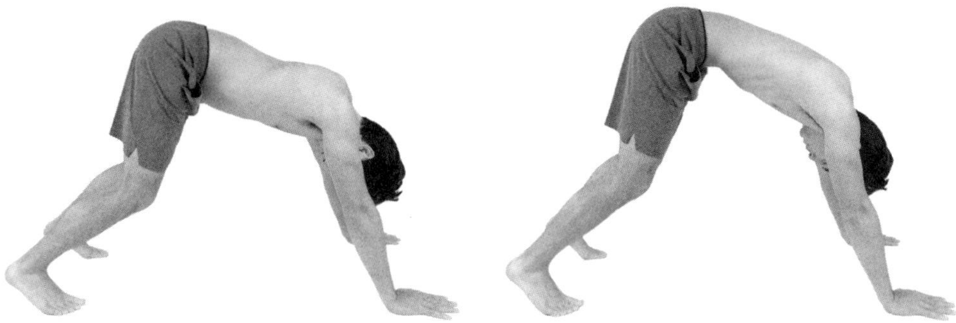

KATZENBUCKEL

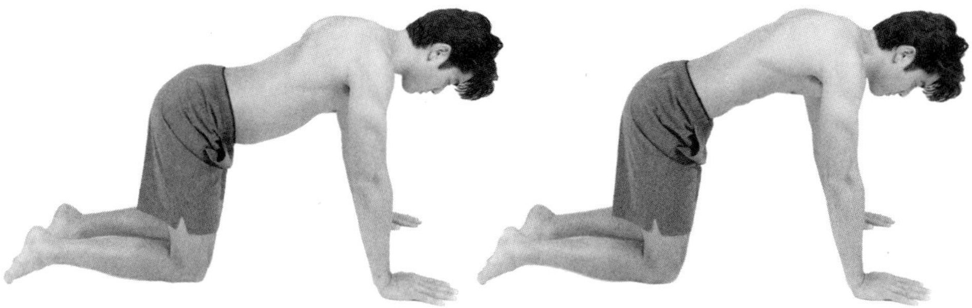

BALLONS AUFPUSTEN

Das beste Trainingsgerät für expiratorisches Atemmuskeltraining (EMT) überhaupt ist ein herkömmlicher Luftballon. Holen Sie so tief Luft, wie Sie können, und atmen Sie nur mit der Mitte Ihres Körpers aus. Sie können erst mit nur einem Ballon beginnen und sich später auf die fortgeschrittene Variante mit zwei Ballons steigern, einen in jeder Hand.

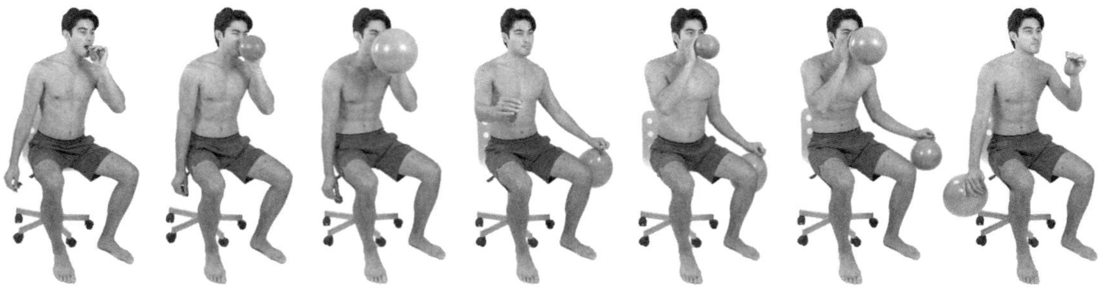

Fehler vermeiden

1. Entspannen Sie Gesicht, Hals und Schultern.
2. Wenn Ihnen schwindlig wird, dann liegt das häufig an unnötigem Druck in Ihrem Gesicht. Diese Übung sollte sich jederzeit wie eine Bauchübung anfühlen.
3. Achten Sie darauf, vom Rausdrücken der Luft (dem »Hollowing Out«) nicht ins Bracing zu verfallen. Bei Ersterem handelt es sich um gutes Ausatmen, bei Letzterem (einfaches Bracing nach unten) nicht. Wenn Sie nicht wachsam bleiben, werden Sie immer in gewohnte Muster zurückfallen.

Fordern Sie sich selbst heraus: Versuchen Sie, so viele Ballons wie möglich in einer so kurzen Zeit wie möglich schaffen. Sie müssen also tief Luft holen und dann kräftig ausatmen – und zwar zügig hintereinander.

Zwei wichtige Fragen, bevor Sie zum nächsten Kapitel fortschreiten

Bei all den Ausdauersportarten, über die wir hier sprechen, ist eine mechanisch korrekte, zirkumferenzielle beziehungsweise horizontale Atmung, bei der die Atemhilfsmuskeln nicht als primäre Atemmuskeln eingesetzt werden, die energieeffizientere. Sie ist per Definition eine tiefere Atmung, sodass Sie flexibler sind, was Ihren Rhythmus angeht. Ob Sie laufen, Rad fahren, rudern oder schwimmen, in Ausdauersportarten wird Ihre Bewegungsfrequenz von der Atmung beeinflusst – wenn nicht sogar diktiert. Die beiden Fragen, die Sie sich stellen sollten, lauten deshalb:

1. **Sind meine Atemzüge so tief wie möglich?**
   Vergessen Sie nicht, dass Sie bei einer ineffizienten Oberkörperatmung mehrere flache Atemzüge ausführen müssen, um einen effizienten zu ersetzen. Wenn Sie erschöpft sind und zu einem schnelleren Atemrhythmus wechseln müssen, dann sind Sie schnell im roten Bereich und das Ende naht.
2. **Sind meine fünf Kilogramm Atemmuskulatur stark genug?**
   Wann platzt bei mir endlich der Knoten, sodass ich mehr Ausdauer habe? Hier ist die Antwort: Nutzen Sie den größten Teil Ihrer Lunge (LOM) und sorgen Sie dafür, dass Ihre Muskeln trainiert und kräftig sind, so wie jeder andere Muskel in Ihrem Körper.

KAPITEL 10

WASSER, LAND UND LUFT: PRAKTISCHE TECHNIKEN FÜR RUDERN, SCHWIMMEN UND RADFAHREN

RUDERN IN DREI VERSCHIEDENEN DISZIPLINEN: KÜSTE, FLACHWASSER, LAND

Küste

Stellen Sie sich vor, Sie befinden sich in der Mitte des Atlantiks. Sie rudern seit 50 Tagen und hatten nur 85 Minuten Schlaf am Stück. Plötzlich trifft Ihr Ruder das Wasser nicht. Mathew Bennett, Kapitän von Team Essence,* erzählte mir, dass dieses »ins Leere schlagen«, zu dem es beim Küstenrudern kommt, die Knochen genauso durchrüttelt wie der Rückprall von einem Boxhieb, der nicht trifft. »Wenn ich ein Teammitglied ächzen oder schreien gehört habe, wusste ich, dass es wegen des Winkels, in dem das Boot stand, das Wasser nicht getroffen und sich selbst ins Gesicht und auf die Brust getroffen hat. Wenn das passiert, ringt Ihr Gehirn darum, so schnell wie möglich das Gleichgewicht wiederzufinden. Versuchen Sie in einem solchen Fall, sich auf Ihre Atmung zu konzentrieren, das dient der Stabilisierung.«**

Flachwasser

Flachwasserrudern ist ein lebendiges, dramatisches Schauspiel: Das Boot ähnelt einem atmenden Organismus, dessen Ein- und Ausatmen die Ruderer als Einheit ausführen. Dementsprechend wichtig ist es, dass die Ruderer im gleichen Takt rudern und atmen. Jeder Ruderer muss jeden Atemzug mit jedem Paddelschlag verbinden. Die zweifache Olympiasiegerin und Trainerin Erin Cafaro vergleicht das gern mit Marschieren beim Militär, wo Atmung und Schrittrhythmus ebenfalls miteinander synchronisiert sind. »Selbst vermeintlich kleine Details, etwa jemand, der hinter Ihnen sitzt und nicht im Takt atmet, sind sehr leicht wahrnehmbar und greifen störend über.« Welche tiefgreifende Motivation und synchronisierte Energie diese Gruppendynamik schafft, wird deutlich,

* Team Essence ruderte 2016 in 50 Tagen, 10 Stunden und 36 Minuten ohne Unterstützung quer durch den Atlantik, von Portugal nach Venezuela.

** Interview vom 10. Dezember 2018

sobald das Boot die Ziellinie überquert: Die Ruderer brechen schier zusammen und verfallen in heilloses Luftschnappen, um sich zu erholen.*

»Beim Rudern müssen Sie die explosive Kraft eines Football-Linebackers während der Zugphase mit der Cleverness eines Ninjas in der Erholungsphase (Freilauf) kombinieren. Sie dürfen in der Erholungsphase keine Spannung im Körper haben, nicht mal in den Füßen, sonst wird das Boot langsamer. Einer meiner Lieblingsratschläge als Trainerin lautet: Lassen Sie das Boot atmen. Das Boot bewegt sich in der Erholungsphase eines Ruderschlags am meisten – wenn Sie es zulassen. Sie nehmen nur wirklich Fahrt auf, wenn Sie loslassen, wenn Sie die Geduld und Fähigkeit besitzen, das Boot von Ihrem starken Einsatz des Durchzugs antreiben zu lassen. Das unterscheidet ein gutes Boot von einem großartigen«, erklärt Erin Cafaro.

Land

Paddle-Battle

So bezeichnet man es, wenn die Person neben Ihnen mit einem ähnlichen Rhythmus und Tempo wie Sie rudert und Sie sich im Sinne eines freundschaftlichen Wettkampfs ein Rennen liefern.

Die traditionelle Empfehlung für das Atmen auf einer Indoor-Rudermaschine (Ruderergometer) lautet wie folgt:

- Bei Rudern mit niedriger Intensität (ein Atemzug): Atmen Sie während des Durchzugs aus und stoßen Sie alle verbliebene Luft in der Endzugposition aus. Atmen Sie während der Erholungsphase bis zum Erreichen der Auslageposition ein.
- Bei Rudern mit hoher Intensität (zwei Atemzüge): Atmen Sie während Durchzug und Catch aus. Zwischen beiden Phasen geschehen kleine Atemzüge dann ganz natürlich.

* Persönliche Korrespondenz vom 12. November 2018

PRAXISTIPP

Messen Sie mit Rudern Ihre Ausdauer, indem Sie – bei ansonsten gleichbleibenden Messwerten – prüfen, bei exakt welcher Schlagfrequenz oder Intensität Sie von einem auf zwei Atemzüge wechseln müssen. Sobald Sie gezielt und dauerhaft auf horizontale Atmung umstellen und Ihre Atemmuskulatur stärken, werden Sie in den kommenden Tagen und Wochen Veränderungen feststellen. Notieren Sie unbedingt exakt Ihre Ausgangswerte und verfolgen Sie Ihre Fortschritte.

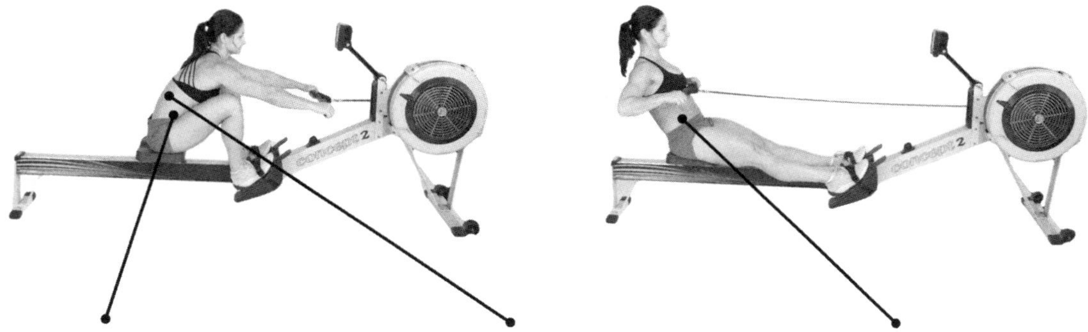

Wenn Sie während des Catchs einatmen, gewöhnen Sie sich an, zirkumferenziell und nicht nach vorn zu atmen, damit die Ausdehnung des Bauchs nicht Ihre Reichweite limitiert. Konzentrieren Sie sich beim Einatmen auf die Dehnung Ihrer Lats (großer Rückenmuskel) und darauf, den Atem nach unten in den Sitz zu leiten. Dadurch bekommen Sie nicht nur einen kraftvolleren Durchzug, sondern ein besseres Balancegefühl, falls Sie mal in ein richtiges Boot steigen!

Um eine korrekte Rückenhaltung zu wahren, müssen Sie in der Lage sein, die zirkumferenzielle 360-Grad-Atmung auszuführen. Falls Sie ein Vertikalatmer sind, verläuft Ihre Atmung abwärts, was eine krumme Haltung fördert. Bei einem horizontalen Atemzug ist Ihr Core dagegen die gesamte Zeit über aktiv und sorgt während Durchzug und Catch gleichermaßen für einen geraden Rücken.

In der zweiten Hälfte der Zugphase, wenn Ihre Lats kontrahieren, sollte es sich für Sie ganz natürlich anfühlen, auszuatmen, weil Ihre Arme angezogen und der Core anatomisch gestaucht werden und Ihre Beine mechanisch drücken. Spannen Sie in der Endzugposition Ihr Gesäß an, um Ihre korrekte Haltung zu stützen. So gelangen Sie auch leichter in den Freilauf und flüssig in den nächsten Schlag.

Rudern

1. Fassen Sie den Griff mit beiden Händen und strecken Sie Ihre Arme gerade nach vorn aus.
2. Drücken Sie gleichzeitig die Beine durch und Ihren Sitz zurück, während Sie mit gestreckten Armen den Griff festhalten.
3. Sobald Ihre Beine fast komplett gestreckt sind, lehnen Sie sich zurück, schieben Sie die Hüfte nach vorn und bringen Sie den Griff zum Körper, indem Sie Ihre Ellenbogen anwinkeln und an Ihre Seiten ziehen.
4. Strecken Sie Ihre Arme auf Höhe des Bauchnabels aus.
5. Neigen Sie sich mit geradem Rücken aus der Hüfte heraus nach vorn, bis Ihre Schultern sich etwas vor der Hüfte befinden.
6. Lockern Sie die Knie und lassen Sie Ihren Sitz auf der Schiene wieder nach vorn fahren. Sie sollten in derselben Position ankommen, in der Sie begonnen haben.

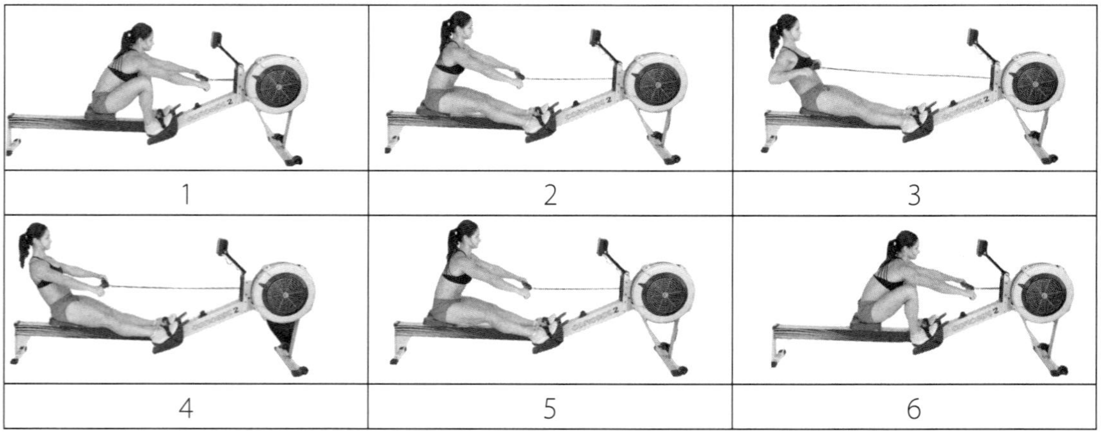

Atemtechnik

1. Atmen Sie ein und fühlen Sie, wie Ihr Rücken und Ihre Seiten sich in der Auslageposition ausdehnen.
2. Atmen Sie während des Durchzugs aus und drücken Sie dabei Ihre Beine durch (Teil 1).
3. Atmen Sie weiter aus, während Sie Ihre Arme zum Körper ziehen, bis Sie in der Endzugposition sind (Teil 2).

4. Atmen Sie mit gestreckten Armen ein, um die Erholungsphase zu beginnen.
5. Atmen Sie während der Erholungsphase weiterhin ein (beginnen Sie bei hoher Intensität einen zusätzlichen Atemdurchgang).
6. Atmen Sie in der Auslageposition ein und fühlen Sie, wie Ihr Rücken und Ihre Seiten sich ausdehnen.

Hinweis
Sobald Sie spüren können, wie sich Ihre Atmung zu den Seiten und sogar zum Rücken hin ausdehnt, sollte Ihre Reichweite durchs Atmen nicht mehr eingeschränkt werden. Achten Sie darauf, wann Sie auf Mundatmung oder auf zwei Atemzüge pro Ruderschlag wechseln müssen. An der Verschiebung dieses Werts können Sie Ihren Fortschritt ablesen.

Fehler vermeiden
Die Atmung erfolgt nicht passgenau zu den Auslage- und Endzugpositionen. Achten Sie darauf, ob Ihre Einatmung über die Auslageposition hinaus andauert, also wenn Sie schon beginnen, die Beine für den Durchzug durchzudrücken. Oder ob Sie einen zusätzlichen Atemzug benötigen, wenn Sie während der Erholungsphase mit dem Sitz wieder nach vorn fahren. Sobald Sie Ihre Schlagfrequenz und Intensität erhöhen, wird Ihre Atmung flüssiger und passt mitunter nicht immer exakt auf Auslage- und Endzugposition.

FAQ – Häufig gestellte Fragen

Sollte das Ausatmen nicht eigentlich entspannend sein?
Ja, wenn Sie mit Ihrem oder Ihrer Liebsten und einem Picknickkorb heiter auf einem See paddeln. Wenn Sie allerdings im Fitnessstudio Vollgas geben wollen, dann nicht. Dann sollten Sie aggressiv ein- und ausatmen.

Hinweis:
Auf die Bremse treten! Was passiert mit Ihrer Atmung beim Bewegungs- und Richtungswechsel von Auslageposition zu Durchzug? Manche Bewegungen sind harmonisch und folgen einem Pendelrhythmus.

Andere (zum Beispiel Freerunning oder Parkour) erfordern Pausen, in denen Sie das Ausatmen als einen eingebauten Stoßdämpfer einsetzen. Beim Abfahrtsski atmen Sie mitunter am Scheitelpunkt einer scharfen Kurve aus und hören sich dabei vielleicht sogar stöhnen. Eine ganz andere Herausforderung stellen dynamische, nicht vorhersehbare Bewegungen dar, wie beim Mountain- oder Trail-Biking, wo Ihr Core nicht nur den Körper, sondern auch das Momentum des Fahrrads kontrollieren muss.

> Obwohl aus anatomischer Sicht das Ausatmen entspannter ist, weil Ihre Herzfrequenz dabei leicht sinkt, muss eigentlich Ihr unterer Brustkorb für effektives Einatmen entspannt sein und lockerlassen.

Teufelskreis

Wenn Sie zu einer schnelleren Atmung wechseln – beim Laufen, Schwimmen, Radfahren oder Rudern –, dann verbrauchen Sie mehr Energie. Ist die Atmung nicht effizient (= A-IQ mit Note 1*), dann verbrauchen Sie damit mehr Energie als Sie produzieren. Eine schnellere Atmung fühlt sich erst einmal gut an, der gefühlte Energiezugewinn verliert sich aber irgendwann, und dann geht Ihnen die Puste erneut aus. Ihr Ziel muss es deshalb sein, effizient zu atmen und Ihre Atemmuskulatur zu trainieren, die Haupt- statt der Hilfsmuskeln einzusetzen. Denken Sie daran, dass stärkere Atemmuskeln weniger Sauerstoff benötigen. So können Sie länger eine niedrige Atemfrequenz beibehalten und fühlen sich auch bei einer höheren Frequenz länger fit. Kurzum: Sie werden sich fühlen, als wäre Ihr Akku voller. Die umfangreichen Forschungen zum inspiratorischen Atemmuskeltraining erklären all das mit wissenschaftlichen Fachausdrücken. Wir haben die wesentlichen Informationen herausgefiltert und empfehlen Ihnen zusätzlich expiratorisches Atemmuskeltraining.

* Sobald Sie einen »Einser«-A-IQ haben, schauen Sie bei www.shiftstate.io vorbei. Dort gibt es die Atem-App, die ich liebe.

Ihre Geschichten

»Ich war zwei Wochen im Ausland und absolvierte gewissenhaft meine Atemübungen, weil ich meine Kondition nicht verlieren wollte. Das hat funktioniert. Und als ich zu Hause wieder auf das Rudergerät stieg, habe ich beim ersten Mal die Geräte gewechselt, weil ich dachte, meins sei falsch kalibriert.«

Mattie L.

»Ich nutze ein Rudererergometer mit der Standarddistanz von 500 bis 2000 Metern als Bestandteil meines Intervalltrainings und behalte dabei Wattzahl und Zeit im Auge. Beim Einatmen nehme ich eigentlich nur kleine Züge, keine vollen. Dafür atme ich tief und spürbar aus.«

Jennifer T.

»Nachdem ich verschiedene Arten zu atmen ausprobiert habe, ist mir klargeworden, dass ich am besten mit zählen klarkomme. Beim Einatmen in der Auslageposition zähle ich bis zwei, und wenn ich mit den Beinen drücke und ausatme, nur bis eins (dass dieser Teil als ›Durchzug‹ bezeichnet wird, verwirrt nur zusätzlich). So atme ich langsamer ein als aus.«

Phillip M.

»Wenn ich beim Intervalltraining das erste Mal auf dem Rudergerät sitze, weiß ich, dass ich einen Atemzug pro Ruderschlag beibehalten kann. Beim zweiten Mal weiß ich, dass ich bereits etwas erschöpft bin und zweimal ein- und ausatmen muss, um nicht langsamer zu werden. Man muss sowohl beim Ein- als auch beim Ausatmen alles geben. Das Ausatmen ist dazu da, wieder zum Einatmen zurückzukommen und nicht, um sich auszuruhen. Wenn man Tempo macht, hilft die Kontraktion beim Ausatmen, schneller wieder zum Einatmen zu kommen.«

Cody S.

> »Anfangs hielt ich einen Atemzug pro Schlag nur eine Minute lang durch. Als meine Atemmuskeln stärker wurden, habe ich von Mal zu Mal länger durchgehalten, bevor ich auf zwei Atemzüge pro Schlag wechseln musste.«
>
> Alicia B.

GÄNGE NUTZEN

Solange Sie ausschließlich durch die Nase atmen, können Sie in niedrigem bis moderatem Tempo trainieren. Das eignet sich perfekt, um eine aerobe Grundlage zu schaffen, also für Aktivitäten wie Laufen, Rudern oder Radfahren. Werden Ihre Aktivitäten intensiver (also anaerober), atmen Sie auch mehr durch den Mund. »Indem Sie diese Gänge lernen, lernen Sie eigentlich, Trainingsintensität zu verstehen und damit umzugehen«, erklärt Brian Mackenzie, der Erfinder des »The Art of Breath«-Programms.* Das Konzept der Gänge ist absolut genial, weil es Körperbewusstsein für etwas schafft, das bislang dem Zufall überlassen wurde.

Die fünf Gänge

1. Erster Gang: trainiert Kadenz 1a
   > gleichmäßige Atmung: nasal ein und nasal aus → niedrig aerob
2. Zweiter Gang: trainiert Super-Ventilation 1
   > kraftvolle Atmung: nasal ein und nasal aus → hoch aerob
3. Dritter Gang: trainiert Blasebalgatmung
   > kraftvolle Atmung: nasal ein und nasal aus → anaerobe Schwelle (Übergang)
4. Vierter Gang: trainiert Super-Ventilation 2
   > Atmung: nasal ein und durch den Mund aus → niedrig anaerob
5. Fünfter Gang: trainiert Super-Ventilation 3
   > Atmung: durch den Mund ein und aus → hoch anaerob

---

* Interview mit Brian MacKenzie vom 2. Februar 2019

» Je effizienter Ihre Atmung ist, umso länger können Sie Ihre Sequenz fortführen. Fragen Sie sich: »Wie kann ich mit meinen kurzen Atempausen und mit dem Rauslassen des Atems bewusster sein? Dies führt zu einer perfekten Kombination aus Spannung und Geschmeidigkeit. Atmung ist eine innere Bewegung, bei der Sie ganz besonders achtsam sein müssen. Wenn Sie eins werden mit Ihrer Kettlebell, erlaubt Ihre Atmung Ihnen, dynamischer zu sein und einen Flow zu erreichen. Ihre isometrischen Halteübungen werden so zu inneren dynamischen Bewegungen, in deren flüssiger Ausführung Sie aufgehen.*

Marcus Martinez, Kettlebell-Experte

DER GEGENTEILIGE RAT: TRADITIONELLE ODER UMGEKEHRTE ATMUNG BEIM RUDERN?

Wenn Sie rudern, atmen Sie dann beim Abdrücken während des Durchzugs ein? Oder atmen Sie aus?

Eigentlich sollte man beim Rudern in der Auslageposition ein- und beim Durchzug ausatmen (Regel: Ausatmen in die Anstrengung). Es gibt jedoch Experten, die das Gegenteil raten: in der Auslageposition aus- und beim Durchzug einatmen (Regel: Ausatmen beim Zusammenziehen, Vornüberbeugen des Körpers und beim Anziehen der Beine an den Rumpf). Die umgekehrte, vertauschte Atmung wird auch von einigen Kettlebell-Experten bevorzugt, die in der Aufschwungphase des Swings einatmen, um dadurch mehr Ausdauer zu haben.

Xeno Müller, der Gold und Silber bei den Olympischen Spielen geholt hat und Trainer bei Elite Rowing Coach ist, gehört zu den Verfechtern der umgekehrten Atmung. »Beim Ausatmen kommt es zur völligen Entspannung [...] Sobald die Beschleunigung größer wird und der Oberkörper sich mit dem Schwung streckt, füllt die Lunge sich mit Luft und sorgt für eine starke Endposition.[1]

* Interview mit Marcus Martinez, Gründer von Living.Fit, vom 30. März 2019

Nicht »oder«, sondern »und«

Bergsteiger lernen, gleichzeitig durch Nase und Mund einzuatmen und dabei auch die Nasenlöcher zu weiten. Ihre Zunge ist der Schalter, der bestimmt, ob Ihre Atmung entweder komplett nasal oder oral erfolgt. Bleibt sie in neutraler Position und Ihr Mund offen, führt dies zu einer oralnasalen Atmung. Mit diesem Kniff können Sie Luft durch beide Öffnungen rein- und raustransportieren.

Marc Monplaisir, Experte für die Skullens genannte Rudertechnik im Ever Green Boat Club New Jersey, stimmt Xeno zu und ergänzt, dass man zwei bis fünf Zentimeter Schlaglänge verliert, wenn der Körper im Zustand maximaler Kompression (angezogene Beine, vornübergebeugt) ausgedehnt und voller Luft ist. »Wenn Sie in der Auslageposition ausatmen, sind Sie völlig entspannt und gestreckt, sodass Sie noch den einen oder anderen Zentimeter mehr rausholen können.«[2] Die zweifache Olympiasiegerin Erin Cafaro verteidigt dagegen die traditionelle Atmung: »In der Auslageposition sind unser Kraftpotenzial und unsere Stabilität am größten. Wenn Sie mit einer tiefen Zwerchfellatmung in diese Position hineinkommen, fungiert Ihre Core-Muskulatur wie ein Gewichtrhebergürtel, der Ihre Wirbelsäule und Ihr Nervensystem unterstützt und all Ihre Systeme darauf vorbereitet, dass Sie sich beim Durchzug so stark wie möglich abdrücken. Eine höhere Kompression oder größere Schlaglänge dürfen keine Entschuldigung dafür sein, die Gesundheit Ihrer Wirbelsäule aufs Spiel zu setzen oder Kraftreserven zu verschenken.«*

Was hat sich natürlicher angefühlt? Und noch wichtiger: Wann fühlte sich ihre Wirbelsäule besser gestützt an? Anschließend folgen etwas differenziertere Fragen: Welche Auswirkungen hatte das Umstellen der Atmung auf Ihre Technik, Zeit und Ihre Schlagfrequenz? Welche Bewegungsabläufe sind dem Rudern ähnlich, und wie atmen wir dort? Ist es sinnvoll, die Bewegung mit beiden Atemstilen zu beherrschen, um im Rhythmus flexibel zu sein?

---

* Persönliche Korrespondenz vom 12. November 2018

PRAXISTIPP

Atmung umkehren beim Rudern

1. Nehmen Sie 20 traditionelle Atemzüge.
2. Nehmen Sie 20 umgekehrte Atemzüge.
3. Machen Sie eine kurze Pause, dann wiederholen Sie das Ganze. Beginnen Sie dieses Mal mit den umgekehrten Atemzügen.

Bei einigen Bewegungen ist die Aufteilung klar: Einige sind mechanisch, andere klar anatomisch, wieder andere beginnen mit anatomischer Atmung und wechseln, sobald sie schwerer werden, zur mechanischen.

Beim Rudern wird aufgrund der abwechselnden Kraft- und Erholungsphasen und der niedrigeren Kadenz eher eine integrative Atmung genutzt als in anderen Ausdauersportarten, wie etwa Laufen. Der Ruderschlag ist eine gleichermaßen flüssige wie krafterzeugende Bewegung, die sowohl das Bracing der mechanischen Atmung als auch die Gleichmäßigkeit der anatomischen Atmung erlaubt.

Egal, ob Sie beim Rudern lieber in der Auslage- oder in der Endzugbewegung einatmen, am wichtigsten ist, dass Sie sich stets Ihrer Körperspannung und Ihres Atemrhythmus bewusst sind. Für den Moment genügt es zu wissen, welche Variante Sie gerade nutzen. Verfallen Sie nicht in einen Atemstil, der Ihre Wirbelsäule nicht stützt, wenn es nötig ist, und halten Sie nicht die Luft an, wenn es nicht nötig ist.

Machen Sie den Test

Wie lange können Sie eine 1 : 1-Atmung aufrechterhalten? Wie lange schaffen Sie es, nasal zu atmen? Experimentieren Sie ein wenig, um herauszufinden, was nur eine Angewohnheit ist, was logisch und physiologisch Sinn ergibt und wie Sie sich selbst auf neue Art fordern können.

SCHWIMMEN

Schwimmen ist ein interessantes Beispiel dafür, wie Atmung Bewegung beeinflusst, statt einfach nur parallel abzulaufen oder sie sogar völlig zu ignorieren. Effizienz und Kontrolle Ihrer Atmung ist beim Schwimmen extrem wichtig, weil davon Ihr Erfolg abhängt. Schwimmen ist quasi atmen mit angehängter Bewegung. Da können Sie sich nicht einfach durchpowern. Wenn Sie beim Schwimmen aufgrund mangelnder Besonnenheit völlig willkürlich atmen, dann werden Sie in Panik verfallen, lange bevor der Beckenrand oder das Ufer in Reichweite sind.

Wenn Sie erst als Erwachsener mit Schwimmen beginnen oder nach einer Verletzung wieder damit anfangen, weil es sich um eine gelenkschonende Sportart handelt, dann werden Sie schnell merken, dass Fortschritte mehr von der Kontrolle Ihrer Atmung als von der Koordination und Stärkung Ihrer Arme und Beine abhängen. Behalten Sie Folgendes im Sinn:

1. Auf der Flexibilität Ihres Brustkorbs sollte der Hauptfokus Ihres Atemtrainings liegen, weil von der seitlichen Expansion Ihrer Rippen abhängt, wie viel Sie einatmen können.
2. Sie atmen nie komplett ein oder aus, sondern inhalieren nur Luftportionen. Sie müssen in der Lage sein, sich an dieses Gefühl zu gewöhnen.
3. Sie müssen schnell ein- und kontrolliert ausatmen. Beides hängt von der Kraft und Koordination Ihrer Atemmuskulatur ab. Zum Einatmen benötigen Sie ein starkes Zwerchfell (um schnell Luft einzusaugen), zum Ausatmen starke Zwischenrippen- und schräge Bauchmuskeln (um das Herausdrücken der Atemluft zu kontrollieren).

Meerjungfrauen und Unterwassershows

1946 besuchte Newton Perry – ein ehemaliges Mitglied der US-Navy, der SEALs im Zweiten Weltkrieg beibrachte, unter Wasser zu schwimmen – den Ort Weeki Wachee Springs in Florida und beschloss, dort eine kleine Meerjungfrauenschule zu eröffnen.
Springen wir in den August 2012: Dank der Mermaid Kat Academy kann inzwischen jeder lernen, wie eine Meerjungfrau zu schwimmen. Kurz darauf eröffnete die Philippine Mermaid Swimming Academy und eine Vielzahl weiterer Meerjungfrauenschulen rund um den Globus. Sie glauben, es sei einfach, eine Meerjungfrau zu sein? Dann versuchen Sie mal, unter Wasser eine Banane zu essen und zu lächeln, während Sie einen sieben Kilogramm schweren Meerjungfrauenanzug tragen und Ihre Füße in einer Schwanzprothese gefangen sind. In letzter Zeit ist Pooltraining stark im Kommen. Die meisten denken dabei sofort an Ammo Carries, also das Halten einer Kurzhantel beim Schwimmen. Doch auch das sogenannte Mermaiding ist hart, und die Unterwasserschönheiten, die diesen Sport betreiben, sind absolute Profis darin, lange die Luft anzuhalten.

Wie Sie kleine Luftportionen einatmen

1. Atmen Sie durch die Mundwinkel. Drehen Sie sich nicht so weit ein, dass Ihr Mund komplett aus dem Wasser ragt, ein Drittel genügt. Schnappen Sie einfach einen »kleinen Happen« Luft mit Ihrem Mundwinkel. Atmen Sie zur Seite aus, nicht wenn Ihr Gesicht direkt nach unten zeigt.
2. Beim Kraulen zu atmen, ist das genaue Gegenteil vom Atmen an Land, denn Sie atmen durch den Mund ein und durch die Nase aus. Dies ist einer der Gründe, warum Kraulen sich für Anfänger zu Beginn merkwürdig anfühlt.
3. Beim Schwimmen haben Sie nicht den Luxus eines rundum befriedigenden kompletten Ein- und Ausatmens. Tatsächlich kann sich beides sogar überlagern - ähnlich wie bei der Kreisatmung beim australischen Blasinstrument Didgeridoo.

Stew Smith, ein Absolvent der US Naval Academy, früherer Leutnant der Navy SEALs und Autor mehrerer Fitness- und Selbstverteidigungsbücher, ist einer der gefragtesten Experten für Spezialkräftetraining, insbesondere für Pool-Workouts.

Der größte Fehler ist ein Zuviel an Körperbewegung. Übermäßiges Strampeln und der unnötige Einsatz großer Muskelgruppen verbrauchen viel zu viel Sauerstoff. Hinzu kommt oft die falsche Technik: Manche Leute atmen nicht unter Wasser aus, beim Auftauchen ist aber nicht genug Zeit, um ein- und auch noch auszuatmen. Wenn Ihr Kopf nach oben kommt, sollten Sie ausschließlich einatmen. Seien Sie keine Schaukel, sondern ein Schraubenschlüssel. Drehen Sie sich während Ihrer Schwimmzüge zum Luftholen entlang der geraden Wirbelsäule ein und wippen Sie nicht nach oben ins Hohlkreuz, denn wenn Sie das tun, sinken Ihre Füße ab und Sie treten nur Wasser.*

Training im Pool

Laird Hamilton und Gabrielle Reece haben Pool-Workouts mit ihrer Erfindung XPT® (Extreme Performance Training) populär gemacht und so frischen Wind in die ansonsten faden Routinen der üblichen Fitnessstudio-Einheiten gebracht. Meine Lieblingsübung im Pool sind Sprungkniebeugen, die Sie im flachen Wasser ohne Gewicht und im tieferen Bereich des Pools mit einer Hantel in jeder Hand oder mit einer Kettlebell ausführen können.

Wenn Sie sich gehetzt fühlen, dann liegt das daran, dass Sie das Ausatmen nicht korrekt timen und Ihnen wichtige Zeit zum Einatmen fehlt. Teil des Trainings ist daher, das richtige Timing zu finden und Ihre Zunge als Weichensteller zwischen Ein- und Ausatmen zu nutzen. Janet Evans, dreifache Olympionikin, Gewinnerin von vier Goldmedaillen im Einzelwettbewerb und Autorin von *Total Swimming*, beschreibt, wie

* Interview vom 10. Dezember 2018. Sehen Sie selbst, wie sich seine Präzision nach einer Stunde in eiskaltem Wasser verbessert: http://www.stewsmith.com/linkpages/hypothermia.htm.

sie immer wieder mit Kopf und Körper untertaucht, dabei Luft aus der Nase ausstößt und, noch bevor sie wieder auftaucht, ihre Lunge blubbernd leert, um diesen Prozess zu verinnerlichen. Bevor Sie in den Pool steigen, können Sie auch zunächst Luft durch einen Strohhalm gleichmäßig in ein Wasserglas blasen, ohne dass es spritzt. »Zu lernen, langsam und kontrolliert auszuatmen, war eine Qual, aber hat süchtig gemacht. Es ging dabei überhaupt nicht darum, die Luft anzuhalten, sondern die Luftbläschen so zu kontrollieren, dass sie einen stetigen Strom bilden - und das war sogar noch viel schwerer«, erinnert sie sich.

PRAXISTIPP

Trainieren Sie Ihre Ausatemmuskulatur durch schnelle Bewegungen (zum Beispiel bei der pulsierenden Ausatmung und indem Sie das Ausatmen richtig timen und kontinuierlich verlängern. Können Sie einen konstanten Luftstrom 30 Sekunden lang halten? 45? 60? Wie steht es um Ihr Timing? Wenn Sie Ihre gewünschte Länge erreicht haben, ist dann noch Luft übrig oder müssen Sie den Atem anhalten, weil nichts mehr zum Ausatmen da ist? Bei einer Sportart wie Schwimmen machen diese scheinbar winzigen Details den Unterschied zwischen einem fortgeschrittenen Atmer und einem Profi aus.

Ihre Geschichte

»Ich habe wieder mit Schwimmen angefangen, weil ich verletzt war und mein Physiotherapeut mir dazu geraten hat. Anfangs habe ich mich ordentlich abgestrampelt, das war echt erschöpfend. Nachdem ich meine Fehler analysiert hatte und begriff, dass meine Atmung meinen Auftrieb und mein Tempo bestimmte, ergab sich der Rest fast von selbst. Das wilde Strampeln war Vergangenheit, und ich versuchte mich nicht mehr durchzupowern, wie ich es an Land immer tue.«

Liam C.

RADFAHREN

Der wichtige Zusammenhang zwischen Sauerstoff und Energie wurde an Radfahrern ausgiebig untersucht. Dadurch war Radsport eine der ersten Disziplinen, in denen inspiratorische Atemmuskel-Workouts ins Training aufgenommen wurden. Mechanisch bedeutet effizientes Atmen für einen Radfahrer überwiegend laterale und Rückenatmung, weil der vordere Teil des Körpers in einer vorgebeugten Haltung auch für die Stabilisierung sorgt. Wie beim Rudern, hat auch hier die Art von Radsport, die Sie betreiben, einen enormen Einfluss auf die optimale Art der Atmung: ob off-road oder auf Asphalt, ob Sie sich mit anderen Radsportlern messen oder auf Zeit fahren, ob Sie sich mit besserem Gleichgewicht auf einem Assault-Bike oder in einem Spinning-Kurs befinden.

PRAXISTIPP

Steigen Sie auf ein Fahrradergometer und behalten Sie die folgenden drei Punkte im Sinn:

1. Verglichen mit Rudern gibt es hier keine Erholungsphase. Zu lernen, sich Ihre Kraft einzuteilen, ist daher extrem wichtig, weil es nicht zwingend Teil der Übung ist.
2. Achten Sie darauf, welches Ihr starkes Bein ist. Es ist dasjenige, das den Takt angibt. Selbst wenn Sie richtig aufdrehen, ist ein Bein immer dominanter als das andere. Um dem entgegenzuwirken, sollten Sie den Taktgeber wechseln, also Ihre Aufmerksamkeit dem nichtdominanten Bein zuwenden, sobald Sie sich erschöpft fühlen oder unkonzentriert werden.
3. Spüren Sie, wie viel weniger verkrampft Sie auf einem Fahrradergometer sitzen und wie viel leichter es Ihnen deshalb fällt, mit dem unteren Brustkorb und Bauch zu atmen. Auf Straßen und Trails behindert ein Bracing des Körpers die expansive abdominothorakale Atmung. Indem Sie an der Ausdehnung Ihrer Seiten und Ihres Rückens arbeiten, werden Sie weiterhin effizient atmen, was einen spürbaren Einfluss auf Ihr Energieniveau haben wird.

Assault-Bike

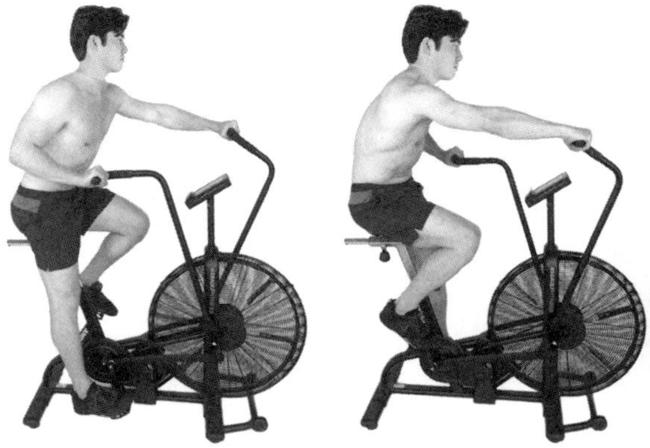

Unterstellen wir einmal, rechts sei Ihr starkes Bein. Dann wechseln Sie auf Ihr linkes! Richten Sie Ihre Aufmerksamkeit auf Ihr linkes Bein und lehnen Sie sich etwas mehr darauf. Konzentrieren Sie sich dann zunächst auf Ihren rechten Arm, dann auf den linken. »Treten« Sie schließlich gleichzeitig mit dem jeweils gegenüberliegenden Arm und Bein. Atmen Sie bei jedem »Tritt« aus. Wenn Sie in der Lage sind, in unterschiedlichen Situationen und Positionen zu atmen, haben Sie insgesamt mehr Kontrolle über Ihren Sport. Solche Bewegungen mit entgegengesetzten Extremitäten sind außerdem eine gute Übung fürs Gehirn.

Treppenlaufen mit Tempo

Feuerwehrmann Jimmy Lopez, Gründer, Besitzer und Geschäftsführer des Monkey Bar Gym in New York, ist über die Jahre Millionen von Treppen gestiegen. In einem Interview erzählte er mir: »In unserer Ausrüstung rennen wir die Treppen nicht nach oben. Unser Job beginnt ja erst, wenn wir auf der brennenden Etage angekommen sind. Da wäre es kontraproduktiv für unsere Arbeit bei der Feuerbekämpfung, wenn wir uns vorher auf der Treppe schon völlig verausgaben würden. Wir müssen unsere Kräfte einteilen, damit wir noch arbeiten können, wenn wir oben angekommen sind. Ich achte darauf, nicht ausschließlich durch den Mund zu atmen. Ähnlich wie beim Laufen mit hohem Tempo atme ich ab und an nasal ein, was mein Tempo reguliert. Ich achte darauf, gut wieder auszuatmen und nach einer bestimmten Anzahl Atemzüge atme ich richtig druckvoll aus. Außerdem verwende ich alles, was ich bei mir habe oder greifen kann, zu meiner Hilfe und Erleichterung, etwa einen Handlauf, an dem ich mich hochziehen, oder eine Brechstange, die ich wie einen Wanderstock benutzen kann.«

AUSDAUER UND ATEMTRAINING FÜR EXTREMSITUATIONEN

Bislang ging es im Atemtraining von Feuerwehrleuten vor allem um die Situationen, in denen sie eine Sauerstoffmaske tragen, wie sie dann ruhig bleiben und Sauerstoff sparen können. Echte Tipps gab es wenige, etwa das sogenannte *Skip Breathing*, bei dem sie bewusst in kurzen Abständen den Atem anhalten, um die Atemfrequenz zu verringern oder das *Reilly Breathing*, bei dem sie während des Ausatmens summen, um ihren Sauerstofftank zu schonen. Einer der größten Stressoren für Feuerwehrleute ist, wenn der Alarm ihres Atemschutzgeräts ertönt, weil die Luft langsam zur Neige geht, während sie gerade einen Ausweg aus einem stockdunklen Zimmer suchen oder in einem beengten Raum in Panik geraten. Jeder Feuerwehrmann und jede Feuerwehrfrau weiß, dass massive Lungenschäden und sogar der Tod drohen, wenn sie Rauch einatmen. Aufgrund der steigenden Anzahl von Bränden in ländlichen Gebieten der USA, wurde eine Vielzahl von Untersuchungen durchgeführt, welche Folgen Erschöpfung auf die körperlichen Fähigkeiten und Ressourcen hat, die bei großen und lang andauernden Naturkatastrophen benötigt werden.

Für viele Rettungskräfte stellt nicht nur ihre schwere Ausrüstung eine echte Herausforderung dar, sondern Ausrüstungsgegenstände, die auf einer Seite mehr wiegen als auf der anderen (zum Beispiel Seile) und dadurch konstante Körperspannung erfordern. Die Atemschutzmaske limitiert die Luftzufuhr außerdem so stark, dass das Einatmen zu einem Einsaugen von Luft wird, das die Atemmuskulatur verstärkt fordert.

Eine Korrektur der Atmung und Kräftigung der Atemmuskulatur kann die Leistung von Feuerwehrleuten und Rettungskräften auf folgende Weise verbessern:

1. Der Herzrhythmus kann günstig beeinflusst werden.
2. Panik kann kontrolliert werden, wodurch auch Hörfähigkeit und Gedächtnis verlässlicher sind.
3. Ausdauer kann, unabhängig von Kardiotraining, verbessert werden.
4. Es wird das Bewusstsein dafür geschärft, dass das Zwerchfell sowohl Atemmuskel als auch Gleichgewichtsorgan ist, dem beim Tragen von Dingen eine wichtige Aufgabe zukommt.

5. Das Erleben eines unangenehmen Gefühls kann geübt werden, insbesondere die eingeschränkte Luftzufuhr unter einer Atemschutzmaske, was wiederum die CO_2-O_2-Balance beeinflusst.
6. Atemübungen zur aktiven Erholung von einem Tag zum nächsten, die ganz klar die Entgiftung des Körpers fördern, können ins Training aufgenommen werden.
7. Atemübungen und atemgeführte Meditation sind immens wichtig für die mentale Leistungsfähigkeit und das Resilienztraining für Rettungskräfte.

FAQ – Häufig gestellte Frage

Mein Tennislehrer hat mir geraten, hörbar, mit einer Art lautem Summen auszuatmen. Was soll das bringen?
Das ist eine simple Technik, die in verschiedenen Sportarten angewandt wird, um sicherzugehen, dass Sie beim Schlagen nicht die Luft anhalten.

Fazit

Unabhängig davon, welchen Sport Sie betreiben, sollten Sie eine Komponente aus High-Intensity-Workouts in Ihr Training einbauen. Atemübungen für Ausdauersportarten haben folgende gemeinsame Merkmale:

- Jede Bewegung ist mit Atmung verknüpft, entweder mit anatomischer (wenn Ihre Wirbelsäule beim Einatmen gestreckt wird und umgekehrt) oder mechanischer (wenn Sie mithilfe von Körperspannung Ihre Wirbelsäule schützen oder kraftvoll ausatmen - aber mehr dazu im nächsten Kapitel).
- Die Regeneration zwischen Übungen muss gut geplant sein. Atmen Sie horizontal, um Milchsäure abzubauen und Ihr Sauerstoffdefizit auszugleichen, und Sie werden sich zwischen Trainingssätzen und von einem Tag zum nächsten schneller erholen.
- Trainieren Sie Ihre Atemmuskeln auch unabhängig von Ihrer Sportart. So steigern Sie Ihre Ausdauer. Die Wissenschaft hat das belegt, und nun haben wir die dazu passenden Praxisanwendungen.

KAPITEL 11

ATMUNG FÜR MEHR KRAFT: ENTDECKEN SIE IHRE INNERE ANAKONDA

GESCHICHTE: »GERÄUSCHLOSES ATMEN IST EIN ÜBLES LASTER«

Eigentlich sollte man meinen, dass korrekte Atmung bei schwerem Heben uns allen in Fleisch und Blut übergegangen ist. Heben und Tragen zählen beide zu den Hauptaktivitäten, mit denen wir Menschen und unsere hominiden Vorfahren lange Zeit beschäftigt waren. Archäologische Untersuchungen ergaben, dass Neandertaler über 20 Kilogramm schwere Fleischbatzen bis zu 50 Kilometer weit getragen haben. Und das immer wieder, bis zu zwei Wochen lang, nachdem sie ein Wollhaarmammut erlegt hatten. Steinzeitmenschen in Libyen bewegten 40 Kilogramm schwere Blöcke mithilfe ihres Viehs. Doch auch wenn die Lasttiere den Großteil der Transportarbeit leisteten, irgendwer musste die Blöcke zunächst einmal auf deren Rücken wuchten.

Der Einsatz von Schnellkraft war lebensnotwendig, als wir Menschen vor rund 90000 Jahren damit begannen, unsere Beute mithilfe von Speeren zu jagen. Als wir dann irgendwann zu Ackerbau übergingen, wurde das Leben nicht grundsätzlich einfacher. Ein Bauer in der frühen Phase der Landwirtschaft (vor etwa 12000 Jahren) musste während des Fruchtbaren Halbmonds ganze Getreidefelder nur mit einer Sichel abernten – was extreme Rotationskraft erforderte. Ganz zu schweigen von all dem Pflügen, Pflanzen, Heben und Tragen, das nötig war, um Weizen, Gerste, Hirse und Emmer anzubauen, zu ernten, in Säcken abzufüllen, in Hütten zu trocknen, in Kornkammern zu transportieren, um sie dort zu lagern oder auf Boote zu verladen, um sie Euphrat oder Tigris hinabzuschiffen.

Vor rund 3000 Jahren begannen wir dann, unsere Muskeln auf eine ganz andere Weise einzusetzen: beim Training im Gym. Die frühesten Überlieferungen von Gyms (das Wort stammt übrigens vom altgriechischen *gymnasion*, was so viel bedeutet wie »Platz, um nackt zu trainieren«) reichen so weit zurück. Wären Sie damals in das Lykeion oder die Akademie von Athen eingetreten, die beiden berühmtesten Gymnasien in Athen, dann hätten Sie große, offene Plätze gesehen, auf denen Männer (diese Orte waren exklusiv für Männer) sprinteten, Speer oder Diskus warfen und miteinander rangen.

Mit dem Niedergang des griechisch-römischen Imperiums verschwanden auch die Gymnasien und zwar über das gesamte Mittelalter hinweg. Fitness als Volkssport feierte erst 1811 ein Comeback, als der preußische Patriot Friedrich Jahn, den die Niederlage seiner Nation gegen Napoleon fünf Jahre zuvor noch immer schmerzte, einen Turnplatz außerhalb Berlins eröffnete. Der heute als »Turnvater« bekannte Jahn erfand sogar Sportgeräte wie den Parallelbarren und schaffte damit die Grundlage für den Turnsport.

Oftmals gilt das späte 19. und frühe 20. Jahrhundert als Geburtsstunde der Fitnessidee, wie wir sie heute kennen. Während dieser Zeit entstanden die ersten kommerziellen Sporthallen in Frankreich und England. Eine solche, von Eugen Sandow in England eröffnet Sporthalle, erinnerte bereits in vielerlei Hinsicht an heutige Fitnessstudios, mit Personal Trainern, die Kunden durch individuell verordnete Workouts führten.

Als immer mehr solcher Gyms aus dem Boden schossen, begannen auch Debatten darüber, wie man beim Training atmen sollte. Sandow riet seinen Kunden beispielsweise, durch die Nase ein und den Mund auszuatmen. So sah das auch Kraftsportpionier Georg Hackenschmidt, dem die gleichnamige Kniebeugevariante ihre Bezeichnung verdankt. Bernarr Macfadden, ein früher Bodybuilder und Publizist im Stile Josef Edwin »Joe« Weiders (der allerdings drei Jahrzehnte vor Veröffentlichung der ersten Ausgabe von Weiders Fachzeitschrift *Your Physique* gelebt hatte), war ein Anhänger von hörbaren Atemzügen und Grunzlauten. Seiner Meinung nach war geräuschloses Atmen, das er als übles Laster bezeichnete, nur etwas für »Schwächlinge«. (Mehr zum Thema Stöhnen und Grunzen im Training folgt.)

Eine der größten Sorgen, die zu Sandows Zeiten* die Gesellschaft umtrieb, war die Industrialisierung. Sandow veröffentliche sogar ein Buch mit dem Titel *Life Is Movement*, in dem er postulierte, dass modernes Leben die Menschen übergewichtig und krank mache, weil es ihnen an Bewegung mangele. Wenn die Industrialisierung damals

---

* Interessant zu wissen: Sandow war ein passionierter Yogi und Experte für militärische Kampfvorbereitung. Er glaubte, dass Training gegen Depressionen helfen könne, und war seiner Zeit damit weit voraus.

schon schlecht für uns Menschen war, dann ist das, was wir heute erleben – die Technologisierung – wahrscheinlich sogar noch schlimmer. In der sitzenden, computerzentrierten Kultur von heute ist körperliche Aktivität zwischen 9 und 17 Uhr gestrichen. Für die meisten finden Tätigkeiten wie Heben, Tragen und alles andere, was stöhnen lässt, nur noch im Fitnessstudio statt, was einer der Gründe dafür ist, dass Fitness zu einem einträglichen Geschäft wurde. Einer von fünf Amerikanern ist heutzutage Mitglied in einem Fitnessstudio. Die meisten trainieren dort dreimal pro Woche für eine Stunde und versuchen so, die Schäden auszugleichen, die durch all das Sitzen während der restlichen 15 Stunden ihres Tages entstanden sind.

»Atmen ist eine fundamentale sportliche Fähigkeit – wie eine Kniebeuge – und sollte gelehrt werden.«

Pavel Tsatsouline, *The Naked Warrior*

DAS EMPFEHLEN KRAFTSPORTEXPERTEN

Im Kraftsport gab es zuletzt massive Veränderungen, weil viele Trainer den Aspekt der Atmung bis vor einigen Jahren komplett ignoriert hatten – selbst die ganz bekannten. Mike Boyle beispielsweise, von Mike Boyle Strength and Conditioning in Boston, gilt vielen als einer der besten Performance-Coaches und Vordenker in der Branche. Wenn Boyle spricht, hören Multiplikatoren zu. Als Boyle 2008 das Thema Atmung in seinem Blog diskutierte, schrieb er noch: »Kommt mir nicht ständig mit Atmung! Ich kann gar nicht zählen, wie oft ich mir anhören musste, meine Sportler wüssten nicht, wie man richtig atmet, und dass Yoga ihnen weiterhelfen würde. Zum Glück hat noch keiner meiner Athleten in meinem Beisein aufgehört zu atmen.« Sechs Jahre später hatte Boyle seine Meinung geändert: »Heute kann ich sagen, dass jeder gute Coach, den ich kenne, eine Form von Atemübung in seine Trainingsroutinen einbaut. Auf den Zug sind wir erst recht spät aufgesprungen. Ich persönlich zu spät. Von mir werden einige Artikel erscheinen, in denen ich mich bei den Yoga-Leuten entschuldige, über die ich mich einst lustig gemacht habe, weil sie Atemübungen ernst genommen hatten.«

Kraft- und Konditionscoach Joe DeFranco, Besitzer von DeFranco's Gym, das von der *Men's Health* zu einem der zehn besten Gyms Amerikas gewählt wurde, weiß: »Atemtraining bringt so viele Vorteile. Es verbessert die Beweglichkeit. Es verbessert die Haltung. Es verbessert die Ausdauer. Es kann helfen, Schmerzempfinden spürbar zu lindern, das haben wir immer wieder erlebt.«* Atemtechniken zu üben, kann niedergeschlagener Stimmung entgegenwirken, oxidativen Stress reduzieren, das Gleichgeweicht zwischen parasympathischem und sympathischem Teil des vegetativen Nervensystems optimieren sowie Blutdruck und Ruhepuls senken.

Gerade beim Krafttraining kann falsche Atmung definitiv Qualität und Trainingswiderstand Ihrer Sätze mindern und sogar zu Verletzungen führen. Falsche Atmung verursacht außerdem frühzeitige Erschöpfung, weil Ihnen die Aufnahme des benötigten Sauerstoffs schwerer fällt (sowie der Ausstoß vom CO_2, das Sie wieder loswerden müssen). Kurzum: Eine bessere Atmung im Krafttraining ist wichtig, denn sie sorgt für mehr Bewegungsintegrität. Jeder Atemzug beeinflusst Ihre Stabilität, Haltung, Balance und den Bewegungsumfang. Korrekte Atmung senkt Ihren Körperschwerpunkt, wodurch Sie wiederum stärker und mobiler werden. Eric Cressey, Gründer von Cressey Sports Performance und Trainer vieler Baseballprofis, hat beobachtet: »Sobald Sie die Atmung von Sportlern korrigieren, verbessert sich an anderer Stelle ihr Bewegungsumfang.«

Die Fähigkeit, beim Atmen die Spannung im Core aufrechtzuerhalten, ist im Krafttraining unerlässlich. Ihr wird häufig nicht genug Bedeutung beigemessen, obwohl sie Ihnen hilft, schneller Kraft im gesamten Körper aufzubauen. Eine bessere Atmung ermöglicht bessere Körperspannung und dadurch ein höheres Gewicht bei Maximalwiederholungen (1RM – One-Repetition-Maximum). Ihr Atmen erzeugt intrathorakalen und intra-abdominalen Druck (IA). Dieser Druck fungiert wie ein Lautstärkeregler für Ihre Kraft, so der StrongFirst-Gründer und ehemalige Soldat einer sowjetischen Spezialeinheit, Pavel Tsatsouline: »Je höher dieser Druck ist, um so stärker sind Sie – und umgekehrt.«

* Interview vom 18. Mai 2019

Gegen die Schwerkraft atmen

Sharon Moskowitz, Kraft- und Konditionskoordinatorin des US-Rollstuhlrugby-Teams, bringt ihren Sportlern bei zu atmen, indem sie ihren Schwerpunkt in den Sitz drücken. »Das gibt ihnen mehr Stabilität, sodass sie höhere Gewichte bewältigen können, ohne aus dem Stuhl gezogen zu werden.« Dazu weist sie die Sportler an, die Schulterblätter zurückzuziehen und die Schultern in einer stabilen Position zu halten.*

Je besser Sie atmen, umso mehr Energie haben Sie. Eine korrekte Atemmechanik füllt Ihre Sauerstoffvorräte auf und hält O_2 und CO_2 im Gleichgewicht. Sie hilft, Abfallprodukte wie Laktat abzubauen, sodass Sie sich zwischen Sätzen und nach dem Training schneller erholen. Und zu guter Letzt führt bessere Atmung auch zu mehr Stabilität und einer höheren Bewegungsintegrität. All das hat zur Folge, dass Sie beständiger trainieren können und stärker werden.

Atmung beeinflusst also zwei Dinge, die für Kraft immens wichtig sind: die Ausrichtung des Körpers und den Druck, der in Ihrem Körper erzeugt wird. Beide Aspekte hängen zusammen, denn Ihre Haltung beeinflusst, wie viel internen Druck Sie aufbauen können, was wiederum beeinflusst, wie viel Kraft Sie aufbringen können.

ANAKONDAKRAFT: DER ZUSAMMENHANG ZWISCHEN ATMUNG UND HALTUNG

Ja, Ihre Atmung und Haltung sind eng miteinander verbunden. Die vielleicht am einfachsten verständliche Erklärung, wie Ihre Haltung Atmung und Kraft beeinflusst, stammt von der Physiotherapeutin Mary Massery aus Chicago. Auch Massery vergleicht den menschlichen Oberkörper mit einer Limonadendose und erklärt im selben

* Persönliche Unterhaltung im Oktober 2018

Atemzug, dass viele Menschen gar nicht wüssten, wie stabil solche Limodosen eigentlich sind. Man könnte mehr als 1500 volle Behälter übereinanderstapeln, bevor die unterste, auf der das gesamte Gewicht ruht, sich verformt. Doch diese Standfestigkeit verdanken die Dosen nicht dem hauchdünnen Aluminium, sondern dem Druck im Inneren. »Druck erzeugt funktionale Kraft in einem ansonsten schwachen Gebilde«, erklärt Massery in ihrem großartigen Youtube-Video »Soda Pop Can Model« und ergänzt, dasselbe gelte für den menschlichen Körper. Das Skelett selbst sei nicht stark. Der Torso werde von einer »Dose« voller Druck – der Muskulatur – aufrechtgehalten.

»Ich achte immer darauf, dass sich der Brustkorb direkt über dem Becken befindet. Das ist wichtig. All meine Ratschläge basieren darauf, dass der Brustkorb auf dem Becken sitzt«, erklärt Mike Robertson, Physical-Preparation-Trainer und Co-Eigentümer von IFAST, einem Elite-Trainingszentrum in Indianapolis, USA.* Das Problem ist allerdings, dass Brustkorb und Becken bei vielen Leuten nicht so ausgerichtet sind – nicht mal ansatzweise. Viele Leute besitzen deshalb eine verlängerte Haltung, wie Robertson es nennt. Eine solche verlängerte Haltung erinnert etwa an einen Rekruten in der Armee, der mit nach vorn gewölbtem Brustkorb in Habachtstellung dasteht. Oder sie äußert sich als anteriores Beckenkippen (bei Eishockeyspielern weit verbreitet, geht mit Hohlkreuz einher). Sie könnten sogar beides haben.

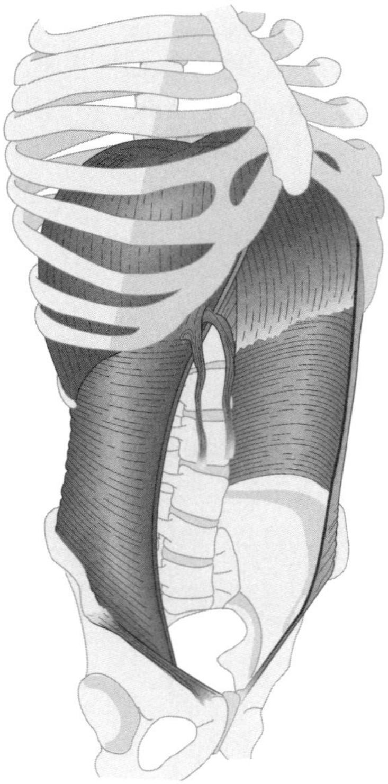

Für die optimale Atmung sollte der Brustkorb gerade oberhalb des Beckens positioniert sein. Nur so haben Lunge, Zwerchfell und alle weiteren beteiligten Muskeln den notwendigen Raum, sich vollständig zu entfalten.

* Persönliche Korrespondenz vom 15. Juli 2018

Louie Simmons erklärt das Valsalva-Manöver

Ein korrekter Valsalva-Versuch erfordert dieselben beiden Voraussetzungen, die Sie bei jeder Kraftübung schützen: »Gute Atmung und gutes Bracing«, erklärt Louie Simmons, Kraftdreikampf-Legende und Erfinder der Westside-Barbell-Trainingsmethode. „Weiten Sie den Rumpf, indem Sie einen tiefen Atemzug mit dem Zwerchfell nehmen und füllen Sie Ihren Bauch mit so viel Luft wie möglich.«* Falls Sie einen Gewichthebergürtel tragen, dann drücken Sie Ihre Bauchmuskeln von innen aktiv dagegen. Nach dem vollständigen Einatmen halten Sie die Luft an und bewahren Sie ihre Körperspannung während der Absenkphase der Übung. Sie können die Luft beim Ausstoßen weiter anhalten oder mit einem Stöhnen, Zischen oder Schreien ausatmen, wenn Sie den schwierigsten Punkt erreicht – oder überwunden – haben.

Die kanadische Physiotherapeutin Diane Lee erklärt in *The Pelvic Girdle,* wie Menschen verschiedene Strategien nutzen, um Lasten auf ihren unteren Rücken, Hüfte und Becken zu verteilen. Sie bezeichnet Leute mit einer verlängerten Haltung als »Back Gripper«, weil die langen Muskeln in ihrem Rücken (die Rückenstrecker) fast immer arbeiten und auf Spannung sind. Diese Haltung behindert eine Expansion Ihres hinteren Brustkorbs während der Einatemphase. Eine andere Körperhaltung, die Ihre Atmung stört, ist die der »Chest Gripper«, deren Rippen scheinbar weit in den Körper hineingezogen werden.

Wenn Ihre Core-Muskeln korrekt arbeiten, weiten Zwerchfell und Zwischenrippenmuskeln Ihren Brustkorb beim Einatmen rundum. Währenddessen entspannt sich an der Unterseite der »Dose« Ihr Beckenboden. Wenn Sie ruhen und sich entspannen, würden Ihr Bauch und unterer Brustkorb sich ein wenig nach außen weiten. Bei Belastung spannen Sie Ihre Körpermitte aber an. Dieser Druck verstärkt die Wirbelsäule und verhindert selbst bei größter Last, dass sie

---

* Persönliche Korrespondenz vom 18. Dezember 2018

gestaucht wird, so Dr. Stuart McGill, Autor von *Low Back Disorders*. Untersuchungen zeigen, dass es im Krafttraining essenziell wichtig für den Schutz der Wirbelsäule ist, diesen intraabdominalen Druck zu erzeugen. Ohne diesen Druck würde eine Hantel, die auf Ihrem Rücken liegt, die Zwischendornmuskeln (kleinste Muskeln, die Ihre Wirbel stützen) belasten und das Risiko eines Wirbelkörperbruchs oder Bandscheibenvorfalls (oder von beidem) erhöhen.

Unzählige Studien dokumentieren, dass die Art der Atmung direkte Auswirkungen auf den intrathorakalen und intraabdominellen Druck hat. Dieser Druck stabilisiert die Wirbelsäule und erzeugt eine Festigkeit im Core, wodurch Sie Kraft generieren können. »Je steifer Ihr Core, umso mehr Krafttransfer geschieht über Ihre Kugelgelenke, also unten über die Hüfte und oben über die Schultern«, so McGill. Nichtsdestotrotz erzeugt Atmung eine solche Robustheit nicht allein. Es erfordert effektives Bracing, um den erzeugten Druck aufrechtzuerhalten. »Um intraabdominellen Druck zu generieren, müssen Sie Ihre Bauchdecke aktivieren, was einen Pressdruck erzeugt«, so McGill.*

Mehr Druck ermöglicht schwerere Sätze und schwerere Sätze sind schließlich das A und O. »Luft wirkt als Stütze für den Rücken«, erklärt Mark Rippetoe, Krafttrainer und Autor von *Starting Strength: Basic Barbell Training*. Die Fähigkeit, diese Körperspannung während jeglicher Aktivität beizubehalten, ist der eigentliche Trick für den Aufbau von Kraft im gesamten Körper. »Wir nennen das Anakondakraft«, sagt Dan John, Krafttrainer und Autor verschiedener Bücher, darunter *Now What: The Ongoing Pursuit of Improved Performance*. »Nehmen Sie als Beispiel einen Fahrradschlauch. Der funktioniert nur, wenn er mit Luft gefüllt ist.«** Deshalb sollte jeder Kraftsportler in der Lage sein, mithilfe von effektivem Bracing seinen »Reifen aufzupumpen« und durch den gespannten Körper zu atmen. Klingt simpel? Ist aber anstrengender als Sie denken.

---

* Interview mit Stuart McGill vom 5. Juli 2018

** Interview mit Dan John vom 27. Juli 2018

»Der Hinweis, den Körper ›stark zu wölben‹, ist nicht die Lösung. Besonders tief Luft holen oder nur anspannen genügt nicht. Sie müssen Ihren Körper zusammenziehen und Ihren Gewichthebergürtel als Maß verwenden. Schieben Sie sich nicht nur nach unten in den Gürtel, sondern versuchen sie, all seine Ecken und Enden zu füllen. Die Anweisung, in den unteren Rücken hineinzuatmen und dort alles auszufüllen, gehört zu den am schwersten nachzuvollziehenden Anweisungen.«*

Jesse Irizarry, Inhaber von JDI Barbell und ehemaliger Kraftdreikämpfer

Wie Kraftdreikampf-Star Brandon Lilly Kreuzheben ausführt

»Ich trete an die Hantel und strecke meine Arme nach unten aus. Ich versuche, meinen Atem bestmöglich zu kontrollieren und atme kurz vor dem Satz einige Male tiefer ein und aus. Dabei stelle ich mir vor, meinen Brustkorb an den Seiten nach unten, Richtung Gürtel zu pressen, sodass ich einen physischen Anhaltspunkt habe. Ich fühle mich um den gesamten Gürtel herum ein und kurz bevor ich absinke, atme ich ein letztes Mal tief ein, nehme einen letzten großen Schluck Luft, bevor ich den Atem anhalte, bis ich wieder oben bin. Oben atme ich aus und lasse mich schnell wieder zu Boden sinken. Ich versuche gar nicht, exzentrischen Widerstand zu erzeugen, sondern lasse die Hantel einfach auf den Boden fallen. Im Training ist das ein wenig anders. Dort absolviere ich die eben beschriebene Folge von Atemzügen auch, aber atme beim Absenken der Hantel langgezogen aus und zähle dabei in Gedanken bis zwei oder drei.«

Die Top Ten

Als kleine Übersicht haben wir Ihnen nachfolgend die zehn meistgestellten Fragen zum Thema Atmung beim Krafttraining aufgelistet. Einige Fragen liegen auf der Hand, andere wirken seltsam, aber sie alle werden uns immer und immer wieder gestellt. Los geht's:

---

* Interview mit Jesse Irizarry vom 20. November 2018

Warum habe ich im Training das Bedürfnis zu stöhnen?

Dies ist eine Geschichte von Belisa: Als ich 2006 Teil des Beraterteams im Gold's Gym war, wurde das Thema Stöhnen beim Training gerade in den Nachrichten diskutiert. Ich äußerte mich damals zum eher unnötigen, Aufmerksamkeit heischenden gutturalen Grunzen, das man häufig in »Feierabend-Workouts« zu hören bekommt. Ein gezielt eingesetztes, effizientes Stöhnen ist dagegen eine gute Sache, die auch einen Grund hat: Untersuchungen haben gezeigt, dass diese Geräusche Sie stärker machen. Wie geht das? Wenn Sie stöhnen (oder zischen oder ...), aktivieren Sie Ihre Bauchdecke, was den intraabdominellen Druck (IAP) und die Steifheit des Cores erhöht. »Stöhnen wirkt praktisch leistungssteigernd«, sagt McGill. Zum gleichen Ergebnis kam eine Studie der Drexel University aus dem Jahr 2014, in der Probanden einen Handkraftmesser auf drei verschiedene Arten zusammendrücken sollten: 1. während sie die Luft anhielten, 2. beim Ausatmen und 3. beim Ausatmen plus Stöhnen. »Wir fanden heraus, dass Schreien die Kraft tatsächlich um 10 Prozent steigerte«, so der Wissenschaftler Chris Rodolico in *The Science of Grunting While Weightlifting* auf WHYY.org. Sollte man also lieber stöhnen, schreien oder »Hi-jaa!« schreien, wie Bruce Lee? Das hängt ganz davon ab, was Sie tun. Ein kurzer, kraftvoll ausgestoßener Laut wie »Hi-jaa!« kann helfen, einen kurzen, kraftvollen Schlag zu erzeugen. »Plötzliches Herauspressen der Luft durch eine kräftige Kontraktion der Atem- und Bauchmuskulatur treibt den internen Druck im Moment des Einschlags auf die Spitze. Dadurch erhöht sich die Muskelspannung (und -kraft) für den Bruchteil einer Sekunde ganz beträchtlich«, erklärt Pavel Tsatsouline. Beim nächsten Maximalkrafttest im Bankdrücken sollten Sie diese Technik allerdings nicht anwenden. Warum? »Eine Wiederholung Bankdrücken dauert länger als ein Schlag. Wenn Sie mit einem kurzen Schrei eine schwere Hantel hochwuchten wollen, wird das Gewicht schneller auf Ihr Brustbein stürzen als ein Karate-Handkantenschlag.« Sobald Sie alle Luft ausgeatmet haben, wird Ihr intraabdomineller Druck nämlich abfallen. Atmen Sie stattdessen mit einem Zischen oder Stöhnen aus, das Ihnen erlaubt, Ihren IPA über die gesamte Wiederholung hinweg aufrechtzuhalten. Übrigens: Wissen Sie, wer am lautesten stöhnt? Das Stöhnen von Tennisspielerin Marija Scharapowa wurde mit 101 Dezibel gemessen.

»Bewegung hat zwei Hauptmerkmale: Stabilität und Mobilität. Ihre Atmung beeinflusst beide, denn jeder Atemzug hat immensen Einfluss darauf, wie sehr Sie Core und Wirbelsäule stabilisieren können – und das ist das Allerwichtigste bei jeder Form von Krafttraining. Alle an der Atmung beteiligten Muskeln spielen eine Rolle bei der Stabilisierung Ihres Rumpfs. Wenn diese Atemmuskeln ermüden, kompensieren Sie dies mit Ihrer Haltung, um die Bewegungen zu ermöglichen, die für eine ineffiziente Atmung nötig sind. Deshalb limitieren Menschen durch falsche Atmung die Kraft, die sie aufbauen könnten. Und weil Sie die Kraft nicht über einen vollen Bewegungsumfang hinweg entwickeln können, steigt zusätzlich ihr Verletzungsrisiko. Um mehr Stabilität zu bekommen, die Ihnen schwerere Sätze ermöglicht, sollten Sie unbedingt Ihre Atem- und Haltungsmuskulatur trainieren.«

Dr. Mark Cheng von K3 Combat Movement Systems*

Was ist 360-Grad-Bracing?

Zunächst möchte ich erklären, was es nicht ist: »Sie leeren dabei Ihre Mittelpartie definitiv nicht komplett und ziehen auch den Bauchnabel nicht in Richtung Wirbelsäule«, so Dr. Chad Waterbury, Physiotherapeut für Leistungssportler, Los Angeles. »Es handelt sich dabei um eine Korrektur, die ich bei unerfahrenen Sportlern immer wieder vornehme«, so Waterbury weiter. »Sie müssen Ihre Mittelpartie weiten, um über volle 360 Grad hinweg Spannung zu erzeugen, die Ihre Wirbelsäule stützt und Ihre Bandscheiben vor Verletzungen schützt. Denken Sie an eine volle PET-Flasche, die sich kaum zusammendrücken lässt, im Vergleich zu einer leeren Flasche, die Sie ganz leicht zusammendrücken können.«** Falls Sie also schon mal den Hinweis »Nabel zur Wirbelsäule ziehen« in einem Yogakurs gehört haben oder ein schlechter Fitnesstrainer oder irgendjemand sonst Ihnen beibringen wollte, dass Sie beim Stemmen von Gewichten Ihren Bauch einziehen sollten, dann streichen Sie das am besten schnell wieder aus Ihrem Gedächtnis.

---

* Persönliche Korrespondenz mit Dr. Mark Cheng vom 18. Oktober 2018
** Persönliche Korrespondenz vom 11. März 2019

Die Top-3-Fehler, die Mike Ryan, Programmdirektor und Complex Tier X Manager bei E by Equinox MNR, ständig beobachtet

1. Luftanhalten (thorakale Muskulatur statt Zwerchfell)
2. Atmen in die »falsche« Richtung (zum Beispiel Einatmen beim Hochdrücken des Gewichts oder vollständiges Ausatmen vor der Belastungsphase).
3. Der Irrglaube, »Regenerationszeit« sei nur eine bestimmte Anzahl von Sekunden, die verstreichen müssen (oftmals auch deutlich mehr als eigentlich nötig). Atmung fördert die Koexistenz von Beweglichkeit und Stabilität, was dem Körper Gelenk für Gelenk einen rhythmischen Flow ermöglicht – wenn Sie in einer Position nicht weiteratmen können, beherrschen Sie diese Position nicht.

Die Workouts meiner Klienten werden deutlich besser, sobald sie kontinuierlich atmen, in die Anstrengung hinein (egal ob aufwärts oder abwärts) ausatmen und sich beim Erholen auf gutes Ein- und Ausatmen konzentrieren. Meine Aufgabe als Trainer ist es, ihnen die Gründe für zielgerichtete Atmung verständlich zu machen, etwa um Anspannung zu lösen oder Stabilität zu erhöhen.«*

Wie groß sollte ein »tiefer Atemzug« sein?

Nehmen wir an, Sie wollen bei Squats eine neue persönliche Bestleistung aufstellen. Wie sollten Sie dabei atmen? Zunächst konzentrieren Sie sich auf die Körperspannung, denn Sie brauchen von Kopf bis Fuß die nötige Grundspannung. Als Nächstes atmen Sie kraftvoll und horizontal durch Ihren Bauch aus und wieder ein – keine Vertikalatmung, die Ihren Brustkorb hebt! Damit das seinen Sportlern gut gelingt, rät C. J. Murphy, ein Krafttrainer aus Boston, »durch den hinteren Teil des Halses beziehungsweise der Luftröhre zu atmen«.** Kraftsport-Ikone Louie

* Interview vom 22. April 2019

** Interview mit C. J. Murphy vom 31. Juli 2018

Simmons (Gründer von Westside Barbell) rät seinen Schützlingen, vor dem Absenken des Oberkörpers so viel Luft wie möglich in den angespannten Core einzuatmen, während der prominente russische Krafttrainer Boris Sheiko seinen Sportlern beibringt, deutlich weniger als das Maximum an Luft aufzunehmen. Oft beobachten wir bei Sportlern beides. Die Wissenschaftler in McGills Labor an der University of Waterloo untersuchten, wie das Lungenvolumen den IAP beeinflusst, und fanden dabei heraus, dass der Mittelweg zwischen beiden genannten Ansätzen optimal ist. Den höchsten IAP erreichten die Teilnehmer, wenn sie bis etwa 70 Prozent ihrer vitalen Lungenkapazität (also des Maximums an Luft, das Sie aufnehmen können) einatmeten. Was das für Sie bedeutet? Erstens sollten Sie immer den Körper anspannen (Bracing). Atmen Sie zweitens ein, bevor Sie die Übung beginnen. Drittens: Wie viel Luft Sie einatmen sollten, um so viel Kraft wie möglich zu generieren, müssen Sie individuell bei sich herausfinden. »Das hängt sehr von der Person ab«, bestätigt Murphy. »Wir haben festgestellt, dass einige Sportler gern mehr einatmen und anderen etwas weniger Luft genügt. Ich denke, beides funktioniert. Sheikos Sportler sind wahnsinnig stark, aber auch die Athleten von Westside Barbell haben enorme Kraft.«

Warum wird mir schwindlig (oder meine Nase blutet oder mein Kopf fühlt sich an, als würde er platzen), wenn ich schwere Gewichte stemme?
Die Zuschauer der Arnold Classic 2012 wurden Zeuge einer ganz unglaublichen, wenn auch ein wenig grausigen Vorstellung. Im Rahmen des Events schaffte Kraftdreikämpfer Brian Shaw unfassbare 486,7 Kilogramm im Kreuzheben. Doch als Shaw die mit acht gigantischen LKW-Reifen bestückte Hantel vom Boden riss, spritzte Blut aus seiner Nase. Der Auslöser war derselbe, der dafür sorgt, dass Sportlern beim Stemmen schwerer Gewichte schwindlig wird, Blutgefäße im Gesicht platzen oder sie gar ohnmächtig werden: ein ansteigender Blutdruck. Jedes Mal, wenn Sie Ihre Glottis schließen, wie bei einem Valsalva-Manöver, schießt Ihr Blutdruck nach oben. Kombinieren Sie eine geschlossene Glottis mit angespannter Unterkörpermuskulatur, dann zwingt der Druck das Blut hinauf in Ihren Kopf. Kampfpiloten nutzen das zu ihrem Vorteil: Sie spannen Ihre Waden und Oberschenkel an und schließen ihre Glottis, um den g-Kräften bei engen Kurven besser

standzuhalten. Täten sie das nicht, würden die starken Fliehkräfte ihr Blut von Hirn und Sehnerv wegdrücken, wodurch sie ihre Sehkraft verlieren und sogar ohnmächtig werden könnten. »Piloten bringt man deshalb bei, ›Hick‹ zu sagen, weil sich dabei die Glottis schließt«, erklärt der US-Navy-Kampfpilot Jay Consalvi, über den die Dokumentation *Speed and Angels* gedreht wurde.* Für Piloten ist dieser innere Druck eine Lebensversicherung, bei Kraftsportlern kann er zum drastischen Ende eines ansonsten beeindruckenden Satzes führen.

Was ist der Unterschied zwischen intrathorakalem und intraabdominellem Druck?

Intrathorakaler Druck beschreibt den Druck in der Brusthöhle, also den Bereich oberhalb Ihres Zwerchfells. Intraabdomineller Druck ist der Druck im Bereich unterhalb des Zwerchfells, also im Bauchraum. Beide Kräfte stützen die Wirbelsäule. Intrathorakaler Druck stützt den oberen Rücken, während intraabdomineller Druck Lendenwirbelsäule und unteren Rücken schützt.

Wo genau geht die Luft hin, wenn ich einatme?

Es ist ein weitverbreiteter Irrglaube, dass die Luft den unteren Bereich der Lunge zuerst füllt, bevor sie nach oben weiterwandert. In Wahrheit ist Ihre Lunge ein Drucksystem, in dem sich Luft von hohem zu niedrigem Druck bewegt. Das heißt: Beim Einatmen sollte sich die eingesogene Luft in alle Richtungen bewegen. Häufig tut sie das aber nicht, weil es irgendwo eine Verengung gibt, etwa einen steifen Oberkörper oder ein angespanntes Zwerchfell. Wenn Luft auf dem Weg nach unten, in den Alveolen-reichen Teil Ihrer Lunge, auf Widerstand trifft, strömt sie nicht weiter oder oder sogar wieder nach oben, in die Spitze der Lunge, in der es viel weniger der kleinen Sauerstoff aufnehmenden Bläschen gibt.

Wie kommt es zu Urinverlust und Prolapsen im Krafttraining?

CrossFit hat noch nie eine Kontroverse gescheut, doch 2013 fand sich der Sport inmitten eines regelrechten Shitstorms wieder, nachdem das Video »Pinkeln Sie während des Workouts?« veröffentlicht wurde. In dem Clip

---

* Interview mit Jay Consalvi vom 26. August 2018

stellte der CrossFitter Rory Mckernan mehreren Wettkämpferinnen exakt diese Frage, und einige beantworteten sie mit ja. Physiotherapeuten und andere Sportexperten reagierten gleichermaßen prompt und gnadenlos. »So etwas sollte man nicht noch zelebrieren«, schrieb Physiotherapeutin Tracy Sher, eine zertifizierte Expertin für Kraft- und Konditionstraining. »Belastungsinkontinenz (und das Risiko eines Beckenorganprolapses) darf kein erstrebenswerter Gradmesser für Trainingsintensität sein!«, machte sie auf ihrer Seite *Pelvic Guru* deutlich. Doch was verursacht überhaupt Urinabgang - oder einen Prolaps - im Training? Dazu kommt es, wenn im Inneren des Bauchraums mehr Druck herrscht, als die Beckenbodenmuskulatur halten kann. So finden Sie auf unangenehme Art heraus, dass der Beckenboden das schwächste Element in Ihrem Körper ist oder gar nicht aktiviert wurde. Die Lösung: Denken Sie immer daran, dass gutes Bracing stets von unten beginnt. Youtube-Star Elliott Hulse verhalf dem Beckenboden zur dringend benötigten Aufmerksamkeit, als er am 22. März 2013 auf Youtube den Spruch »Atmen Sie in Ihre Eier« prägte. Auf keinen Fall sollten Sie diesen wichtigen Teil Ihres Körpers niederdrücken. Ein geschmeidiger und starker Beckenboden - also die 20 Muskeln, die Ihren »Fahrradsitz« bilden und alle damit verbundenen - sind immens wichtig für die Gesundheit Ihres unteren Rückens und und des Beckens.

Machen Riechsalze stärker?

Sind Ihnen schon einmal die kleinen weißen Päckchen aufgefallen, die an der Seitenlinie von NFL-Spielen herumgereicht werden? Die Kapseln enthalten Ammoniak, das beim Einatmen die Membranen von Nase und Lunge irritiert und dadurch einen Einatemreflex auslöst. »Dieser Reflex verändert das Atemmuster und sorgt für eine verbesserte Atemdurchflussgeschwindigkeit sowie möglicherweise auch für eine erhöhte Aufmerksamkeit«, so die National Institutes of Health. Riechsalze machen dadurch auf einen Ruck hellwach, weshalb sie auch bei Kraftdreikämpfern sehr beliebt sind. »Ammoniak erhöht Aufgewecktheit, Herzfrequenz und derlei Dinge mehr«, erklärte Dr. Mike T. Nelson, Sportphysiologe und Mitglied des American College of Sports Medicine, dem US-Magazin *Stack*. »Wenn das geschieht, sind Sie in grobmotorischer Hinsicht stärker.« Wenn Sie also ohne besondere Fähigkeiten oder Technik nur Ihre Kraft messen wollen, dann werden Sie einen Anstieg feststellen. Der Haken an der Sache: Gleichzeitig werden Ihre feinmotorischen Fähigkeiten abnehmen. Vermutlich verwenden Gewichtheber daher nur selten Riechsalz, denn ihr Sport ist sehr technisch und erfordert komplexe Fähigkeiten. Nehmen Sie einmal ein paar Züge und versuchen Sie dann, Garn durch ein Nadelöhr zu fädeln – viel Erfolg!«, ergänzt er. Was bedeutet das für Sie? Wenn Ihre Leistung nur von roher Kraft abhängt, dann kann Riechsalz im Notfall hilfreich sein. Wenn Sie allerdings auf irgendeine Form von motorischer Kontrolle angewiesen sind – wie ein Fußballer, der den Ball gekonnt am Torhüter vorbeidribbeln will –, dann kann Riechsalz sogar hinderlich sein. Falls Sie sich dazu entscheiden, Riechsalze einzusetzen, dann tun Sie es nur gelegentlich. Der Effekt wird mit der Zeit schwächer. Außerdem sollten Sie Ihre empfindlichen Atemwege lieber nicht oft und stark reizen.

Warum bringen manche Leute Wasserflaschen zum Platzen?
Dabei handelt es sich um einen dieser Internettrends, der aus irgendeinem Grund vom *Guiness Buch der Weltrekorde* auch noch zusätzlich angeheizt wurde. Am Anfang stand der Amerikaner Brian Jackson, der behauptet, mit dem Platzenlassen heißer Wasserflaschen begonnen zu haben, als er sich gerade von einem schlimmen Drogen- und Alkoholproblem erholt hat. Auch wenn es schön ist, dass Jackson seine Sucht in den Griff bekommen hat, so ist der Sport, dem er dabei zu Popularität verhalf, sehr gefährlich. »Bis zu 77 Kilogramm Druck sind nötig, um eine heiße Wasserflasche platzen zu lassen. Das ist, als würden Sie vier Autoreifen zum Platzen bringen«, so Jackson in einem Youtube-Video. Das erfordert tatsächlich eine Menge Kraft, aber »nichts bremst die Luft, wenn Sie in meine Lunge zurückschießt«, gibt Jackson zu Und das kann zu massiven Verletzungen führen. Wenn sie damit angeben wollen, wie stark Ihre Atemmuskeln sind, dann verwenden Sie dafür lieber Luftballons.

SIE SIND NICHT SYMMETRISCH

Ihr Herz nimmt im linken Teil des Brustkorbs mehr Platz ein als im rechten. Dadurch ist Ihre Lunge auf der linken Seite kleiner als auf der rechten. Selbst Ihr Gehirn arbeitet asymmetrisch: Die linke Hälfte kontrolliert die rechte Hälfte ihres Körpers und umgekehrt. Dies ist eine stark vereinfachte Version der Theorie von Ron Hruska und dem Postural Restoration Institute. Diese Einrichtung hat dafür gesorgt, dass inzwischen viele Spitzensportler während ihrer Workouts in Luftballons hineinpusten oder nach dem Training die Beine hoch an die Wand lehnen. Hruska sagt, dass viele Experten die immensen Auswirkungen körperlicher Asymmetrien verkennen.

»Egal welches Lehrbuch Sie aufschlagen, die rechte Seite wird dargestellt, als sei sie mit der linken identisch, aber das ist absolut falsch«, so Hruska.* Er erklärt, dass wir als Folge unserer angeborenen Ungleichgewichte (die völlig natürlich sind und kein Problem darstellen), eine ganze Reihe erlernter Ungleichgewichte entwickeln können, die weniger gut sind (etwa eine »verlängerte« Haltung bei Menschen mit anteriorer Beckenkippung). Anteriore Beckenkippung und verlängerte Haltung sind unter Sportlern weit verbreitet, vor allem bei Eishockeyspielern. Der 90/90 Hip Lift mit Ballon ist eine Übung, die Sportlern dabei hilft, eine neutralere Haltung wiederzustellen, ihre Atmung optimiert und das Risiko von Rückenschmerzen senkt.

Der Unterschied zwischen linkem und rechtem Zwerchfell

Als ich mich mit Juliana Malacarne in Don Saladinos Gym Drive 495, New York, traf, hatte sie die Olympia Women's Physique viermal hintereinander gewonnen. Ich war extrem verblüfft, wie gut sie selbst kleinste Nuancen innerhalb ihres Körpers wahrnehmen konnte. »Die linke Seite bewegt sich mehr«, witzelte sie, als ich ihr die horizontale Atmung beibrachte. Nur selten kann jemand genau fühlen, dass die linke Seite des Zwerchfells sich von der rechten unterscheidet. Die rechte Seite ist tatsächlich dicker und wegen der Leber weniger beweglich.

* Interview mit Ron Hruska und Jen Platt vom Postural Restoration Institute am 19. Dezember 2018

KAPITEL 12

SPANNUNG FÜR MAXIMALE MUSKELN

FÜNF KILOGRAMM MUSKELN

Kein Krafttrainer der Welt würde je einen Trainingsplan erstellen, der jeden Teils des Körpers berücksichtigt, bis auf den linken Gesäßmuskel. Genauso wenig würde er einen Plan gutheißen, in dem alle Muskeln außer der rechten Schulter trainiert werden. Und dennoch geschieht genau das, wenn Sportler ihre Atemmuskulatur nicht trainieren, und dazu gehören mehr Muskeln, als die meisten Menschen glauben. Ein 80 Kilogramm schwerer Athlet besitzt beispielsweise 24 Kilogramm reine Muskelmasse (der Rest besteht aus Knochen, Fett und inneren Organen).

Dies ist der Beginn eines Diskurses über die Rolle des Zwerchfells und der Atemmuskulatur sowie deren formale Integration ins Training. Toptrainer sind sich einig, dass folgende Maßnahmen wichtig sind:

1. **Entwicklung eines Bewusstseins für das Zwerchfell:** Die Klienten von Dr. John Rusin, Physiotherapeut und Spezialist für sportliche Leistungsfähigkeit, entwickeln ein besseres kinästhetisches Bewusstsein für ihr Zwerchfell, indem sie bäuchlings auf dem Boden liegen und beim Einatmen versuchen, den Boden wegzudrücken. Dies bezeichnet man als *Crocodile Breath* (zu Deutsch: »Krokodilatmung«).*
2. **Optimieren der Trainingshaltung:** Sobald Sie verstanden haben, dass vertikale Atmung ein Grund für Ihre Haltungsmängel ist, können Sie diese mit horizontaler Atmung beheben. Trainer können dies etwa zu Beginn einer Trainingseinheit mithilfe eines Core-Workouts tun, das aus Planks, Dead Bugs, 90/90-Atmung auf dem Boden (Hüfte und Knie sind also jeweils um 90 Grad abgewinkelt, Unterschenkel liegen auf einer Ablage) und anderen Übungen zum Wiederherstellen einer neutralen Wirbelsäule besteht. »Wenn ich meine Leute wieder neutral ausrichte, sorgt das bereits für ziemlich gute Effekte«, erklärt Eric Cressey. Zu diesen guten Effekten gehört auch mehr Stabilität im Core.**
3. **Bessere Körperspannung erlernen:** Bracing schützt Sie im Training vor Verletzungen. In diesem Kapitel sprechen wir ausführlich über Atmung und Körperspannung. Die am häufigsten eingesetzte Bracing-Technik

---

* Mehr zu dieser Technik unter: Rusin, John: *Fix Your Breathing, Build More Muscle.* t-nation.com, 7. Juni 2017

** Auf Youtube am 24. Oktober 2003

ist die Valsalva-Methode. Technisch gesehen atmen Sie bei einem Valsalva-Manöver gegen Ihre geschlossene Glottis. »In Russland sagen wir, Valsalva ist Atmung, die nicht stattfand«, erklärt Pavel Tsatsouline.* Das Valsalva-Manöver erhöht den intraabdominellen Druck, der die Wirbelsäule stützt und stabilisiert und so Schnellkraft erzeugt.

4. **Atmen während des Bracings:** Das Valsalva-Manöver eignet sich prima für Maximalwiederholungen und ähnliche Maximalkraftversuche. Doch nicht jeder Satz ist so extrem oder so kurz, deshalb gibt es das sogenannte *Breathing behind the Shield* (zu Deutsch: Atmen hinter einem Schutzschild), das sich folgendermaßen vom Valsalva-Versuch unterscheidet: Die Muskulatur in Ihrem Oberkörper ist ausreichend aktiviert, um Sie zu schützen, aber nicht so stark, dass Sie nicht mehr ein- und ausatmen können. Erfahrene Anwender können während des Shields sogar noch sprechen. Um zu demonstrieren, wie das funktioniert, lässt sich Pete Holman, der Erfinder des TRX® Suspension Trainers, während seiner Vorträge auf Workshops von Teilnehmern in den Magen boxen.**

»Atmen ist die wichtigste Bewegung. Sie müssen die Wirbelsäule dafür bestmöglich zum Zwerchfell und Beckenboden ausrichten. Wir bestehen aus einem System, das um die Wirbelsäule herum aufgebaut ist, und müssen unser zentrales Nervensystem respektieren. Unser Körper wird Probleme (durch Kompensation) irgendwie umgehen, denn im Problemlösen ist er außerordentlich gut. Unser Gehirn ist die am höchsten entwickelte Struktur im bekannten Universum. Konzentrieren Sie sich auf die Integrität Ihrer Atmung – also auf perfekte mechanische Ventilation und das radiale abdominale Kontraktionsfeld –, so schaffen Sie echte und nicht bloß reflexive Stabilität.«

Kelly Starrett, *Werde ein geschmeidiger Leopard*

---

* Interview mit Tsatsouline vom 17. August 2018

** Um dies einmal zu sehen, schauen Sie sich seinen Podcast »Breathing Behind the Shield« an. Holman erklärt darin, dass Sie »Ihren Atem so kontrollieren können, dass er der Kraftanstrengung entspricht, die Sie erbringen. Ein schneller, harter Schlag beispielsweise geht mit schneller, harter Atmung einher, während Sie eine langsamere, längere Anstrengung wie etwa beim Überkopfdrücken am besten mit langsamem Ausatmen kombinieren, das Ihnen erlaubt, mehr intraabdominellen Druck aufrechtzuerhalten.«

ATMEN ODER NICHT ATMEN, DAS IST HIER DIE FRAGE: DAS SPEKTRUM SPINALER STEIFIGKEIT

Vom Offensichtlichen einmal abgesehen, hat das Wort »steif« nicht gerade ein positives Image. Man denkt dabei unweigerlich an einen ungelenken Tanzstil, ein unbequemes Outfit, zu viel Haarspray oder Gelenkschmerzen. Die Steifigkeit der Wirbelsäule ist dagegen ein spezifischer Begriff aus der Kraftsportfachliteratur und etwas absolut Erstrebenswertes, vor allem, wenn Sie in der Lage sind, den Grad der Steifigkeit an Ihre Bedürfnisse anzupassen.

Die erste Frage, die sich in dem Zusammenhang stellt: Sollte man während der Belastungsphase eines Satzes atmen? Den Atem anzuhalten, erhöht den internen Druck und erlaubt Ihnen, mehr Kraft zu erzeugen. Atmen sorgt dagegen für eine flüssigere Bewegung, ist dadurch aber auch ein Risiko für Instabilität.

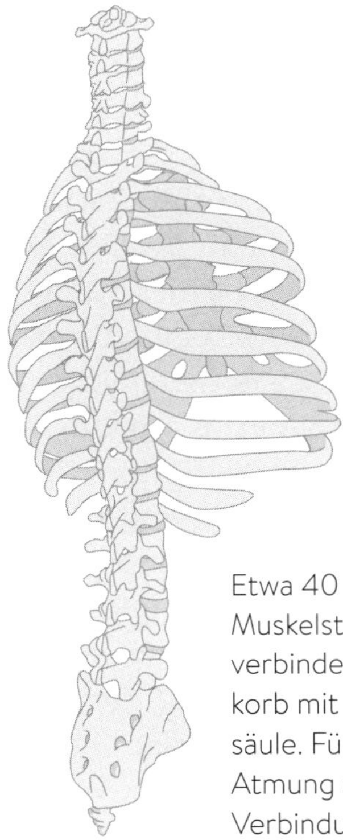

Etwa 40 Gelenk- und Muskelstrukturen verbinden den Brustkorb mit der Wirbelsäule. Für eine freie Atmung sollten diese Verbindungsstellen geschmeidig und beweglich sein.

BENÖTIGTE STEIFIGKEIT DER WIRBELSÄULE

gering — **stark**

keine Last ⟷ maximale Last

ein Gewicht — sehr schweres Gewicht

minimale Steifigkeit — maximale Steifigkeit der Wirbelsäule

freie und einfache Atmung — atmen nicht ratsam/ Valsalva-Manöver

Stellen Sie sich ein Spektrum von Aktivitäten vor, wobei die Aktivitäten links ohne Last durchgeführt werden; nach rechts hin nimmt die Last immer weiter zu, bis hin zur größtmöglichen Belastung ganz rechts.

Ganz links im Spektrum befinden sich Übungen, die völlig ohne Zusatzgewicht auskommen, dafür aber viel Bewegung erfordern. Ein Beispiel wären Distanzläufe, bei denen Sie mehrere Schritte pro Atemzug absolvieren können und dabei nicht die ganze Zeit über Spannung im Core aufrechterhalten müssen, was Energieverschwendung wäre. Für die Aktivitäten auf der rechten Seite, wie etwa Kraftdreikampf, benötigen Sie maximale Steifigkeit Ihrer Wirbelsäule. Jemand, dem mehrere hundert Kilogramm Gewicht auf dem Rücken liegen, sollte möglichst hohe Spannung in der Körpermitte haben, weil andernfalls die Wirbelsäule unter dem Druck zusammenbricht (was eine Katastrophe wäre).

Jede Aktivität, die sich zwischen diesen beiden Extremen befindet, erfordert einen anderen Grad Steifigkeit in der Körpermitte für einen optimalen Bewegungsablauf. Direkt kontrollieren können Sie die Steifigkeit in Ihrem Core einerseits durch Muskelkraft, vor allem aber mit Ihrer Atmung. Eine gute Faustregel ist laut Dr. Stuart McGill: »Je größer die Last, umso weniger sollten Sie atmen. Kraftdreikämpfer atmen in der Belastungsphase gar nicht, und erfolgreiche Sprinter nehmen interessanterweise nur Mini-Atemzüge.«

Der Großteil der Bewegungen, die Sie in Ihrer Sportart oder im Fitnessstudio ausführen, fällt irgendwo in den Bereich zwischen diesen beiden Extremen. Wenn Sie sich dessen bewusst sind und fundierte Entscheidungen treffen, bleiben Sie stark und verletzungsfrei.

Wir haben bereits über biomechanische und anatomische Atmung gesprochen, werden nun aber noch etwas tiefer in das Thema einsteigen.

Rumpfstabilität

Die Atemmuskeln transportieren nicht nur Luft in den Körper hinein und wieder hinaus, sondern erzeugen auch Stabilität und – vereinfacht gesagt – Kraft. »Nach Ansicht unserer Mediziner und Trainer ist nichts wichtiger, als die Stabilität des Rumpfes aufrechtzuerhalten«, sagt Dr. Kathy Dooley, rehabilitative Chiropraktikerin und Mitgründerin von Catalyst S.P.O.R.T. in New York. »Rumpfstabilität ist das Fundament jeder menschlichen Bewegung.«

BIOMECHANISCHE ATMUNG

Beim Krafttraining sollten die meisten Menschen biomechanisch atmen. Was das in einfachen Worten bedeutet? Am einfachsten beschreibt das ein simpler Tipp von Tony Gentilcore, einem Fitnesstrainer aus Boston, der dort das CORE Collective betreibt: »Atmen Sie aus, wenn Sie sich anstrengen – egal, ob Sie das Gewicht von sich wegdrücken oder zu sich heranziehen.«* Wenn Sie genau wissen wollen, was Sie wann tun sollten, blättern Sie zu unserem Steifigkeitsspektrum zurück: Während schwerer Sätze sollten Sie höchstens am schwersten Punkt mal ein kurzes Stöhnen herauspressen. Nutzen Sie Atmung nicht, um Ihren Körper zu strecken oder zu kontrahieren, sondern um eine gute Mechanik zu fördern. Biomechanische Atmung bedeutet, dass Sie die Luft anhalten, um steifer und explosiver zu sein. Explosivität oder extreme Anstrengungen geschehen beim Ausatmen. Dies steht im Kontrast zur anatomischen Atmung, die sich an Ihrer Wirbelsäulenbewegung orientiert. Wie wir in Kapitel 7 erläutert haben, atmen Sie beim Strecken ein und beim Beugen aus. Diese Atmung verwenden Sie beim Training mit wenig oder gar keinem Gewicht, wenn Ihr Fokus auf Bewegungsintegrität liegt. Anatomische Atmung wird auch als umgekehrte Atmung bezeichnet.

Die Körperhaltung beherrschen

»›Beherrschen‹ Sie Ihre Körperhaltung wirklich?«, fragt Rob Wilson, Mitgründer von Art of Breath. »Oder erzwingen Sie sie einfach nur?« In einem Interview verriet er mir die Antwort: »Sie beherrschen Sie nur, wenn Sie darin gut atmen können.« Bei einem seiner Favoriten, der genau ins Schwarze trifft, hängen Sie von einer Klimmzugstange herab und blasen dabei einen Ballon auf.

* E-Mail-Korrespondenz mit Gentilcore vom 1. August 2018.

BANKDRÜCKEN

»Halten Sie den Atem an, um Körperspannung zu erzeugen und über die gesamte Wiederholung hinweg zu halten«, erklärt Jim Smith, Personal Trainer und Eigentümer von Diesel Strength.* Wenn Sie Mühe haben, den schwersten Punkt zu überwinden, dann können Sie beim Ausstoßen einen Zischlaut herauspressen. Atmen Sie nach jeder Wiederholung vollständig aus und wieder ein, aber erst nachdem Sie die Arme vollständig gestreckt haben.

ÜBERKOPFDRÜCKEN ODER MILITARY PRESS

Hier sollten Sie die »Psst!-Atmung« verwenden, wie Dan John sie nennt. Die funktioniert genauso, wie sie heißt: Als würden Sie in einer Bibliothek jemanden auf sich aufmerksam machen wollen. Bei der Psst!-Atmung atmen Sie tief ein, spannen die Körpermitte an und beginnen mit der Übung. Bei jeder Anstrengung lassen Sie nur ein kleines bisschen Luft rein und raus, was das Psst!-Geräusch verursacht. Während der Absenkphase können Sie den Atem entweder anhalten oder leicht durch die Nase ausatmen. Sie behalten also fast alle Luft im Körper, um den Druck aufrechtzuhalten, atmen aber trotzdem ein wenig«, so John.**

KLIMMZÜGE MIT OBER- ODER UNTERGRIFF

Hängen Sie sich an die Stange, die Füße ein Stück vor Ihrem Körper. Ihre Schulterblätter sind nach hinten und unten zusammengezogen. »Beginnen Sie, indem Sie Luft holen und sich für den Zug korrekt ausrichten. Atmen Sie aus, sobald Sie sich hochziehen«, so Gentilcore. »Holen Sie, oben angekommen, kurz Luft, bevor Sie sich wieder absenken (um die Spannung im Körper, vor allem im Core aufrechtzuerhalten), und

* E-Mail-Korrespondenz mit Smith vom 5. August 2018
** Interview mit John vom 27. Juli 2018

wiederholen Sie das Ganze bei der nächsten Wiederholung.« Gentilcore empfiehlt, bei jeder Wiederholung zu atmen und sich neu auszurichten, aber ergänzt: »Bei Sätzen mit hohen Wiederholungszahlen kann ich verstehen, wenn man den Atem ein bis zwei Wiederholungen lang anhält, bevor man sich neu ausrichtet.«*

SQUAT

1. Atmen Sie ein und spannen Sie Ihre Körpermitte an, um das Bracing zu beginnen.
2. Halten Sie den Atem während der Absenk- und Aufwärtsbewegung an, mindestens, bis Sie den schwersten Punkt erreichen.
3. Lassen Sie entweder ein Stöhnen raus oder halten Sie die Luft einfach weiter bis zum Ende der Bewegung an. Ein wenig Ausatmen und erneutes Anspannen löst einen Teil der Spannung, was eine gute Sache sein kann.

»Ich bin einige Male unter der Stange ohnmächtig geworden, was wohl nicht passiert wäre, wenn ich ein wenig Luft rausgelassen hätte«, sagt C. J. Murphy, Strongman-Wettkämpfer, Kraftdreikampf-Champion und Erfinder der Total Performance Method. Und bei Sätzen mit zwei oder mehr Wiederholungen können Sie entweder atmen und oben wieder neu anspannen oder den Atem anhalten. Murphy rät allerdings dazu, den Atem nicht länger als drei Wiederholungen lang anzuhalten.

KREUZHEBEN

Sie haben zwei Möglichkeiten, um vor dem Kreuzheben zu atmen: Wenn Sie noch aufrecht vor der Hantel stehen und wenn Sie sich bereits abgesenkt haben, um die Hantel zu greifen. Laut Jesse Burdick von PowerWOD sollten nur erfahrene Sportler die Variante im Stand wählen. Praktisch alle anderen sollten den letzten großen Atemzug in den

* E-Mail-Korrespondenz mit Gentilcore vom 1. August 2018

unteren Rumpf zwischen dem Greifen der Hantel und dem Einleiten der Zugbewegung nehmen. »Fassen Sie erst die Hantel, dann atmen Sie mit hochgestreckter Hüfte, wenn Sie noch mehr Platz haben«, schreibt er in einem Blog-Post auf der Website von Diesel Strength & Conditioning. »Senken Sie dann die Hüfte, erzeugen Sie Spannung und ziehen Sie schließlich das Gewicht nach oben.«

> »Vom ›Offene-Schere-Effekt‹ spricht man, wenn Ihnen Atmung und Bracing nicht richtig gelingen und sich dadurch die Rippen aufwölben und der Rücken überstreckt wird. Dies ist bei Kniebeugen vermutlich der am häufigsten auftretende Fehler. Viele Sportler glauben, dass ihr unterer Rücken dabei nicht in Gefahr sei, weil er gewölbt (und nicht gerundet) ist. Er ist aber zu sehr gestreckt und nicht mehr neutral. Deshalb ist es wichtig, dass Sie lernen, Ihre Rippen runterzuziehen und das Becken ein wenig zurückzukippen, sodass Oberkörper und Hüfte neutral und auf einer Linie sind.«*
>
> Sean Hyson, Autor von *The Men's Health Encyclopedia of Muscle: Everything You Need to Know to Build the Body You Want*

KETTLEBELL SWING

In seinem Buch *Kettlebell Simple & Sinister* beschreibt Tsatsouline, dass die Teilnehmer seiner StrongFirst-Gruppe biomechanische Atmung einsetzen (etwa Ausatmen beim Aufschwung), weil sie Kraft aufbauen und mehr Power generieren wollen, indem sie während der Belastungsphase aus- und nicht einatmen. »Wie bei einem Schlag können Sie Ihre Kraft kurz steigern, indem Sie scharf und kraftvoll aus dem Bauch ausatmen. Zusätzlich pressen Sie Kohlenstoffdioxid aus dem unteren Bereich Ihrer Lunge. Das ist wichtig, um den gesamten Satz durchzuhalten. Wenn Ihnen die Puste ausgeht, liegt das meist nicht an zu wenig Sauerstoff, sondern an zu viel CO_2.**

* Interview vom 18. Dezember 2018

** Interview mit Tsatsouline vom 17. August 2018

PLANK

Mit Planks verhält es sich ein wenig anders als mit den restlichen Übungen. Hier müssen Sie lernen, kleine Atemzüge zu nehmen, während Sie die Spannung in der Körpermitte aufrechterhalten. »Wenn Sie nah am Grenzbereich sind und Ihr gesamter Körper angespannt ist, dann werden Sie vermutlich das Valsalva-Manöver einsetzen«, sagt Trainer Mike Robertson.* Falls Sie Probleme haben, im Plank zu atmen, legen Sie Ihre Ellenbogen auf eine Bank. Das reduziert die Last, sodass Sie normaler atmen können.

SIT-UP

TACFIT®-Erfinder und Fitnesstrainer Scott Sonnon nutzt Atmung bereits seit Jahrzehnten in seinen Workouts. Seine »Be Breathed«-Methode bei Situps funktioniert wie folgt: Atmen Sie ein, während Sie Ihren Oberkörper in Richtung Boden absenken. Treiben Sie Ihren Körper anschließend durch Ausatmen wieder nach oben und vorn. Lassen Sie in der obersten Position so viel Luft raus wie möglich, dann atmen Sie ein und lassen Sie sich wieder absinken, um die nächste Wiederholung zu beginnen.

BEINPRESSE

Der Vorteil beim Beinpressen ist, dass Sie keine maximale Spannung im Core aufrechterhalten müssen, da Sie kein Gewicht auf Ihrem Rücken tragen, das ein Risiko darstellen würde. Dadurch können Sie etwas freier atmen. Dan John rät hier zur »Choo-Choo«-Atmung, wie er sie nennt. Damit ist weniger das Geräusch einer Dampflok gemeint, sondern das Rauschen des Ozeans. Beim Absenken des Gewichts atmen Sie langsam ein und beim Ausstoßen kraftvoll aus. »Sie verwandeln Ihren Körper in einen Zylinderkolben«, erklärt John.**

* E-Mail-Korrespondenz mit Mike Robertson vom 8. August 2018
** Interview mit Dan John vom 27. Juli 2018

Was versagt zuerst, Ihre Muskeln oder Ihre Atmung?

»Die Atmung«, gibt Julien Pineau von StrongFit zu. Pineau verwendet Sandsäcke als Beispiel dafür, wie wichtig zyklische Atmung ist, also eine Atmung, die Ihren Rhythmus unterstützt (und Laktat schneller abbaut). Wie? Nehmen Sie zwei Schritte beim Einatmen und atmen Sie während der nächsten beiden Schritte aus.*

LOADED CARRY

Bei Trageübungen mit Gewicht – sogenannten Loaded Carries – bewegen Sie schwere Objekte von A nach B. Sie schulen damit Ihre Fähigkeit, Körperspannung zu erzeugen und zu kontrollieren, denn Sie müssen sich während des Bracings bewegen. »Ich mag an Loaded Carries, dass man dabei gezwungen ist, korrekt zu atmen. Man hat gar keine andere Wahl«, erklärt Dan John. Vereinfacht gesagt gibt es drei verschiedene Typen solcher Trageübungen, die im Folgenden mit steigendem Schwierigkeitsgrad aufgelistet sind.

FARMER'S CARRY

Hierbei halten Sie in beiden Händen gleich schwere Gewichte, die sie aber nicht schlaff zwischen Handfläche und Fingern balancieren. »Der Farmer's Carry ist eine Plank mit Bewegung«, erklärt John.

ASYMMETRISCHE CARRY

Hierbei halten Sie unterschiedliche Gewichte in jeder Hand oder nur in einer Hand ein Gewicht, während die andere leer bleibt (was man als Suitcase Carry bezeichnet).

---

* Lernen Sie mehr über Pineau, Schmerzgrotten, Pythons und Haifischflossen im Podcast *Barbell Shrugged* von Mike Bledslow, Doug Larson und Chris Moore (Folge 190).

BEAR HUG CARRY

Hierbei drücken Sie ein Gewicht mit beiden Armen gegen Ihren Körper.

»Farmer's Carry lehrt Sie eine korrekte Haltung«, ergänzte John in einem Interview, das wir mit ihm geführt haben. »Ihnen wird auffallen, dass Sie dabei wahrscheinlich ganz flüssig mit einer Art ›Omm‹ atmen.

Dan Johns Regenerationsatemleiter

Das Konzept der Atemleiter stammt vom Physiotherapeuten Steve McNamara.* Es funktioniert folgendermaßen: Die Anzahl Ihrer Atemzüge in den Satzpausen richtet sich nach der Anzahl der Wiederholungen im Satz. Wie viele Atemzüge Sie während der Bewegung nehmen, erfolgt bewusst, und wie viele Atemzüge Sie zwischen den Wiederholungen nehmen, erfolgt auch bewusst. (CrossFit-Profi Rich Froning ist dafür bekannt, Pausenintervalle anhand seiner Atemzüge zu bemessen. Nehmen wir also an, Sie führen zehn Wiederholungen Kniebeuge oder Beinpresse aus, dann würden Sie in der anschließenden Regenerationsphase zehn kontrollierte Atemzüge nehmen. Ihre Pause endet, nachdem Sie den zehnten Atemzug komplettiert haben. Wiederholen Sie dieses Schema eine festgelegte Zeit lang. John rät: »Absolvieren Sie folgendes Workout: Führen Sie fünf Minuten lang immer wieder zehn Goblet Squats gefolgt von zehn Atemzügen aus«, und erläutert: »Für mich gewinnt derjenige, der in dem Zeitfenster die wenigsten Squats ausführt. Dieses Schema bringt Sie nämlich auf ganz natürliche Weise dazu, Ihre Atemzüge zu verlängern, weil Sie so automatisch Ihre Pause verlängern. Schnelles Atmen wird im doppelten Sinne bestraft. So lernen Sie auf die richtige Art, Ihren Atem zu kontrollieren.« Das gilt auch für Belastungssituationen, was für viele andere Aspekte des Lebens nützlich ist. Hinzu kommt, dass diese Technik auch als Regenerationsatmung verwendet wird. »So weiß ich, wie ich mich in Stresssituationen runterfahren kann. Ich zähle einfach meine Atemzüge«, so John.

---

* Bekanntgemacht hat es aber Steve Maxwell: https://www.maxwellsc.com.

Sie können durch die Brust ausatmen, besser ist aber eine tiefere Atmung, vor allem, wenn die zurückzulegende Distanz immer länger und länger wird.«

So merkwürdig das klingen mag, aber ein Suitcase Carry mit einer 40 Kilogramm schweren Kurzhantel wird den meisten Menschen schwerer fallen als ein Farmer's Carry mit zwei 35-Kilogramm-Hanteln. Zwar bewegen Sie beim Farmer's Carry in der Summe mehr Gewicht, aber um eine einzelne Kurzhantel in einer Hand zu tragen, muss Ihr Körper mehr Spannung erzeugen. Sie müssen Ihre Mittelpartie anspannen, damit Schultern und beide Seiten der Hüfte relativ gerade bleiben und das Gewicht Sie nicht zu einer Seite runterzieht. »Weil Sie beim Suitcase Carry die freie Seite besonders anspannen müssen, werden Sie schnell an Anakondakraft zulegen«, verspricht John. Noch wichtiger ist der interne Druck, wenn Sie das Gewicht gegen Ihren Körper pressen müssen, um sich damit zu bewegen. »Wenn Sie einen Bear Hug Carry mit einem leichten Gewicht - sagen wir 40 Kilogramm - ausführen, dann werden Sie ohne internen Druck nach etwa 20 Schritten zusammenzubrechen«, prophezeit John.

Zu lernen, diese Spannung zu erzeugen und dabei weiterzuatmen, wird Ihnen auch bei jeder anderen Fitnessübung helfen. Deshalb bringt John jedem neuen Kunden gleich am ersten Tag Farmer's Walks bei. »Wenn Sie keine ausreichende Spannung erzeugen können, dann können wir auch nicht mit hohen Lasten arbeiten.«

HARDSTYLE-ATMUNG

Dies eine Atem-Bracing-Übung, die der bekannte Krafttrainer Pavel Tsatsouline Hardstyle-Atmung genannt hat. Nach den ersten Runden werden Sie verstehen, warum.

1. Legen Sie die Hände auf Ihre geraden und schrägen Bauchmuskeln.
2. Atmen Sie mithilfe des Zwerchfells in Ihren unteren Rumpf.
3. Aktivieren Sie Ihren Beckenboden. Tsatsouline bringt das seinen Klienten bei, indem er sie bittet, sich vorzustellen, beide Arten ihrer Notdurft zurückzuhalten.

4. Öffnen Sie Ihre Lippen ganz leicht und drücken Sie die Zunge gegen Ihre Zähne.
5. Spannen Sie Ihre Bauchmuskeln an, während Sie in kurzen Stößen ausatmen. Geben Sie dabei ein zischendes Geräusch von sich. Richten Sie ihren Körper nach jedem Ausatmen wieder neu aus und spannen Sie ihn erneut hart an.
6. Atmen Sie fünf Stöße lang aus (oder bis Ihre Luft komplett ausgestoßen ist). Spannen Sie Gesicht, Hals und Nacken nicht an, sondern halten Sie die Spannung unterhalb der Achseln.
7. Entspannen Sie sich. Absolvieren Sie mindestens einige Minuten lang keinen weiteren Satz, damit Ihnen nicht schwindlig wird.

ATMEN BEIM GEWICHTHEBEN

Beim Gewichtheben befindet sich die Hantel die meiste Zeit an einem der folgenden drei Orte: auf dem Boden, über Ihrem Kopf oder an Ihrer Kehle. Keiner davon begünstigt das Atmen, weshalb Glenn Pendlay, Trainer bei California Strength, den meisten Leuten empfiehlt, vor dem Beginn einer Wiederholung zu atmen und sich danach keine Gedanken mehr darüber zu machen. »Normalerweise atmen Sie während der Zugbewegung weder ein noch aus«, sagt Pendlay und ergänzt: »Einatmen werden Sie auf alle Fälle nicht. Es gibt einige Sportler, die beim Anreißen ein wenig Luft rauslassen, aber das ist äußerst selten. Die meiste Zeit während der Zugbewegung halten Sie den Atem an.«* Mit der Hantel an der Kehle sollten Sie mit allen Mitteln so viel Luft holen wie möglich. Anschließend atmen Sie kurz und kraftvoll aus, während Sie die Hantel über Ihren Kopf drücken. Sobald Sie die Hantel komplett ausgestoßen haben, können Sie ein weiteres Mal Luft holen. »Mir ist dabei wichtig, die perfekte Stützposition zu finden, in der das Gewicht von Knochen und Gelenken gehalten wird und nicht von den Muskeln«, sagt der vierfache Crossfit-Games-Sieger Mat Fraser in *Men's Health*. »Dadurch verschwindet das Gewicht natürlich nicht, aber Sie müssen sich nicht so sehr anstrengen, um es oben zu halten.«

---

* Mehr dazu finden Sie auf seiner Website CaliforniaStrength.com.

Strohhalmatmung

Pavel Tsatsouline, der ehemalige Krafttrainer der sowjetischen Spezialkräfte, nutzt eine Technik namens Strohhalmatmung, die er in der Tauchschule gelernt hat, um seinen Klienten die korrekte Atmung im unteren Rumpf beizubringen. »Legen Sie sich auf den Rücken, nehmen Sie einen Strohhalm in den Mund, halten Sie sich die Nase zu und atmen Sie einfach drauflos. Falls Ihnen das problemlos gelingt, stecken Sie zwei Strohhalme zusammen, sodass daraus ein langer entsteht. Klappt auch das, nehmen Sie drei Halme. Das sollte normalerweise ausreichen.« Diese Methode vergrößert den ›toten Raum‹, durch den Sie atmen müssen, um Luft zu bekommen. Der Strohhalm dient als Verlängerung. »Er zwingt Sie, ganz tief in Ihren Bauch zu atmen und vom Grund Ihrer Lunge aus komplett auszuatmen.«*

EINEN SCHILD AUFBAUEN

Dies ist eine Technik aus Dr. McGills Buch *Ultimate Back Fitness and Performance*, mit der Sie Ihr Zwerchfell trainieren können. Führen Sie eine Tätigkeit aus, bei der Sie schwer atmen müssen: Laufen, Airdyne fahren, Battle Ropes schwingen – Sie haben die Wahl. Geben Sie etwa eine Minute lang richtig Gas. Sobald Sie schwer atmen, begeben Sie sich auf den Boden in eine Side Plank. Warum das? Weil Sie, um diese Position zu halten und die Wirbelsäule zu stützen, alle Muskeln im Rumpf aktivieren müssen, die normalerweise an der Atmung beteiligt sind. Tun Sie das nicht, kippen Sie um. Nun muss das Zwerchfell die komplette Atmungarbeit allein übernehmen. »Durch einen stabilen Core bauen Sie eine Art Schild auf, hinter dem Ihr Zwerchfell zur Pumpe wird«, erklärt McGill.

---

* Interview mit Tsatsouline vom 17. August 2018. Diese Technik wird auch in Tsatsoulines Buch *Kettlebell Simple & Sinister* beschrieben.

Egal welche Art von Krafttraining Sie ausführen, wenn Sie dabei vertikal atmen, dann atmen Sie nicht auf starke, biomechanisch korrekte Art und Weise – weder beim Ein- noch beim Ausatmen. Dementsprechend sind Sie schneller erschöpft und, was noch schlimmer ist, erhöhen Ihr Verletzungsrisiko. Der Vorsatz, Ihren Körper korrekt auszurichten, ist bei vertikaler Atmung sinnlos. Ihre Atmung befeuert die Muskeln dann nicht so effizient wie sie könnte. Untersuchungen haben eindeutig gezeigt, dass Ihre Balance und Stabilität nur noch von zweitrangiger Bedeutung sind, wenn die Atemmuskulatur ermüdet. Ihr vorübergehend notwendiges Luftanhalten und die daraus resultierende suboptimale Vertikalatmung (die mehr Energie verbraucht als sie erzeugt) sind ineffizient. Der eine intensive Atemzug nach oben, den Sie von Zeit zu Zeit nehmen, ist daher mehr Ritual als Energiespender. Er sorgt nicht für Dekompression und Neuausrichtung Ihrer Wirbelsäule, sodass Ihr Bracing viel zu lang anhält.

PRAXISTIPP

1 Kniebeuge	1 Atemzug (einmal vollständig ein- und ausatmen)
2 Kniebeugen	2 Atemzüge
3 Kniebeugen	3 Atemzüge
4 Kniebeugen	4 Atemzüge
5 Kniebeugen	5 Atemzüge

Erst steigern, dann senken Sie die Wiederholungszahlen wieder. Gehen Sie also bis rauf auf fünf (oder zehn oder zwanzig, je nach Trainingswiderstand und Kraft), dann gehen Sie die Pyramide wieder runter bis auf 1 : 1.

Trainieren Sie nicht auf Zeit, sondern konzentrieren Sie sich auf Ihre Atmung und die Integrität Ihrer Bewegung. Sie können auch eine Wiederholung mit zehn Atemzügen kombinieren (oder jegliche andere Variation dieser Art), um sich zu erholen.

KAPITEL 13

ANGEWANDTE KRAFT: SO ATMEN SIE WÄHREND DES KRAFTTRAININGS

DIE HIGH FIVE IM FITNESSSTUDIO

Folgende Voraussetzungen zur Atmung haben Sie bereits geschaffen:

1. **Sie atmen effizient ein:** Dadurch erzeugen Sie intrathorakalen Druck, schützen Ihre Wirbelsäule und ermöglichen explosive Bewegungen. Außerdem erholen Sie sich damit schneller und vollständig zwischen Übungen oder Sätzen.
2. **Sie haben Ihre Atmung neu ausgerichtet:** Ihre gesamte Körpermitte (der abdominothorakale Bereich) wird geschmeidiger, weitet sich beim Einatmen und verengt sich gemeinsam mit den Rippen beim Ausatmen. Das ist sinnvoll, denn dort befindet sich der größte, aufnahmefähigste Teil Ihrer Lunge.
3. **Die schrägen Bauchmuskeln und der Beckenboden sind Ihre neuen besten Freunde:** Verabreden Sie sich und verbringen Sie Zeit mit ihnen! Falls Sie durchtrainiert und definiert sind, stören die Bauchmuskeln allerdings, weil sie Ihren Bauch lahmlegen und dadurch steife Nacken- und Schultermuskeln verursachen (weil Sie diese dann als Hauptatemmuskeln verwenden). Beim Einatmen sollten Ihre Bauchmuskeln daher geschmeidig und locker sein.
4. **Sie sind nicht mehr dauerhaft verkrampft:** Zwischen all dem Bracing und pfauenartigen Herumstolzieren hatten Sie bislang kaum tief geatmet. Dadurch fehlte es Ihnen ständig an Energie, und Ihr unterer Rücken machte Probleme. Das passiert Ihnen nun nicht mehr.
5. **Sie dekomprimieren zwischen Sätzen Ihre Wirbelsäule und tanken Energie, indem Sie einatmen und Ihre Körpermitte weiten:** Wenn Sie das tun, schickt Ihr Zwerchfell Blut in Richtung Wirbelsäule und gibt Ihren Bandscheiben mehr Raum. Spüren Sie, wie sich das »Rebracing« danach stärker anfühlt und wie horizontale Atmung ein festeres Bracing ermöglicht.

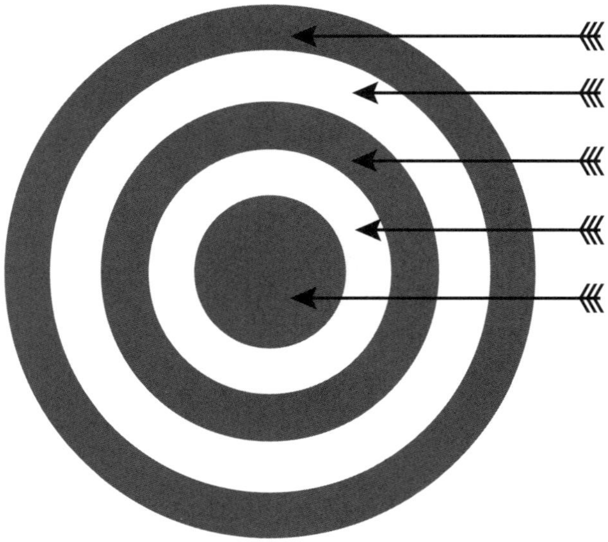

Zielorientierte Atmung für mehr Ausdauer

GEZIELTE ATMUNG

Kehren wir noch einmal zur Analogie der Zielscheibe zurück, die wir in Kapitel 8 schon einmal verwendet haben. Mehrere Kreise verlaufen um das Bull's Eye in der Mitte. Jeder Kreis steht für eine andere Phase in Ihrer Krafttrainingseinheit. Wie bewusst Sie atmen, unterscheidet sich in jedem der Kreise.

- Das Bull's Eye steht für den Moment, in dem Sie sich mitten in einer Wiederholung befinden. Sie sind voll konzentriert bei der Sache.
- Der Kreis außerhalb des Bull's Eyes ist der Moment, in dem Sie sich zwar in einem Satz befinden, aber noch in der Lage sind, zu denken und Ihre Atmung zu kontrollieren. Dies umfasst auch Augenblicke wie kurz vor dem Beginn einer Wiederholung, wenn Sie das Valsalva-Manöver ausführen oder wenn Sie versuchen, durch kräftiges Stöhnen den schwersten Punkt zu überwinden.

- Der zweite Kreis steht für Ihre Vorbereitung auf den nächsten Satz oder das Ende eines Satzes. Hier holen Sie tief Luft und setzen Ihr Bracing, bevor Sie unter die Hantel treten, oder Sie halten das Bracing, beziehungsweise eine andere Form der Körperspannung, bis Sie das Gewicht vollständig wieder abgelegt haben.
- Der nächste Kreis ist die Regenerationsatmung zwischen Ihren Sätzen oder Intervallen. Dieser Kreis ist äußerst wichtig für Ihre Leistung, wenn Sie näher ans Bull's Eye und Ihr Trainingsziel rücken.
- Der äußerste Kreis ist Ihre aktive Erholung.

»Um sehr viel Kraft zu erzeugen, müssen Sie schon ein saustarkes Valsalva-Manöver hinkriegen. Kleine Dosen eines großen Stressfaktors, eine bis drei Wiederholungen – das langt für den Tag. Beim Werfen atmen Sie schnell aus – Ihr Fokus liegt auf der Kontraktionsgeschwindigkeit großer Muskelgruppen.«

Bert Sorin, Teilnehmer der schottischen Highland Games
und Präsident von Sorinex Exercise Equipment

Starkes Bracing durch horizontale Atmung

Achten Sie auf den enormen Unterschied zwischen vertikalem Einatmen und horizontalem Einatmen mit Bracing. Wenn Sie die Anspannung lösen – also nicht statisch halten –, um horizontal einzuatmen, fühlt Ihr Bracing sich stärker an – und ist es tatsächlich auch. Sie haben nämlich Ihre Core-Muskulatur aktiviert, indem Sie das Bracing vorher gelöst haben. Auch der Atemzug, den Sie dann nehmen, ist deutlich tiefer (vier- bis sechsmal so viel Luft wie ein Oberkörperatemzug schaffen könnte).

Bracing + Horizontalatmung = besseres Bracing und mehr Luft

Sobald Sie in der Lage sind, auf Abruf mit einem A-IQ von 1 zu atmen (also mit perfekter Bewegungszone und perfektem Bewegungsumfang), dann können Sie üben, mit einen Teil Ihres Körpers zu atmen, während Sie einen anderen Teil anspannen. Es kann auch sein, dass die Situation oder Übung, in der Sie sich gerade befinden, Sie nicht normal atmen lässt. Wissen Sie dann, wie Sie »durch den Rücken« atmen? Oder in die Seiten hinein? Ermahnen Sie sich selbst, wenn Sie in eine ineffiziente Vertikalatmung zurückfallen oder den Atem einfach anhalten. Hammer-Strength-Rudern im Sitzen ist ein Beispiel dafür, wie Sie durch den Rücken atmen und beim Ausatmen die Körpermitte verengen.* Um Ihre Balance müssen Sie sich keine Sorgen machen, denn Bauch und Brust sind gegen das Polster gedrückt und Ihre Arme beim Einatmen nach vorn ausgestreckt. Auch wenn Ihr Ziel lautet, in der Belastungsphase auszuatmen und Lats und andere Rückenmuskeln zu aktivieren, nutzen Sie auch das Einatmen, statt es nur als den Moment zwischen zwei Wiederholungen zu betrachten. Und falls Sie sich für die Feinheiten interessieren: Die Rückenatmung lässt Sie weiter dehnen (effizientere Bewegung) und versorgt Sie besser mit Sauerstoff (für mehr und schwerere Wiederholungen).

> »Atmung ermöglicht Bewegung. Bewegung ermöglicht Atmung. Atmung ermöglicht Stabilität. Stabilität ermöglicht Bewegung. Alles hängt miteinander zusammen.«
>
> Sue Falsone, *Bridging the Gap from Rehab to Performance*

---

* Wenn Sie das Gold's Gym in Venice betreten und dort einen Mann sehen, dessen Lats zwei Postleitzahlenbereiche zu umspannen scheinen, dann ist das vermutlich der Power-Bodybuilder Doug Fruchey, ein Superschwergewicht. Doug war derjenige, der mir die Vorteile des Hammer-Strength-Ruderns im Sitzen für die Atmung bewusst machte. Trotz seiner extremen Masse verfügt Doug über exzellente abdominothorakale Flexibilität des Atemapparats und eine perfekte horizontale Atmung (er hat natürlich eine 1 im A-IQ).

Der Goldstandard: Lokomotorische Kopplung und sauber bleiben

Die vollständige Integration effizienter Atmung ruht auf zwei Säulen:

1. Halten Sie LOM und ROM Ihrer Atmung so präzise wie möglich. Bleiben Sie akkurat! Leider wechseln die meisten Menschen unbewusst wieder zur vertikalen Atmung, sobald sie auf Widerstand stoßen, ob nasal oder durch ein entsprechendes Gerät. Bleiben Sie im Training konzentriert, damit Ihre Atemtechnik korrekt bleibt. Im Wettkampf können Sie dann Vollgas geben und sich nur noch auf das Gold konzentrieren.
2. Achten Sie auf eine korrekte »lokomotorische Kopplung«, Technik und Stabilität sind wichtig.
   - Entscheiden Sie, ob das Zusammenspiel zwischen Atmung und Bewegung mechanisch oder anatomisch ist oder eine Kombination aus beidem.
   - Halten Sie Ihren Atem nur für kurze Augenblicke an und atmen Sie dazwischen aktiv.
   - Lernen Sie effizientes Bracing (zirkumferenziell und unter Einbeziehung des Beckenbodens).
   - Stöhnen Sie beim Ausatmen, denn das hilft, den Körper explosiv neu anzuspannen.
   - Regenerieren Sie zwischen Sätzen aktiv, richten Sie sich neu aus und tanken Sie Sauerstoff, um Erschöpfung entgegenzuwirken.

FAQ – Häufig gestellte Fragen

Wie lange dauert es, bis sich ein vertikaler Atemzug nicht mehr besser anfühlt als ein horizontaler?
Vertikale Atmung mag sich für Sie noch natürlich und darum vermeintlich besser anfühlen, weil sie eine tief eingeschliffene Angewohnheit ist. Sie bekommen dabei aber nicht genug Luft, sind schneller erschöpft und die Gefahr von Verletzungen ist größer. Nun, da Sie sich dessen bewusst sind, werden Sie nicht mehr zur Vertikalatmung zurückwollen. Sicher werden Sie von Zeit zu Zeit aus Gewohnheit oder aus Versehen noch beim Seufzen die Schultern heben, aber Sie ertappen sich nun

dabei, es fällt Ihnen auf. Achten Sie darauf, wie eine anatomisch wirklich kongruente, effiziente Atmung das Bewusstsein für Ihre Körpermitte erhöht, wie Sie es nie zuvor erlebt haben.

Halten Sie die Luft nicht an

Bei Sprung- und Wurfübungen sollten Sportler vor der Bewegung einatmen und währenddessen ausatmen. Sportwissenschaftler Tudor Bompa fordert: »Während isometrischer Kontraktionen sollten Sportler ihren Atem nur ganz kurz, am besten aber überhaupt nicht anhalten. Wenn die Muskeln kontrahieren, neigen wir ganz natürlich dazu, die Luft anzuhalten. Sportler sollten sich aber darauf konzentrieren, während der Kontraktion zu atmen.« Bompa gilt als Vater des Prinzips der Periodisierung im Sport und betonte immer wieder die Bedeutung von Training mit unterschiedlichen Gewichten über das Jahr hinweg für optimale Leistung. Mehr zum Thema Sprünge in Derek Hansens und Steve Kennedys Buch *Plyometric Anatomy*.

Was meinen Sie, wenn Sie schreiben: »Horizontale Atmung sorgt für besseres Bracing«?

Wenn Sie ein Vertikalatmer sind, atmen Sie aufwärts ein und abwärts aus. Dieses Nach-unten-Atmen sorgt auch für ein abwärts gerichtetes Bracing, das weniger effizient ist und Ihren Beckenboden belastet. Atmen Sie stattdessen horizontal ein, erfolgt auch das Bracing horizontal, und Sie spannen erst den Beckenboden und dann die Körpermitte an. So gelingt Ihnen auch eher die 360-Grad-Atmung. Die Kontraktion Ihres Beckenbodens führt außerdem zu besserem Bracing, weil Sie sich nicht mehr nur auf Muskeln »auflehnen«, während sie vorstehen (und irgendwann vorfallen).

Ich verwende einen Gewichthebergürtel. Welchen Einfluss hat das auf meine Atmung?

Ist Ihnen aufgefallen, dass Kraftdreikämpfer, die immer einen Gürtel verwenden, häufig eine breitere Taille haben? Meist atmen sie sogar sehr gut horizontal ein, dafür aber ganz schrecklich aus – üblicherweise nämlich weiter vertikal »nach unten« – und stecken noch voller Restluft. Wenn Sie mit Gürtel trainieren, sollten Sie unbedingt aufs korrekte Ausatmen achten. Sie werden Ihre Lunge während eines Satzes vermutlich nie komplett leeren, sollten ansonsten aber darauf achten, dies beim Ausatmen zu tun.

Welche Verbindung besteht zwischen Atmung und Faszien?
Weil Vertikalatmung mit jedem Atemzug zu wenig Luft in den Körper transportiert, müssen Sie schneller atmen. Und weil jeder Atemzug in Richtung Ihrer oberen Brust gedrängt wird, werden Ihre Schultern und andere Atemhilfsmuskeln überstrapaziert, wodurch Ungleichgewichte und Triggerpunkte überall in Ihren Faszien entstehen. Josh Stolz, Fitnesstrainer, Experte für Bewegung und Bewegungslernen und Gründer von TheStolzMovement, sagt: »Faszien sind wie Laken frisch aus dem Trockner: völlig zerknittert, und müssen erst einmal geglättet werden. Das Knittern kommt durch all die Spannung beim Sitzen, von Erschöpfung und einer furchtbaren Haltung. Mithilfe der Muskelentspannung durch Atmung und Meditation können Sie Ihre Faszien wieder glattbügeln und ein positives, streckendes Signal der Entspannung senden.«*

» Wenn wir einatmen, wird unsere Wirbelsäule leicht gestreckt, beim Ausatmen gebeugt, was eine gesunde, dynamische Bewegung der Bandscheiben ermöglicht. Die Bandscheiben verfügen über keine eigene Nährstoffzufuhr und sind auf diese Bewegung und Wechseldruckbelastung angewiesen, denn nur so werden sie von Blut und Gelenkflüssigkeit umspült und gelangen mittels Diffusion an Nährstoffe und Sauerstoff. Vereinfacht gesagt: Durch effiziente Zwerchfellatmung werden Ihre Bandscheiben besser versorgt. Ihre Bandscheiben brauchen viel Bewegung, verbunden mit Atmung in beide Richtungen – so bleiben Sie gesund.«**

Brad M. Gilden, Doktor der Physiotherapie und zertifizierter Manualtherapeut.

---

* Interview vom Mai 2019

** Interview mit Brad Gilden vom Februar 2019

Mir wird immer wieder gesagt, ich solle »ausatmen und dann loslassen und entspannen«, aber das ist falsch, oder?
Beim Ausatmen verlangsamt sich Ihre Herzfrequenz ein wenig. Wenn Sie horizontal einatmen, ist das Ausatmen ein Rückstoß (bei vertikaler Atmung ist das nicht so!). Der Hinweis »loszulassen« bezieht sich auf störende Gedanken, wird aber oft als gesamtkörperliche Entspannung missverstanden. Das Problem, wenn Sie als Vertikalatmer diesen Hinweis erhalten: Die paradoxe Atmung – eine extreme Form der Vertikalatmung – wird möglicherweise verstärkt. Die Folge: Sie atmen komplett ineffizient aus, es verbleibt also zu viel Restluft in der Lunge. (Denken Sie an einen Schwamm, den man schließlich auch aktiv zusammendrücken muss, um das Wasser komplett herauszupressen.)

Ausatmen und Verengen fühlt sich wie das Gegenteil dessen an, was ich eigentlich tun möchte. Warum ist das so?
Beim »Posen« atmen Sie ein, strecken dabei üblicherweise Brust und Lats raus und ziehen den Bauch ein. Nun bitte ich Sie darum, das Gegenteil zu tun, weil es anatomisch viel effizienter ist. Auf der Fitnessbühne sieht *es* eventuell gut aus, wenn Sie beim Einatmen die Brust aufblähen, im echten Leben und vor allem im Training sollten Sie es anders machen.

ATEMÜBUNGEN

Der altbekannte Hinweis, durch die Nase ein- und den Mund auszuatmen, gilt auch hier. Es sei denn, Sie holen einen ganzen Mund voll Luft, um den Körper neu anzuspannen, oder Sie absolvieren Sätze und müssen irgendwann einen anderen »Gang« einlegen, in welchem Sie durch den Mund ein- und ausatmen.*

* Mehr Informationen in: *Werde ein geschmeidiger Leopard* von Kelly Starrett

AIR SQUAT

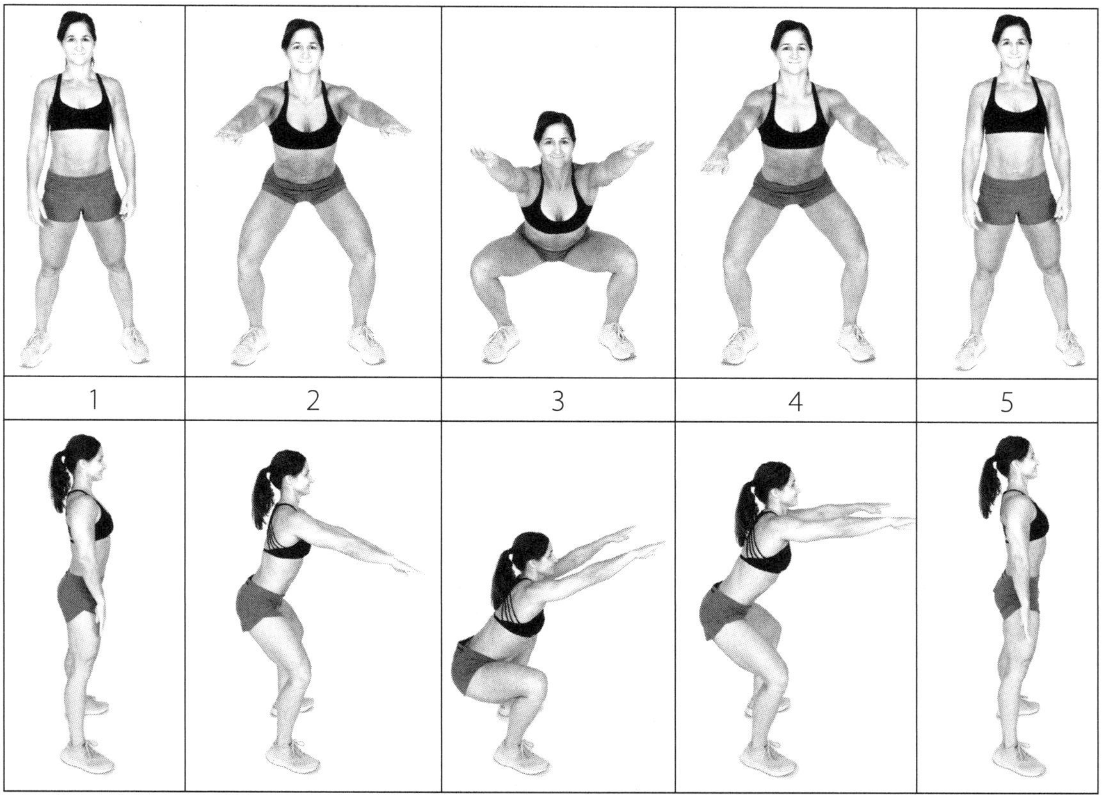

Einatmen Ausatmen

1. Nehmen Sie Ihre Ausgangsstellung ein, die Füße leicht nach außen gedreht und fest auf dem Boden.
2. Schieben Sie das Gesäß nach hinten und halten Sie Ihre Schienbeine dabei so senkrecht wie möglich. Drücken Sie die Knie zu den Seiten raus und beginnen Sie, nach unten abzusinken, bis das Gesäß etwa in Höhe der Knie ist. Heben Sie die gestreckten Arme während der Abwärtsbewegung an, bis sie parallel zum Boden sind.
3. Drücken Sie sich aus der tiefsten Position wieder hoch, indem Sie die genannten Bewegungen in umgekehrter Reihenfolge ausführen.
4. Beim Aufrichten sind die Muskeln von Schultergürtel und oberem Rücken aktiv.
5. Nehmen Sie wieder eine stabile Ausgangsposition ein, indem Sie das Gesäß anspannen.

Instruktionen zur Atmung

1. Bevor Sie einen Satz beginnen, entspannen Sie den Körper und nehmen Sie mehrere tiefe, horizontale und dekomprimierende Atemzüge, während Sie Ihre Ausgangsstellung einnehmen.
2. Atmen Sie während der Abwärtsbewegung ein.
3. Dies ist kein tiefer Atemzug, eher ein gleichmäßiger 360-Grad-Atemzug, mit dem Sie Kraft fürs Ausatmen erzeugen.
4. Gehen Sie zum Ausatmen über.
5. Atmen Sie hörbar aus, während Sie sich aufrichten.
6. Sie sollten mit dem Ausatmen fertig sein, wenn Sie in der Endposition die Gesäßmuskulatur anspannen.

Hinweis

Bei Kniebeugen ohne Gewicht (Air Squats) können Sie - genau wie bei anderen Bodyweight-Übungen, wie Liegestützen und Sit-ups -, in verschiedenen Sätzen anders atmen. Nehmen wir an, Sie absolvieren zehn Sätze à zehn Air Squats. Dann atmen Sie fünf Sätze lang während der Aufwärtsbewegung aus (in die Anstrengung) und in den anderen fünf Sätzen während der Abwärtsbewegung ein (in die Körperkontraktion).*

* Falls Sie sich mit dem *Grease the Groove*-Prinzip auf Kniebeugesätze mit hohem Widerstand vorbereiten wollen, dann sollten Sie während der Aufwärtsbewegung ausatmen. Denn so imitieren Sie genau das, was Sie unter schwerer Last tun würden. Wenn Sie Bodyweight-Squats aber nur als Konditionsübung ausführen oder eine hohe Anzahl Wiederholungen auf Zeit absolvieren, sollten Sie während der Aufwärtsbewegung lieber einatmen. Warum? »Der zusätzliche Druck vom Zwerchfell hilft Ihnen, schneller hochzukommen«, sagt Pavel Tsatsouline. »Das funktioniert in Ausdauersituationen super«, etwa bei den 300 Air Squats, die Sie im CrossFit-Workout »Murph« schaffen müssen.

GOBLET SQUAT

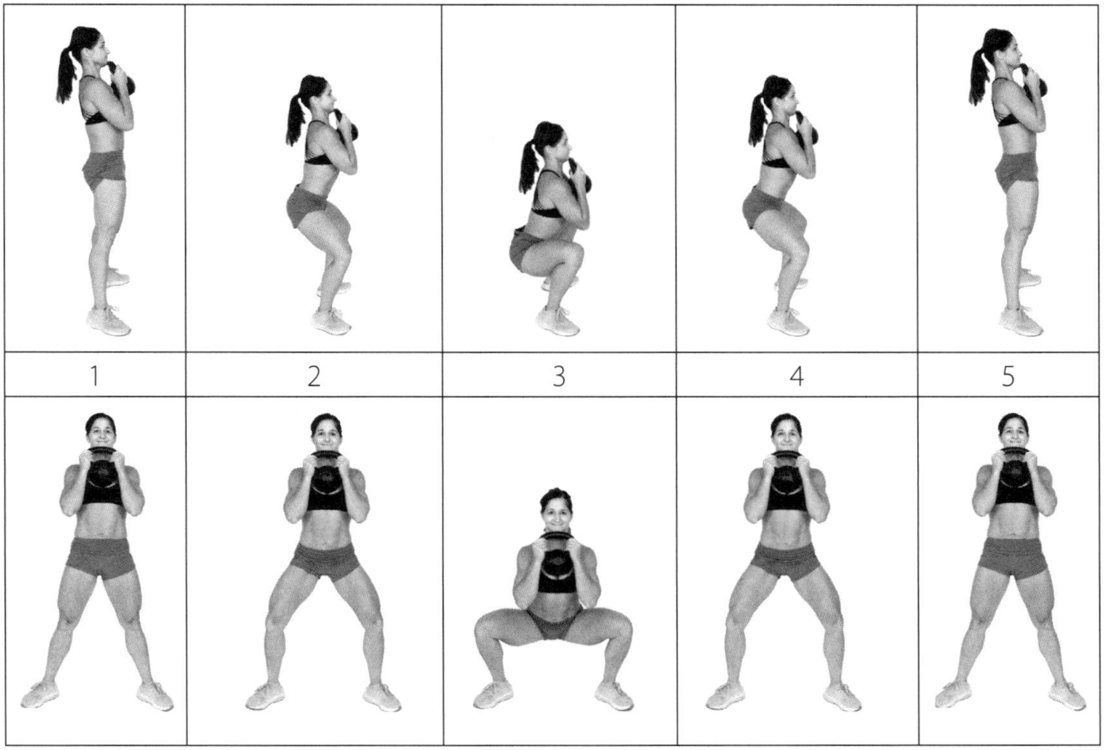

Einatmen Ausatmen

1. Nehmen Sie einen festen Stand ein, die Füße etwas mehr als schulterbreit auseinander. Halten Sie während der ganzen Übung ein Gewicht (Kettlebell, Kurzhantel oder Ball) vor der Brust.
2. Beugen Sie die Knie, schieben Sie das Gesäß nach hinten und versuchen Sie, Ihre Schienbeine dabei so senkrecht wie möglich zu halten. Drücken Sie die Knie nach außen.
3. Halten Sie an, sobald Ihre Oberschenkel waagerecht sind, das Gesäß also etwas auf Kniehöhe.
4. Drücken Sie sich mit geradem Rücken wieder hoch.
5. Kehren Sie in die Ausgangsposition zurück.

Instruktionen zur Atmung

1. Beginnen Sie einzuatmen.
2. Beenden Sie das Einatmen.
3. Halten Sie den Atem an.
4. Beginnen Sie auszuatmen. (Sie können hörbar Luft durch den Mund rauslassen, wenn Ihnen das beim Aufrichten hilft.)
5. Beenden Sie das Ausatmen, wenn Sie wieder in der Ausgangsposition sind. (Bei mehreren Wiederholungen mit schwerem Gewicht fällt Ihnen vielleicht auf, dass Sie nicht komplett ausatmen, bis Sie Ihren Satz beendet und das Gewicht abgelegt haben.)

Hinweis
Die Spannung, die nötig ist, um die Kettlebell oder ein anderes Gewicht vor Ihrem Körper zu halten, wird Ihnen dabei helfen, konstant aus dem unteren Rumpf zu atmen. Achten Sie darauf, wie Ihre Atmung deshalb umlaufender erfolgt (in die Seiten und zum Rücken hin). Beim Einatmen sollten Sie spüren, wie sich Ihre Seiten bewegen.

Fehler vermeiden
Vielleicht passiert es, dass Sie aufgrund des Gewichts und der erforderlichen Balance Ihren Atem von der Mitte der Abwärtsbewegung bis zur Mitte der Aufwärtsbewegung zwei Sekunden lang anhalten.

SQUAT MIT LANGHANTEL

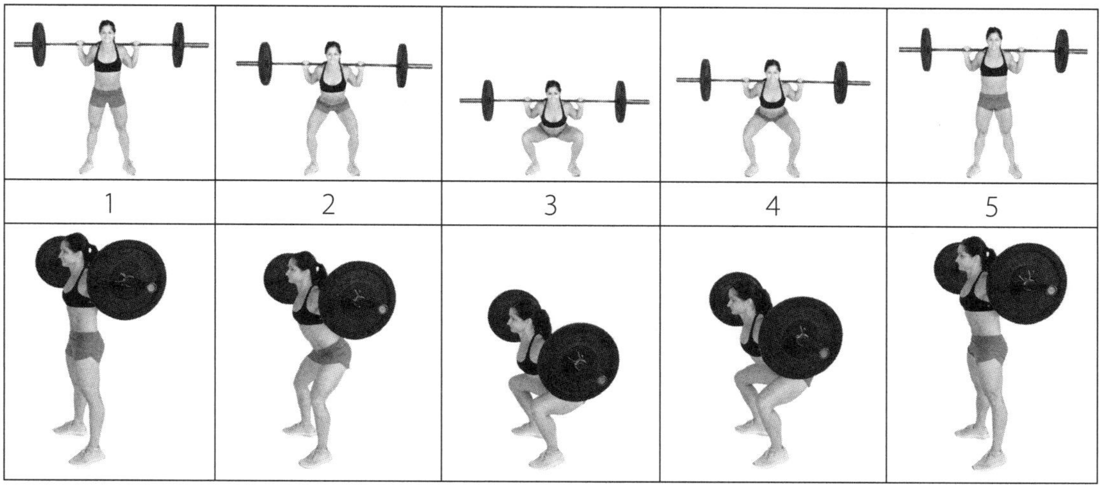

1. Platzieren Sie die Hantel gleichmäßig auf Ihrem Rücken, entweder in der High-Bar- (auf dem oberen Teil der Trapezmuskulatur) oder Low-Bar-Position (auf den hinteren Deltamuskeln/der mittleren Trapezmuskulatur). Spannen Sie den oberen Rücken an. Richten Sie sich komplett auf, um die Hantel aus dem Ständer zu heben und treten Sie vorsichtig einige Schritte zurück, um Ihre Ausgangsposition einzunehmen. Wählen Sie Ihre bevorzugte Fußstellung.
2. Schieben Sie die Hüfte ein wenig zurück und dann nach unten, während Sie die Knie beugen, um in die Kniebeuge abzusinken. Halten Sie den Core dabei angespannt und den Rücken gerade. Stellen Sie sich beim Absenken vor, Sie würden den Boden mit Ihren Füßen auseinanderdrücken und Ihr Gesäß in Richtung Fersen ziehen.
3. Ihre Knie sind etwas nach außen ausgerichtet und befinden sich direkt über den Zehen. Senken Sie das Gesäß ab, bis Ihre Oberschenkel waagerecht sind.
4. Drücken Sie sich mit dem Mittelfuß ab und strecken Sie explosiv Hüfte und Knie.
5. Richten Sie sich komplett auf und nehmen wieder Ihre Ausgangsposition ein.

Instruktionen zur Atmung

1. Atmen Sie ein und bracen Sie, sobald die Hantel auf Ihrem Rücken aufliegt und sich stabil anfühlt.
2. Halten Sie beim Absenken den Atem an und Ihren Körper unter Spannung.
3. Halten Sie Körperspannung und Atem auch in der tiefsten Position.
4. Bei der Aufwärtsbewegung können Sie am schwersten Punkt stöhnen oder etwas ausatmen und rebracen, um Kraft für den Abschluss der Bewegung zu sammeln.
5. Atmen Sie aus, um Kraft aufzubauen und sich aufzurichten.
6. Nehmen Sie einen mittleren Atemzug, spannen Sie den Körper erneut an und gehen Sie zur nächsten Wiederholung über.

Hinweis

Wenn das Gewicht nicht allzu schwer ist, können Sie zwei Wiederholungen pro Atemzug ausführen. Alternativ können Sie per Lungenpacken ein- bis zwei große »Schlucke« Luft nehmen, nachdem Sie die Hantel aufgenommen haben. Atmen Sie am schwersten Punkt (beziehungsweise solange Sie die Hantel auf dem Rücken haben) nicht vollständig aus.

Fehler vermeiden

Nehmen Sie zwischen den Sätzen tiefe horizontale Atemzüge. Das ist wichtig, um Energie zu tanken und Ihre Körperspannung für anschließendes festes Bracing zu lösen. Denken Sie daran: Durch falsche Atmung verursachte Erschöpfung kann zu Verletzungen führen.

BANKDRÜCKEN

1. Legen Sie sich so unter die Hantel, dass sie sich über Ihrem Schlüsselbein befindet.
2. Ziehen Sie die Schulterblätter zusammen und aktivieren Sie Lats und oberen Rücken, um Ihre Schultern in eine stabile Position zu bringen, bevor Sie die Hantel aus dem Ständer heben.

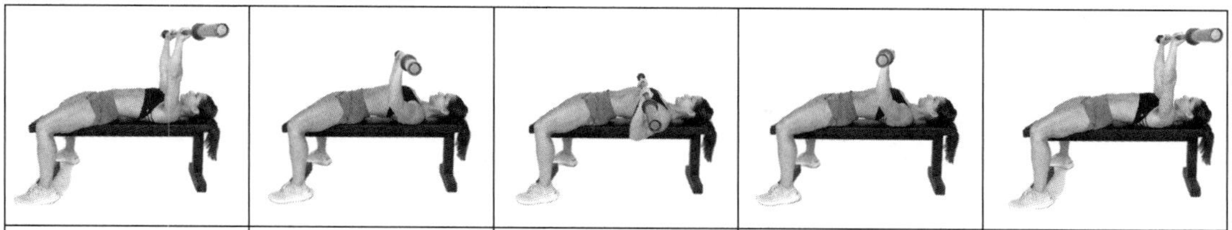

1	2	3	4	5

3. Heben Sie das Gewicht aus dem Ständer und halten Sie die Hantel direkt über Ihren Schultern.
4. Lassen Sie die Schulterblätter nach hinten gezogen und senken Sie das Gewicht zur Brust ab.
5. Strecken Sie die Ellenbogen, um in die Ausgangsposition zurückzugelangen.

Instruktionen zur Atmung

1. Bevor Sie sich hinlegen, nehmen Sie zunächst einen tiefen Atemzug.
2. Atmen Sie ein, während Ihre Schulterblätter und Hüfte in Position sind. Dann atmen Sie aus.
3. Atmen Sie ein und halten Sie den Atem kurz an, während Sie die Hantel aus dem Ständer heben und korrekt ausrichten. Dann atmen Sie aus.
4. Atmen Sie beim Absenken der Hantel ein.
5. Atmen Sie beim Ausstoßen der Hantel aus.

Hinweis

Sobald sich die Hantel nicht mehr im Ständer befindet, atmen Sie nicht mehr vollständig ein und aus. Erst wenn Sie die Hantel abgelegt haben, nehmen Sie wieder tiefe Atemzüge.

Fehler vermeiden

Stellen Sie sich das Einatmen in Schritt zwei so vor, dass Ihr Körper sich »nach vorn« ausdehnt. Das hilft Ihnen, Schulterblätter und Hüfte in eine stabile Position zu bringen.

KLIMMZUG MIT OBER- UND UNTERGRIFF

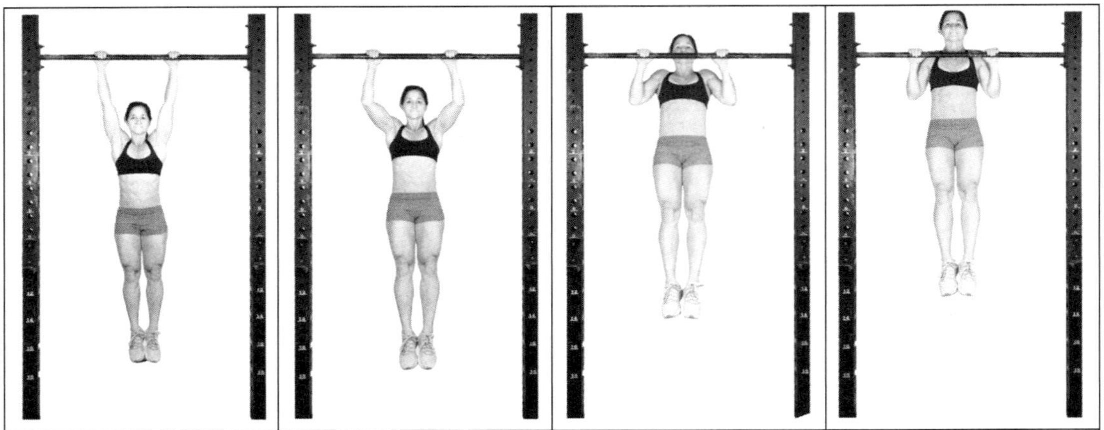

1	2	3	4

1. Spannen Sie Ihr Gesäß an und bringen Sie die Füße zusammen. Sie können die Füße auch überkreuzen, wenn Ihnen das lieber ist.
2. Halten Sie den Brustkorb unten, um die Bauchmuskeln zu aktivieren. Beginnen Sie die Zugbewegung aus Ihren Lats heraus.
3. Halten Sie die Ellenbogen fest auf Spannung und die Gesäßmuskulatur aktiviert. Achten Sie darauf, dass die Bewegung hauptsächlich aus Ihren Lats kommt, während Sie sich zur Stange hochziehen.
4. Ziehen Sie weiter, bis Ihr Kinn die Stange passiert hat. Vermeiden Sie aber, das Kinn in Richtung Stange zu strecken. Lösen Sie kontrolliert die Spannung, um sich abzusenken.

Instruktionen zur Atmung

1. Atmen Sie ein.
2. Atmen Sie aus, während Sie sich zur Stange raufziehen.
3. Sie können den Atem anhalten und – wie bei anderen Übungen auch – am schwersten Punkt etwas ausatmen. Atmen Sie nur nicht mitten in der Bewegung komplett aus.
4. Atmen Sie aus, sobald Ihre Ellenbogen in der höchsten Position eng am Körper anliegen und atmen Sie beim Absenken wieder ein.

Hinweis

Hatten Sie das Gefühl, den Einatemteil weniger zu betonen? Dann lagen Sie richtig. Der Fokus liegt auf der Zugbewegung, wodurch Sie das Anhalten des Atems oder das Ausatmen stärker betonen.

Fehler vermeiden

Vergewissern Sie sich, dass Sie das Konzept verstanden haben. Beim Ausatmen kontrahieren Sie Ihren Körper, während des Klimmzugs also zur Stange hin. Visualisieren Sie Klimmzüge als ganzheitliche Bewegung, nicht nur als Armübung, dann erzielen Sie den größten Effekt.

KETTLEBELL SWING

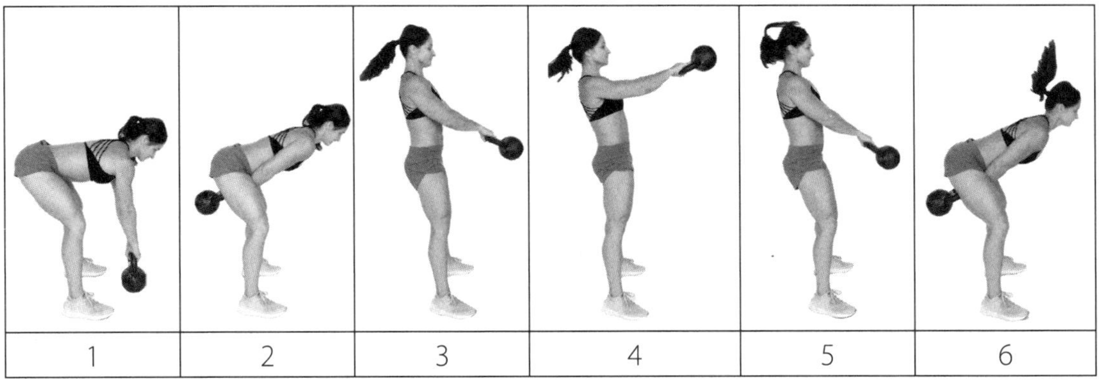

1. Nehmen Sie einen etwas weiter als schulterbreiten Stand ein, ziehen Sie die Schultern zurück, schieben Sie das Gesäß nach hinten und beugen Sie sich mit leicht gebeugten Knien aus der Hüfte heraus mit geradem Rücken nach vorn.
2. Senken Sie den Oberkörper ab, bis der Rücken parallel zum Boden ist. Halten Sie den Rücken weiterhin gerade und die Körpermitte fest angespannt. Schwingen Sie die Kettlebell nach hinten, durch die Beine hindurch.
3. Strecken Sie kräftig Hüfte und Knie gleichzeitig. Ihre Arme sollten sich erst vom Körper wegbewegen, wenn der Körper vollständig aufgerichtet ist.
4. Spannen Sie die Gesäßmuskulatur an, sobald Ihre Hüfte vollständig gestreckt ist. Strecken Sie die Knie komplett durch. In diesem Moment werden

Sie das Gewicht nicht spüren, es schwingt nach vorne und oben und hilft dem Körper bei der Bewegung.
5. Kontrollieren Sie die Kettlebell in der Abwärtsbewegung.
6. Die Kettlebell schwingt wieder zwischen den Beinen hindurch wie in Schritt zwei, nur diesmal mit Schwung.

Instruktionen zur Atmung

1. Atmen Sie beim Vorbeugen und Vorbereiten ganz normal.
2. Atmen Sie ein. Spannen Sie den Bauch an, während Sie in die Streckbewegung übergehen.
3. Atmen Sie kräftig aus – so kräftig, dass Sie es hören können.
4. Gehen Sie zum Einatmen über.
5. Atmen Sie ein, während Sie die Kettlebell zurückschwingen.
6. Beenden Sie das Einatmen, wenn Sie wieder zur Streckbewegung übergehen.

Hinweis
Während das Ausatmen hörbar und kraftvoll erfolgen sollte, kann es sein, dass sich das Einatmen ein wenig unvollständig anfühlt. Sie müssen Ihr Gleichgewicht halten, deshalb sollte sich das Einatmen so anfühlen, als wäre es weniger wichtig als das Ausatmen, das Ihnen Kraft und Rhythmus verleiht. Bei Kettlebell Swings sind die Übergänge vom Ein- zum Aus- und wieder zum Einatmen sowie das Timing der Atmung entscheidend für eine perfekte Ausführung. Sie werden außerdem merken, dass Sie bei schwereren Gewichten und Wiederholungen auf Zeit die Kettlebell aktiv nach unten drücken, statt sie nur fallen und schwingen zu lassen.

Fehler vermeiden
Einige Trainer raten bei Kettlebell Swings zur umgekehrten Atmung (ausatmen in die Kontraktion). Doch Vorsicht: Der größte Fehler bei umgekehrter Atmung ist ein Strecken der Hüfte, wenn eigentlich Bracing erforderlich wäre, wodurch Sie unbewusst in eine stark vertikale Atmung verfallen, die Sie aus dem Gleichgewicht bringen kann, vor allem, wenn Sie schon erschöpft sind.

PUSH-UP

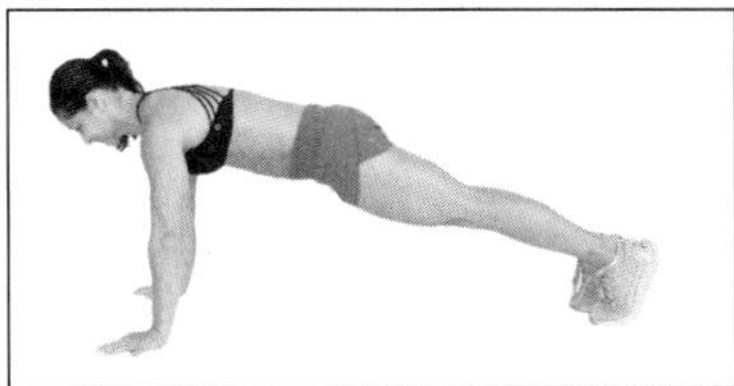	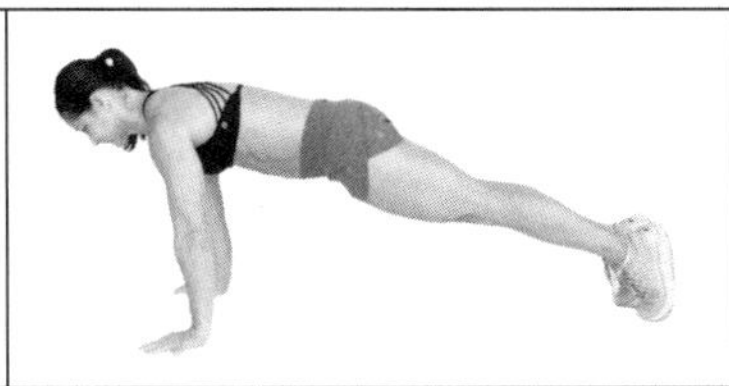	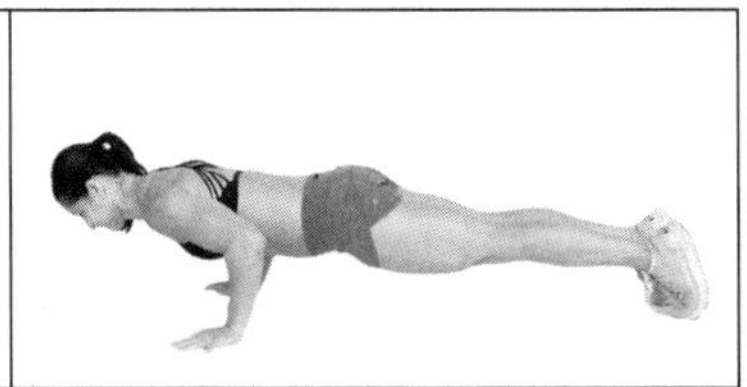
1	2	3
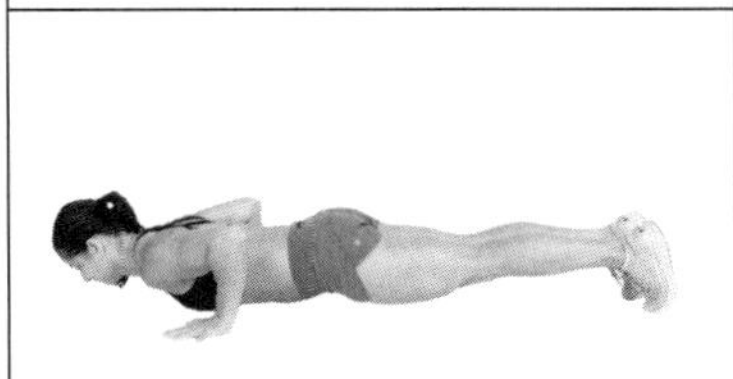	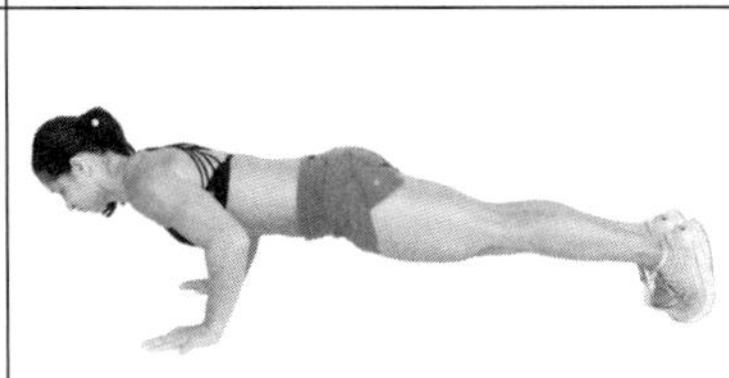	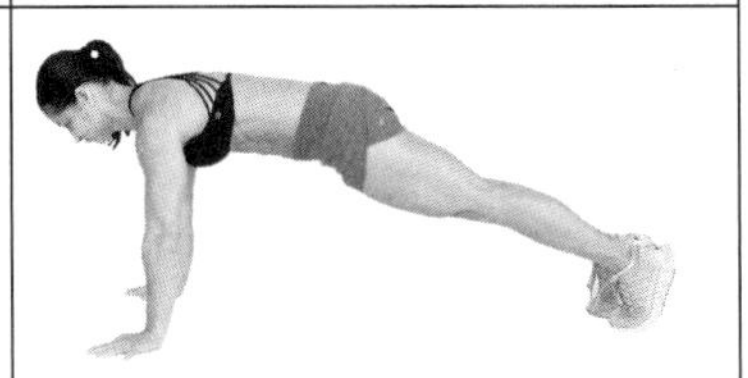
4	5	6

1. Bei Push-ups sollten Sie die Hände etwas weiter als schulterbreit aufsetzen, die Hände zeigen leicht nach außen, die Finger sind gespreizt.
2. Positionieren Sie sich so, dass sich Ihre Schultern über den Händen befinden und nicht dahinter.
3. Verteilen Sie Ihr Gewicht beim Absenken so, dass beide Hände gleichmäßig gegen den Boden drücken.
4. Halten Sie Bauch und Gesäß angespannt, wenn Sie die tiefste Position erreichen.
5. Die Ausrichtung von Wirbelsäule und Schultern sollte sich beim Ausstoßen nicht verändern. Ihr Rücken bleibt gerade und bildet mit den Beinen eine Linie.
6. Drücken Sie sich aus der Brust heraus ab, strecken Sie die Arme und nehmen Sie wieder die Ausgangsposition ein.

Instruktionen zur Atmung

1. Atmen Sie normal, während Sie Ihre Position einnehmen.
2. Das Einatmen erfolgt nicht so hörbar wie das Ausatmen. Vielleicht spüren Sie unterhalb der Armbeugen ein wenig Bewegung an Ihren Seiten.

3. Atmen Sie ein, bis Ihre Brust den Boden berührt. Gehen Sie dann sogleich zum Ausatmen über.
4. Atmen Sie kraftvoll und enthusiastisch aus.
5. Sie sollten spüren, wie sich Ihre Rippen bewegen und sich ein wenig verengen.
6. Beenden Sie das Ausatmen und gehen Sie sogleich wieder zum Einatmen über.

Hinweis
Atmen Sie hörbar aus. Das gibt Ihnen einen akustischen Rhythmus vor, dem sie folgen können, und hilft so beim Finden des richtigen Tempos. Die Kurzversion lautet: Einatmen - Brust berührt Boden - Ausatmen - Ausstoßen in die Ausgangsposition.

Fehler vermeiden
Bei Liegestützen müssen Sie die Gesamtkörperspannung aufrechterhalten, während Sie atmen. Wenn Sie den Atem anhalten, wird Ihre Technik leiden, sobald Sie wieder atmen. Und wenn Sie zu tief ein- und ausatmen, löst sich Ihre Körperspannung. Am besten atmen Sie in dieser Position so, dass Ihr Bauch fest angespannt bleibt und Seiten und Rücken sich ein wenig ausdehnen. Das Ausatmen erfolgt nicht vollständig, sondern ist nur eine schnelle, leichte Verengung nach dem Einatmen.

SCHULTERDRÜCKEN

1. Nehmen sie Ihre Ausgangsstellung ein. Die Hantel wird von Brust und Schultern gestützt. Die Fußstellung ist etwas mehr als hüftbreit, die Füße sind minimal ausgedreht. Nun ruht die Hantel nur noch auf Ihren Schultern. Sie sollte im Folgenden in einer geraden Linie nach oben wandern. Sie müssen also Ihren Kopf ein wenig zurücklehnen, um sich Ihre hübsche Nase nicht zu stoßen. Drücken Sie die Hantel nach oben und bringen Sie Ihren Kopf wieder in Verlängerung der Wirbelsäule, sobald die Hantel die Nase passiert hat. Ihr Blick ist geradeaus gerichtet.
2. Strecken Sie ihre Arme in einer explosiven Bewegung.

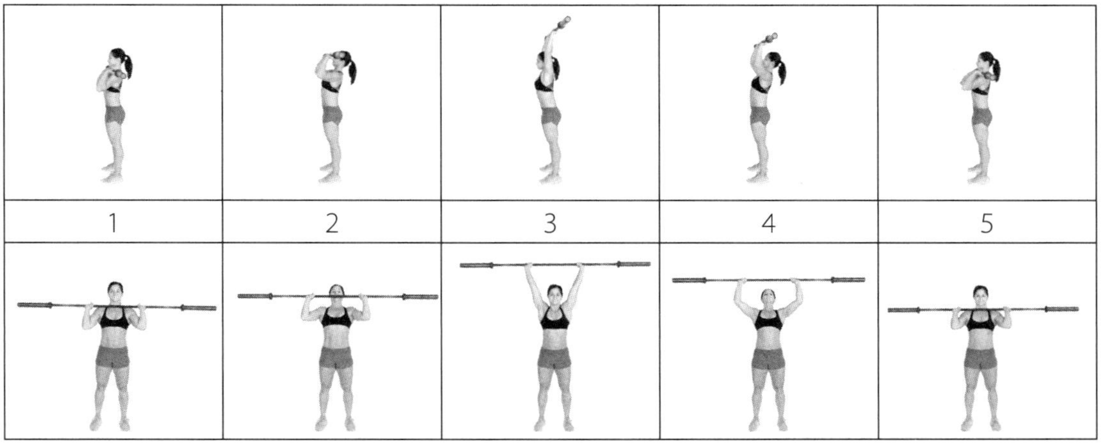

3. Sobald Ihre Arme durchgestreckt sind, ziehen Sie Kopf und Oberkörper unter die Hantel und bewahren Sie genug Spannung im Core, um das Gewicht über Ihrem Kopf zu balancieren.
4. Nehmen Sie Ihre Nase wieder aus dem Weg, wenn Sie die Hantel kontrolliert absenken.
5. Senken Sie das Gewicht bis auf Ihre Schultern ab.

Instruktionen zur Atmung

1. Atmen Sie ein.
2. Atmen Sie beim Strecken der Arme aus.
3. Spannen Sie beim Ausatmen den ganzen Körper an, während Sie die Arme strecken. Das Ausatmen kann hörbar erfolgen.
4. Atmen Sie mit Bedacht ein, schließlich senken Sie dabei die Hantel ab.
5. Während Sie die Hantel auf Ihren Schultern balancieren, können Sie mehrere kleine Atemzüge nehmen oder richtig tief einatmen, bevor Sie zur nächsten Wiederholung übergehen.

Hinweis

Das Atemmuster hängt hier von der Trainingslast ab (wie beim Kniebeugen und Bankdrücken). Bei leichtem Gewicht atmen Sie beim Drücken aus und beim Absenken ein. Bei schwerem Gewicht atmen Sie ein, halten Atem und Körperspannung beim Drücken und atmen am schwersten Punkt aus.

Fehler vermeiden

Während Sie die Hantel über Ihrem Kopf balancieren, haben Sie vielleicht das Gefühl, ein wenig Luft holen zu müssen. Dürfen Sie, aber nehmen Sie nur einen kleinen Atemzug. Üben Sie viele Wiederholungen mit niedrigem Gewicht und perfektionieren Sie Atmung und Übergänge, bis beides sich perfekt anfühlt.

KREUZHEBEN

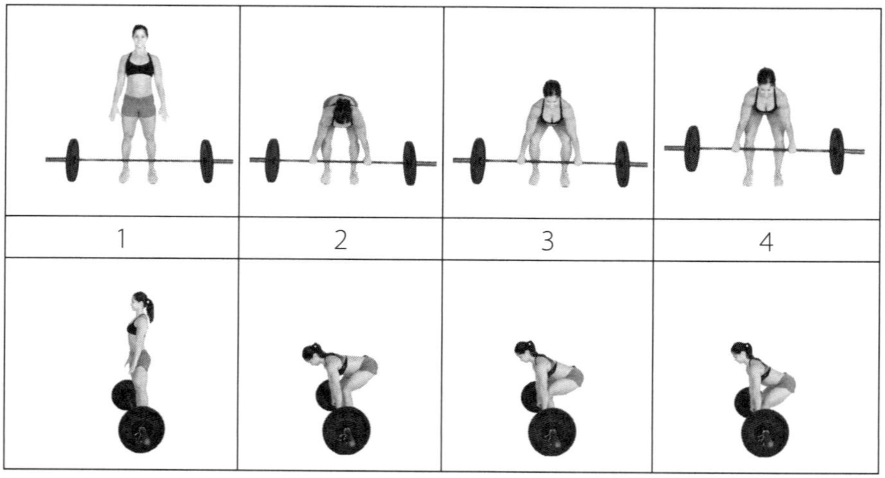

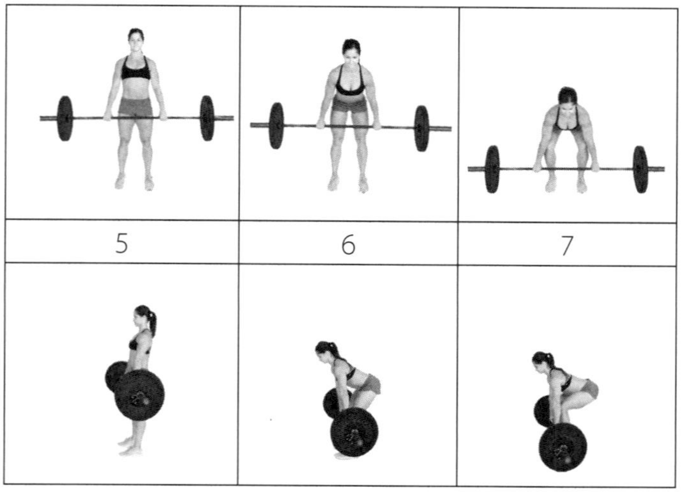

1. Nehmen Sie Ihre Ausgangsstellung ein, die Schienbeine an der Hantelstange, die Stange mittig über Ihren Füßen.
2. Strecken Sie das Gesäß nach hinten und beugen Sie sich aus der Hüfte heraus nach vorn, bis Sie die Hantel greifen können.
3. Halten Sie den Rücken gerade, bringen Sie die Schultern in eine stabile Position, indem Sie Ihre Lats anspannen, und ziehen Sie den Brustkorb nach unten, als wollten Sie ihn über den unteren Rumpf stülpen.
4. Schieben Sie das Gesäß noch ein wenig nach hinten, während Sie Ihre Füße gegen den Boden drücken, um die Hantel aufzunehmen.
5. Strecken Sie kraftvoll die Beine und richten Sie sich in den Stand auf.
6. Wenn Sie mehrere Wiederholungen absolvieren wollen, nehmen Sie erneut die Ausgangsposition ein und beginnen Sie wieder bei Schritt 1.
7. Beugen Sie sich aus der Hüfte heraus nach vorn, um das Gewicht zum Boden abzusenken. Sie können den Boden sanft mit dem Gewicht berühren und sich sogleich wieder aufrichten oder das Gewicht ganz ablegen, sich neu ausrichten und den Vorgang wiederholen.

Instruktionen zur Atmung

1. Atmen Sie an der Hantel stehend ein und aus, um sich zu konzentrieren und vorzubereiten.
2. Bevor Sie die Hantel anheben, atmen Sie so tief ein, wie für starkes Bracing nötig ist.
3. Erzeugen Sie Körperspannung (nehmen Sie noch einen Mundvoll Luft, wenn Sie mehr Druck wollen).
4. Halten Sie den Atem an. Wenn Sie am schwersten Punkt ein wenig ausatmen wollen, erzeugen Sie die Körperspannung erneut, um den Druck anzupassen.
5. Atmen Sie aus, während Sie sich in den Stand aufrichten.
6. Atmen Sie ein und erzeugen Sie Körperspannung, während Sie sich wieder absenken. Wenn Sie das Gewicht ablegen und kurz pausieren, können Sie einen vollständigen, tiefen Atemzug nehmen, aber erst nachdem Sie die Hantel losgelassen haben.
7. Nehmen Sie hier einen zusätzlichen Mundvoll Luft, um Ihre Körperspannung noch zu verstärken. Für Wiederholungen geht es weiter mit Schritt 2.

Hinweis

Abhängig von Ihrer Kraft und dem Trainingsgewicht können Sie entweder auf halbem Weg nach oben ausatmen oder den Atem bis zum Ende der Wiederholung anhalten. Die Kurzversion: Atmen Sie im vorgebeugten Stand ein, halten Sie den Atem an und erzeugen Sie Körperspannung. Atmen Sie auf halbem Weg nach oben ein wenig aus, erzeugen Sie die Körperspannung erneut und halten Sie wieder den Atem an. Atmen Sie oben aus und auf dem Weg nach unten wieder ein.

Fehler vermeiden

Wenn sich beim Aufrichten etwas merkwürdig anfühlt, dann hören Sie auf Ihr Bauchgefühl und beenden Sie den Satz sofort. Oftmals sind es die Sätze, die sich rückblickend seltsam angefühlt haben, in denen es zu Verletzungen kommt.

BURPEE

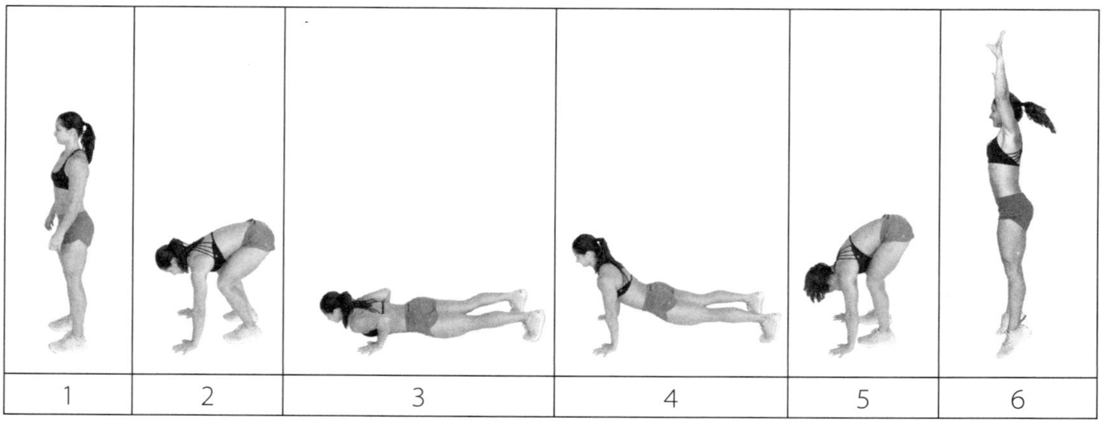

1. Nehmen Sie die Ausgangsstellung ein.
2. Beugen Sie sich aus der Hüfte heraus nach vorn und stützen Sie die Handflächen mehr als schulterbreit auf den Boden. Die Finger sind gespreizt, die Hände leicht ausgedreht.
3. Springen Sie mit beiden Füßen gleichzeitig zurück und senken Sie Ihre Brust bei komplett gestrecktem Körper zum Boden ab.
4. Strecken Sie die Ellenbogen.

5. Beugen Sie die Knie etwas und springen Sie mit den Füßen wieder nach vorn, so nah wie möglich an Ihre Hände heran.
6. Drücken Sie sich in einen Strecksprung ab. Federn Sie die Landung ab und gehen Sie direkt zu einem weiteren Burpee über.

Instruktionen zur Atmung

1. Beginnen Sie mit dem Einatmen, sobald Sie die Hände auf den Boden stützen.
2. Springen Sie während der zweiten Hälfte des Einatmens in die Plank.
3. Atmen Sie aus, sobald Ihre Brust den Boden berührt.
4. Beginnen Sie einzuatmen.
5. Atmen Sie aus, wenn Sie mit den Füßen wieder nach vorn springen. Atmen Sie anschließend kurz ein.
6. Atmen Sie beim Strecksprung aus.

Hinweis
Während Burpees kann Ihre Atmung schnell chaotisch werden, vor allem wenn Sie schon etwas erschöpft sind. Achten Sie darauf, wenn sie zur Mundatmung wechseln. Atmen Sie dann die letzten paar Wiederholungen durch Mund und Nase.

Fehler vermeiden
Weil die Positionswechsel so schnell erfolgen, konzentrieren Sie sich aufs Ausatmen – das Einatmen geschieht ganz automatisch. Sie werden mitunter zwei- bis dreimal ausatmen, je nach Erschöpfung und Anzahl der Wiederholungen.

SIT-UP

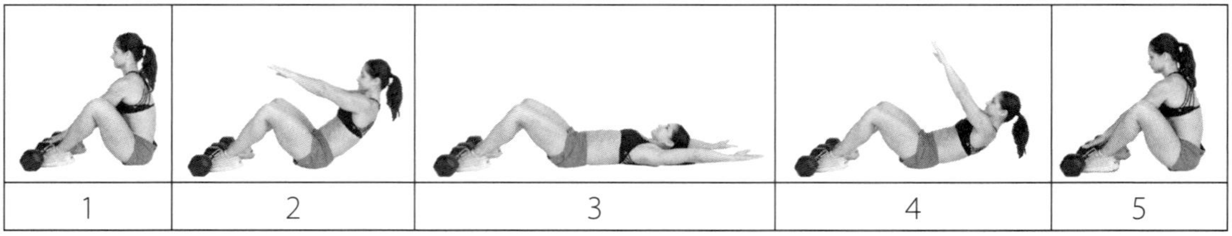

1. Setzen Sie sich aufrecht hin und fixieren Sie Ihre Beine unter zwei Kurzhanteln (einer Couch, einer Sit-up-Bank oder dergleichen). Ihre Schultern befinden sich geradewegs über der Hüfte und Ihre Hände berühren die Füße.
2. Senken Sie den Oberkörper langsam nach hinten ab.
3. Strecken Sie die Arme hinter dem Kopf aus. Alternativ können Sie die Arme während der ganzen Übung vor der Brust verschränken.
4. Beim Aufrichten werden die Arme mit Schwung nach vorn gestreckt.
5. Kehren Sie in die Ausgangsstellung zurück.

Instruktionen zur Atmung

1. Beginnen Sie vor der Ausführung mit dem Einatmen. Sie spüren dies vielleicht als eine leichte Bewegung Ihrer Seiten, die in die Oberschenkel drücken.
2. Atmen Sie bewusst ein, damit Ihr Core aktiviert bleibt.
3. Beenden Sie das Einatmen, sobald Ihr Rücken den Boden berührt und die Arme gestreckt sind. Gehen Sie zum Ausatmen über.
4. Atmen Sie während der Aufwärtsbewegung aus (Ausatmen in die Anstrengung).
5. Beenden Sie das Ausatmen, sobald Sie wieder gerade sitzen.

Hinweis
Atemgeräusche und das bewusste Synchronisieren von Atmung und Bewegung kann Ihnen helfen, mehr und qualitativ bessere Wiederholungen zu schaffen.

Fehler vermeiden
Denken Sie daran, dass Ihre geraden und schrägen Bauchmuskeln Ausatemmuskeln sind. Wenn Sie Ihre Atmung während dieser Übung korrekt ausführen, aktivieren Sie so einen größeren Teil Ihrer Core-Muskulatur.

BOX JUMP

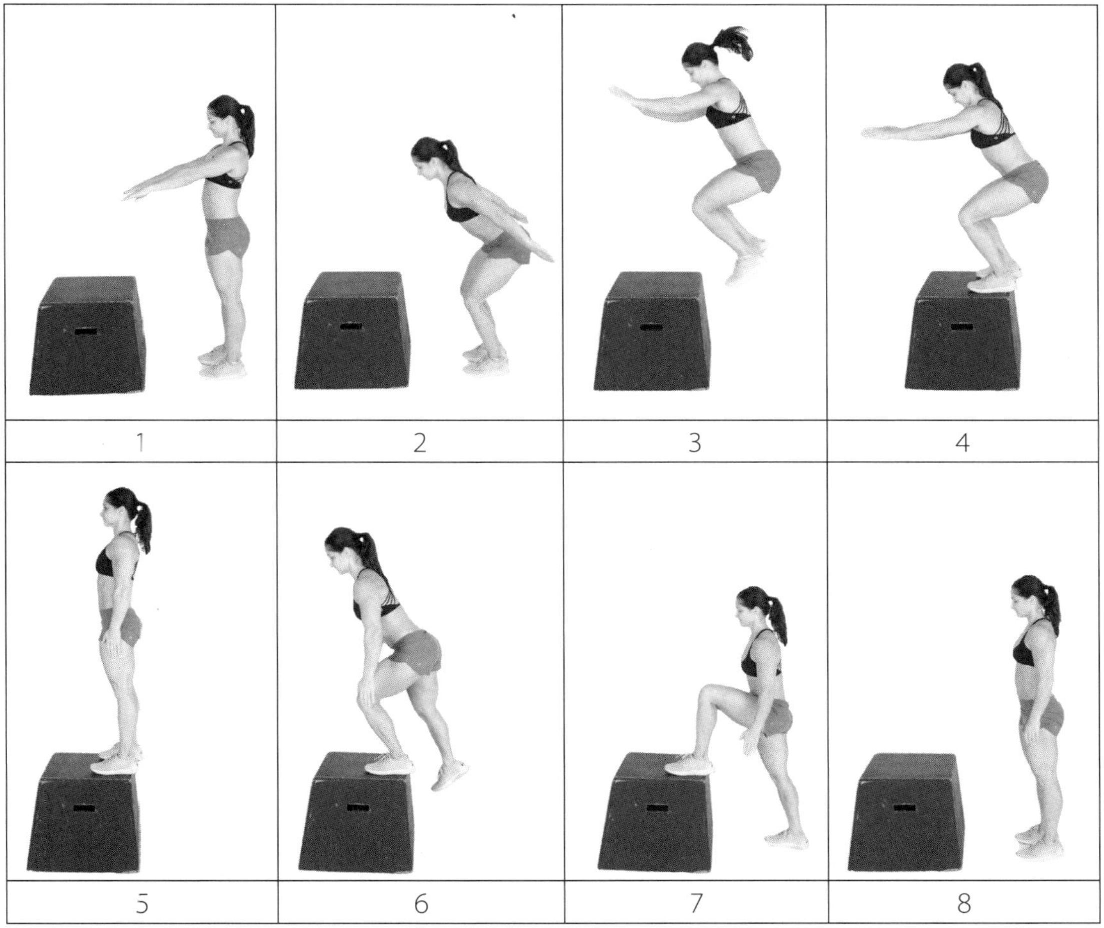

1. Beginnen Sie vor der Box, etwa eine Fußlänge entfernt, die Hände leicht vor Ihrem Körper.
2. Schwingen Sie die Arme nach hinten, lehnen Sie sich aus der Hüfte heraus nach vorn und beugen Sie die Knie.
3. Schwingen Sie die Arme schnell nach vorn und springen Sie explosiv auf die Box.
4. Landen Sie so sanft wie möglich mit beiden Füßen auf der Box.
5. Richten Sie sich auf der Box mit aktivierter Beinmuskulatur in den Stand auf.
6. Lehnen Sie sich ein wenig nach vorn und setzen Sie einen Fuß nach hinten auf den Boden.

7. Sobald der erste Fuß den Boden berührt, verlagern Sie Ihr Gewicht und setzen Sie den anderen Fuß ab. (Bei der nächsten Wiederholung den jeweils anderen Fuß zuerst zum Boden senken.)
8. Nehmen Sie wieder Ihre Ausgangsposition vor der Box ein.

Instruktionen zur Atmung

1. Beginnen Sie einzuatmen.
2. Atmen Sie weiter ein, während Sie die Arme nach hinten strecken.
3. Atmen Sie aus, während Sie Ihre Füße zum Absprung in den Boden drücken.
4. Beenden Sie das Ausatmen beim Landen (Ausatmen in die Anstrengung).
5. Beginnen Sie beim Aufrichten mit der Einatmung.
6. Atmen Sie nicht ganz tief ein, da Sie auf einem Bein balancieren müssen, um Ihren Fuß abzusetzen.
7. Beenden Sie das Einatmen, wenn der andere Fuß absetzt.
8. Atmen Sie in der Ausgangsposition aus, um von vorn zu beginnen.

Hinweis
Es mag sich für manche intuitiv richtig anfühlen, beim Springen einzuatmen. Wenn Sie aber einen ganzen Satz ausführen wollen, der aus schnellen, kraftvollen Bewegungen besteht, dann sollten Sie beim Absprung vom Boden ausatmen.

Fehler vermeiden
Das Ausatmen hilft Ihnen, die Knie noch höher und näher an den Oberkörper zu ziehen. Der kraftvolle Teil des Ausatmens sollte nicht bei der Landung stattfinden, sonst wird diese zu hart. Ob Sie von der Box heruntersteigen, herunterspringen oder versuchen, auf Maximalhöhe zu springen, ist ausschlaggebend dafür, ob Sie nach dem Sprung mehrere Atemzüge nehmen oder bei einem 1:1-Muster bleiben.

FAQ – Häufig gestellte Fragen

Ist es okay, wenn ich Ein- und Ausatmen bewusst vertausche, weil ich so bei Liegestützen mehr Wiederholungen schaffe?

Solange Ihre Haltung nicht darunter leidet und Ihre Atmung nicht willkürlich erfolgt, ist das in Ordnung. Denken Sie daran: Sie halten zwar kein Gewicht, dennoch müssen Sie die Bewegung kontrolliert und präzise ausführen.

Sollte ich in den Bauch atmen, wenn ich Gewicht auf meinen Schultern habe?
Nein. Mit Gewicht am Körper sollten Sie entweder Ihre Körperspannung halten (Bracing) und dabei, falls nötig, kleine Atemzüge in die Seiten nehmen oder den Atem anhalten, bis Sie das Gewicht abgelegt haben und einen tiefen dekomprimierenden Atemzug nehmen können. Mit einem Gewicht auf den Schultern den Bauch rauszustrecken, ist eine Technik mit Verletzungsgarantie.

Bei Kniebeugen mit schwerem Gewicht atme ich in der obersten Position ein, halte den Atem während der Bewegung an und atme aus, wenn ich die Hantel wieder in den Ständer lege. Ist das okay so?
Ja, achten Sie nur darauf, dass Sie zwischen Ihren Sätzen die Körperspannung lösen und ausreichend atmen. Schließlich haben Sie während der Sätze beträchtliche Phasen mit Luftanhalten verbracht.

Bauchatmung fühlt sich an, als würde sie mir Stabilität rauben. Kann das sein?
Vergessen Sie nicht, dass Bauchatmung nur die eigentliche Atmung initiiert und wir sie einsetzen, um etwa unser rigides Zwerchfell in Bewegung zu bringen. Atmen Sie nicht in den Bauch, wenn Sie ein Gewicht halten. Blättern Sie zurück auf Seite 179 und verschaffen Sie sich einen Überblick das Spektrum »Benötigte Steifigkeit der Wirbelsäule«, bevor Sie sich möglicherweise verletzen.

In Schritt 2 beim Kreuzheben habe ich das Bedürfnis auszuatmen. Was sagen Sie dazu?
Wenn Ihr Bracing sich stabil und sicher anfühlt, dann können Sie einen kleinen Mundvoll Luft rauslassen. Aber atmen Sie beim Bracing nicht vollständig aus! Um optimalen internen Druck in Ihrem Körper als »Limodose« zu erzeugen, muss sie fest und stabil sein. Und das erreichen Sie durch perfekte Haltung und gutes Körperbewusstsein.

KAPITEL 14

ATMUNG FÜR MEHR PRÄZISION: DIE HOHE KUNST TÖDLICHER GENAUIGKEIT

Mit Präzision zu glänzen, ist eines der befriedigendsten Erlebnisse für einen Sportler - ein geradezu berauschendes Gefühl. Wenn Sie beim Schießen Ihr Ziel treffen, dann fühlt sich das ganz tief drin irgendwie richtig an und kann eine erhabene, fast schon himmlische Erfahrung sein. Präzision ist eine Fähigkeit, die Sie erlernen können, indem Sie bewusst üben, bestimmte Störfaktoren zu eliminieren. Das Problem: Wenn es Ihnen wie den meisten Sportlern geht, dann haben Sie die wichtigste Variable von allen bislang vernachlässigt: Ihre Atmung. Bei Aktivitäten, bei denen es auf Millimeter ankommt, spielt Ihre Atmung eine sehr wichtige Rolle; mehr noch als Ihnen vielleicht klar ist, weil detaillierte, praxisnahe Informationen darüber in der Fachliteratur zu Präzisionssportarten noch rar sind.

Präzision als Freizeitaktivität hat interessanterweise eine lange Geschichte und ist in vielen Kulturen tief verwurzelt. Anthropologen fanden Malereien in einem 3200 Jahre alten ägyptischen Grab, von denen sie glauben, dass sie eine rudimentäre Form des Bowlings zeigen. Und die Wurzeln von Darts reichen mindestens bis ins mittelalterliche England zurück, wo Soldaten als Zeitvertreib Pfeile in die Böden von Holzfässern schleuderten. Jeder versucht, die frustrierenden Leistungsschwankungen in seinem Spiel irgendwie in den Griff zu bekommen, ohne dabei dem eigentlichen Problem auf den Grund zu gehen. Die Aufs und Abs der Leistungskurve haben im Präzisionssport nichts mit Zufall, Glückstreffern, Schicksal oder Pech zu tun. Es handelt sich um Momente, in denen Ihre Atmung nicht synchron mit Ihrem Herzschlag und Schwung, Wurf oder Abzug ist. Wenn Sie in Ihrem Sport oder Hobby die Atmung nicht berücksichtigen, dann hängt Ihre Punktzahl von Variablen ab, die Ihnen nicht einmal bewusst sind. Beispielsweise versetzt jeder Ihrer Atemzüge mehrere große Muskeln und Organe in Ihrem Körper in Bewegung, darunter auch das Zwerchfell, das seine Lage zwischen Ein- und Ausatmen mehr als 12 Zentimeter verändern kann.

Diese Bewegung mag von außen nicht wahrnehmbar sein und darum unbedeutend erscheinen, doch sie hat Folgen und entscheidet dadurch mit, ob Sie das Bull's Eye treffen oder verfehlen.*

Wie Sie atmen – oder den Atem anhalten – beeinflusst Ihr Nervensystem direkt und mehr als alles andere, was Sie tun: mehr als Ihre »motivierende Selbstansprache«, die Therapiesitzungen zur Behandlung Ihrer Versagensängste oder das Tragen Ihrer Glücksunterwäsche. Ihre Atmung kontrolliert Herzfrequenz, Blutdruck, Erregungsniveau, Angst und Adrenalin. Jeder Ihrer Atemzüge sendet über den Vagus Signale zum Gehirn. Eine nicht akkurate biomechanische Atmung beeinflusst die Herzfrequenz und sorgt dadurch für zittrige Hände.

Frequenz und Tiefe Ihrer Atemzüge dienen als Signale für das vegetative Nervensystem, das die physischen und emotionalen Reaktionen zwischen den Extremen »Kampf oder Flucht« sowie Ruhe- und Regenerationsphasen kontrolliert. Atmung mit der oberen Brust gaukelt Ihrem Körper vor, Sie würden angegriffen, worauf er zeitnah reagiert, indem er mehr Cortisol und Adrenalin in Ihren Kreislauf pumpt. (Zwar nur etwa einen Teelöffel voll, doch wenn Sie präzise agieren wollen, ist das genau ein Teelöffel zu viel.) Diese Körperreaktion mag hilfreich sein, wenn Sie vor einem Bären davonlaufen (oder sich im Huddle von Ihrem Footballtrainer aufputschen lassen). Wollen Sie aber eine Billardkugel versenken oder ins Schwarze treffen, dann ist es kontraproduktiv.

Unser moderner Alltag treibt uns zu immer neuen Extremen. In Präzisionssportarten hängt Ihr Erfolg aber davon ab, ob Sie in der Lage sind, in einen perfekt austarierten, ruhigen und dennoch aufmerksamen Zustand zu gelangen, in dem Sie komplexe feinmotorische Fähigkeiten anwenden können – ein Zustand, der in den meisten anderen Sportarten keine Rolle spielt.

---

* Der Ausbilderhandbuch des U.S. Marine Corps gibt vor, dass ein Schuss während der natürlichen respiratorischen Pause, also dem Moment nach dem Ausatmen erfolgen soll, in dem die Muskulatur entspannt ist und das Zielfernrohr stillsteht.

DIE PRINZIPIEN DER PRÄZISION

Wenn Sie die Prinzipien der Atmung für Präzision verinnerlichen, dann können Sie:

1. Ihren Körperschwerpunkt nach unten verlagern, wodurch Sie mehr Stabilität erlangen,
2. alle übermäßigen Bewegungen im Oberkörper minimieren,
3. Ihr Nervensystem kontrollieren, um Aufregung zu vermeiden und Ihre Energie für verbesserte Leistung zu nutzen,
4. Herzfrequenz und Blutdruck gezielt senken, indem Sie die Ausschüttung von Stresshormonen wie Cortisol zügeln,
5. Körper und Gehirn effizient mit Sauerstoff versorgen, um konstant ruhig und klar zu bleiben,
6. Ihr Gedankenkarussell stoppen und auf Ihre Intuition hören und
7. während längerer Aktivitäten Aufmerksamkeit und Konzentration aufrechterhalten.

Gemeinsamkeit Atmung

Präzisionssportarten sind nicht alle gleich. Beim Bogenschießen ist die Position Ihrer Arme eine grundlegend andere als im Golf, und beim Billard lehnen Sie sich nach vorn. Um mit einem Bogen zu schießen, lassen Sie die Finger zurückgleiten, bei einer Pistole drücken Sie den Abzug und im Golf putten Sie den Ball. Dennoch ist bei allen die Atmung entscheidend für Ihren Erfolg.

ATEMÜBUNGEN: DIE MENTALE VERBINDUNG ZWISCHEN SPIEL UND MECHANIK

Man sollte den zweiten Schritt nie vor dem ersten tun. Die Techniken zum Erlernen von Präzision üben Sie deshalb am besten in ganz kleinen Schritten. Sie lernen die Grundlagen für Genauigkeit und

Beständigkeit anhand von Beispielen aus zwei verschiedenen Sportsituationen, die äußerst kontrollierbar sind: putten beim Golf und schießen auf eine Zielscheibe. Dies sind zwei Präzisionssportarten, bei denen es wenig Variablen gibt: Das Ziel bewegt sich nicht, Sie bewegen sich nicht und Sie befinden sich nicht in einem Stadion voller Zuschauer, die Sie lautstark anfeuern oder unter Druck setzen. Was Sie dabei lernen, lässt sich auch auf andere Präzisionssportarten wie Bogenschießen, Darts, Billard, Messer- oder Axtwerfen übertragen.

Nachfolgend finden Sie einige der wichtigsten wissenschaftlichen Erkenntnisse zum Thema Präzision kurz und bündig aufgelistet. (Die dazugehörigen Quellenangaben finden Sie in den Fußnoten oder in der Bibliografie, falls Sie sich die Originalstudien durchlesen möchten.)

1. Der größte Feind der Präzision ist die Bewegung von Augen und Kopf.
2. Unsere Aufmerksamkeitsspanne wird kürzer. Wie präzise Sie sind, hängt folglich unmittelbar davon ab, wie aufmerksam Sie sind.
3. Was Sie sich selbst immer vorsagen, spielt keine so große Rolle, wie Sie glauben.
4. Die Fähigkeit, Ihre Herzfrequenz zu verlangsamen, ist von entscheidender Bedeutung.
5. Anspannung führt zu ruckartigen Bewegungen. Geschmeidige Bewegungen erfordern nicht nur ruhige Gedanken, sondern auch einen ruhigen Körper.
6. Die Wahl, ob Sie ein- oder ausatmen, bevor Sie beginnen, ist entscheidend für Ihren Erfolg.
7. Ihre feinmotorische Kontrolle ist dahin, sobald Sie die Schwelle von aufmerksam zu aufgeregt überschreiten.
8. Aufregung verzerrt Ihre zeitliche und akustische Wahrnehmung. Ablenkungen von außen – ob zwitschernde Vögel oder ein Flüstern in Ihrer Umgebung – können so lauter wirken, als sie tatsächlich sind.
9. Hypoxie (Sauerstoffmangel) tritt auf. Sie führt zu sinkender Aufmerksamkeit, mangelndem Urteilsvermögen und dem Verlust von motorischen Fähigkeiten und Koordination.

10. Ihre Herzfrequenz steigt in Situationen, in denen viel auf dem Spielt steht (unabhängig davon, welchen Grad an Präzision die Situation erfordert). Was Sie dann zu sich selbst sagen (»Entspann dich, ist doch nur ein Spiel!«) ist meist eine wirkungslose Plattitüde, worauf wir später noch einmal zu sprechen kommen. Dabei muss nichts Reales auf dem Spiel stehen, sondern nur etwas mit einer großen Bedeutung für Sie persönlich.
11. Vorübergehendes Atemanhalten kann Ihre Präzisionsleistung negativ beeinflussen.
12. Das dabei angesammelte CO_2 erzeugt den Zwang zu atmen, was Ihre Zielgenauigkeit beeinträchtigt. Beschwerden aufgrund von CO_2-Ansammlung und Beklemmung, die von einem Gefühl der Atemlosigkeit ausgelöst wird, sind hinreichend dokumentiert.
13. Ihre Visierung wird beim Einatmen unweigerlich etwas nach oben und beim Ausatmen nach unten driften. Vertikalatmung verstärkt dies zusätzlich.
14. Das sogenannte Slow Play - sich also zu viel Zeit zu lassen und völlig in der Mechanik zu verzetteln - ist der Feind von Präzisionssportlern.

Weniger Luft für mehr Präzision

Im Rahmen einer Studie der Griffith University, Australien, die im *International Journal of Psychophysiology* erschienen ist, wurden die Herzfrequenzen und Atemmuster von Golfern mit unterschiedlichen Fähigkeiten beim Putten untersucht. Dabei kam heraus, dass erfahrenere und Spitzengolfer vor dem Putten eine ausgeprägte phasische Verlangsamung der Herzfrequenz [und] höhere Herzfrequenzvariabilität im unteren Frequenzbereich zeigten. Einfacher gesagt: Sie begannen den Putt mit einer bereits niedrigen Herzfrequenz und waren in der Lage, diese während des Puttens sogar noch weiter zu senken. Den Autoren der Studie fiel noch etwas anderes Interessantes auf: Die erfahreneren Golfer atmeten kurz vor dem Putten aus, was sinnvoll ist, da ausatmen die Herzfrequenz verlangsamt. Dagegen neigten die Golfanfänger dazu, vor dem Putten einzuatmen.

Keine Einbildung: In Drucksituationen rast Ihr Herz tatsächlich

Konzentration und feinmotorische Fähigkeiten sind zwei Faktoren, die von einem sinkenden Adrenalinspiegel oder ängstlicher Aufregung beeinflusst werden.* Damit können Sie zwar immer noch weite Schritte machen und die Arme schwingen, aber einen Faden durch ein Nadelöhr zu bekommen, wird sehr schwierig.** Sobald Sie die Schwelle von aufmerksam zu aufgeregt überschreiten, wird sauerstoffreiches Blut von Ihren Gliedmaßen abgezogen. Wenn der Druck im Spielverlauf steigt, wird Ihre Fähigkeit, ruhig zu bleiben, immer wichtiger, weil sonst Ihre flüssigen Bewegungen und die Beständigkeit leiden.

FAQ – Häufig gestellte Fragen

Ich höre ständig, dass die ohnehin schon komplexe Bewegungsmechanik im Golf noch komplexer wird, wenn ich auch noch über meine Atmung nachdenke. Stimmt das?
Die Atmung ist nicht Teil Ihrer Bewegungsmechanik. Im Gegenteil: Wenn Sie sich auf Ein- und Ausatmen konzentrieren, denken Sie nicht mehr so obsessiv über Ihre Bewegungsabläufe nach. Deshalb zeigt das Modell der zielorientierten Atmung, über das wir im nächsten Kapitel sprechen werden, dass Sie im Moment der Ausführung nicht mehr

---

* Im Rahmen einer intrusiveren Untersuchung zur Atmung im Golfsport haben Wissenschaftler der Rutgers University ein Visier mit Infrarotsensoren zur Messung von Atmung und Herzfrequenz ausgestattet, sowie zwei weitere, die Kopf- und Augenbewegungen aufzeichneten. Diese Kopfbedeckung setzten sie sechs Teilnehmern auf (allesamt Golfanfänger) und ließen sie aus gut zweieinhalb Metern Entfernung putten. Anfangs erhielten die Teilnehmer zwei Punkte für jeden erfolgreichen Schlag; für jeden, der danebenging, wurden ihnen zwei Punkte abgezogen. Dann erhöhten die Wissenschaftler den Druck, indem Sie immer gravierendere Strafen für die Fehlschläge verteilten (bis zu fünf Punkte). Die Ergebnisse wurden im *Journal of Strength and Conditioning Research* veröffentlicht: Je größer der Druck wurde, umso schneller schlugen die Herzen der Golfer – im Schnitt zehn Schläge schneller als in den anfänglichen (weniger strengen) Versuchen.

** Und Rettungskräfte werden Ihnen bestätigen, dass als Nächstes akustische Wahrnehmung, Zeitgefühl und Gedächtnis leiden. Um mehr über die faszinierende, aktuelle Forschung zum Gedächtnis zu erfahren, folgen Sie Dr. Janet Metcalfes Arbeit am Metacognition and Memory Lab der Columbia University unter: http://www.columbia.edu/cu/psychology/metcalfe/index.html

bewusst an Ihre Atmung denken sollten. Sie können das in jeder anderen Phase tun, etwa bei Ihrer Ankunft, beim Warmmachen oder bei Ihrer Routine vor dem Abschlag, der sogenannten Pre-Shot-Routine. Dass Ihre Atmung Sie ablenken kann, ist also eigentlich eine gute Sache. Indem Sie sich vor dem Abschlag auf die Atmung konzentrieren, bringen Sie damit rasende Gedanken zur Ruhe. Wenn Ihr Geist still ist, dann sind Sie mittendrin, ganz bei sich. Wenn Sie mittendrin sind, sind Sie im Flow. Und wenn Sie im Flow sind, erbringen Sie die beste Leistung.

MEHR STABILITÄT BEIM ABSCHLAG

Wissen Sie wirklich, wo sich Ihr Körperschwerpunkt befindet? Nicht dort, wo Sie vielleicht glauben! Um zu verstehen, was ich meine, sollten wir zunächst einige Missverständnisse zum Core ausräumen. Wenn man Leute fragt, wo ihr Core sei, deuten sie meist auf einen Punkt einige Zentimeter oberhalb ihres Bauchnabels. Oder sie machen eine kreisförmige Bewegung um ihre Mittelpartie herum. In Wahrheit befindet sich der Core jedoch viel weiter unten, gute 15 Zentimeter weiter unten. Becken, gerade und schräge Bauchmuskeln und Rücken bilden Ihren Core, plus weitere rund 20 Muskeln, die Ihren Beckenboden formen und den Bereich darüber stützen. Der Core umfasst nicht bloß Ihre Körpermitte, sondern auch die Unterseite Ihres Rumpfs. Lassen Sie uns Ihren Körper anhand dieser Informationen also noch einmal neu betrachten: Ihr Körperschwerpunkt, die Mitte des Cores, befindet sich etwa fünf Zentimeter unterhalb des Bauchnabels. Dies ist Ihr Anker, Ihr anatomischer Mittelpunkt. Wenn Sie atmen und Ihre Körpermitte dort expandieren und kontrahieren lassen, dann bekommen Sie automatisch einen tieferen Schwerpunkt, was auf Dauer zu einem stabileren Stand und einem kraftvolleren Drive führt.*

* Studieren Sie die Lehren von Qigong-Meister Mantak Chia, in denen er erklärt, warum Ihr Magen und der Bereich um Ihren Bauch (laut taoistischer Tradition) essenziell wichtig für Ihre physische und emotionale Gesundheit und Energie sind.

Welche Präzisionssportart Sie auch ausüben, es geht immer um Zahlen und Physik. Wir werden später noch über den mentalen Aspekt sprechen, der Ihre Bewegungsmechanik unterstützt – und damit sind nicht Selbstansprache, Visualisierung oder göttliche Eingebung gemeint. Wenn Sie sich Ihre mentalen Fähigkeiten und Ihren Flow sowie Ihr Tempo nicht zunutze machen, dann werden Sie immer wieder mit Aufs und Abs zu kämpfen haben, bis Sie am liebsten das Handtuch werfen würden.

Atmen in der Golfpraxis

PGA-Sieger Jason Dufner perfektionierte sein Putting mithilfe einer Strategie, die er von Scharfschützen der U.S. Marines entlehnt hatte. »Es gab eine Zeit, in der sich Denkprozess und Ausführung des Puttings bei mir irgendwie beschleunigt und viel zu schnell anfühlten«, erklärte Dufner in der *USA Today*. »Deshalb habe ich versucht, langsamer zu machen und mich auf meine Atmung zu konzentrieren. Und das hat funktioniert.« Ende 2018 war Phil Mickelson der treffsicherste Putter der PGA Tour. Der Golflehrer des Jahres 2013, Lou Guzzi, sagt: »Kurz bevor Mickelson in den Playoffs 2013 einen Par-3-Putt einlochte und damit die Tour gewann, konnte man sehen, wie fokussiert er auf seine Atmung war, Sauerstoff aufnahm und sich so weit wie möglich entspannte, bevor er den entscheidenden Schlag ausführte.« Und der U.S.-Open-Sieger von 2013, Justin Rose, ergänzt: »Es ist erstaunlich, wie viel ruhiger man sich nach drei tiefen Atemzügen fühlt.« Wie bei den meisten Atemtipps im Golf ging er nicht weiter ins Detail – wir schon.

FALLSTUDIE

Von Belisa: Mark war ein stattlicher Mann mit breiter Brust. Durch seine anfängliche Vertikalatmung bewegte sich der gesamte obere Teil seines Körpers mit jedem Atemzug sichtbar nach oben. Er litt unter chronischen Schmerzen in Nacken, Schultern und Kiefergelenk. Ich verlagerte seine Atmung zunächst tiefer in Richtung Körpermitte und Bauch, sodass seine Schultern entspannen konnten und er das Gefühl hatte, besser zu atmen. Sein Eindruck, nicht genügend Luft zu bekommen (der ihm wegen seines riesigen Brustkorbs völlig rätselhaft erschien), rührte vom falschen Ausatmen her - er leerte seine Lunge nie vollständig. All das Gewicht, dass er oberhalb seines Bauchs herumschleppte, erschwerte ihm das Ausatmen noch, wodurch er die schlechte Angewohnheit hatte, dies kaum noch zu tun.

Mark glaubte, der »Lufthunger«, den er verspürte, rührte vom Versuch her, sich zu konzentrieren und ruhig zu bleiben. Wenn er sich anschickte, tief Luft zu holen, drängte sein gesamter Körper aufwärts. Diese Art des übermäßigen Aufblähens kommt bei funktionsgestörten Vertikalatmern besonders häufig vor. Leider war seine Reaktion darauf, einfach nur winzig kleine Atemzüge zu nehmen. Hinzu kommt, dass Mark vermutlich ohnehin aus Gewohnheit nur kleine, flache Atemzüge genommen hat. Die Folgen waren ein total verkrampfter Oberkörper und eine völlig verschobene CO_2-O_2-Balance.

Nachdem Mark gelernt hatte, horizontal zu atmen, konnte er plötzlich Atemzüge nehmen, die sich nach 80 Prozent Kapazität und hinsichtlich der Luftmenge exponenziell besser anfühlten als seine alte Atmung. Er dachte sich eine Linie unterhalb seiner Brustmuskulatur und richtete seine Aufmerksamkeit beim Einatmen auf die Bewegung von allem, was sich unterhalb dieser Linie befand. Indem er beim Atmen das Becken kippte und die korrekte Atemmechanik verinnerlichte, festigte er die positiven Veränderungen. Dies führte zu weniger starken Bewegungen im oberen Rumpf, weniger Beklemmung aufgrund des gefühlten Luftmangels und infolgedessen zu besseren Ergebnissen beim Golfspielen.

Um die richtige Atmung für Ihren Schwung zu finden, probieren Sie aus, was sich für Ihren Körper natürlich anfühlt, und üben Sie es bewusst. Dies ist keine weitere Teilbewegung, die Sie in Gedanken abhaken müssen, während Sie auf dem Platz stehen und die Uhr tickt. Sie sollten genau wissen, wie viele Atemzüge Sie auf dem Weg zum Ball nehmen und wie Ihre Atmung am Ball aussieht. Atmen Sie während der Schwungbewegung kraftvoll aus.

Bevor Sie weiterlesen, beurteilen Sie sich wieder selbst: RPM (Respiratorische Präzisionsmetrik)

Die folgenden Zahlen stellen Ihre Ausgangswerte dar:

Wie hoch ist Ihr Ruhepuls?	
Wie lange können Sie nach dem Einatmen die Luft anhalten?	
Wie lange können Sie nach dem Ausatmen die Luft anhalten?	
Wie weit können Sie Ihre Herzfrequenz absenken?	
Bei welcher Herzfrequenz liegt Ihr Sweet Spot, Ihr optimaler Wert?	
Was ist Ihr Atem-IQ (Ihr LOM und ROM)?	

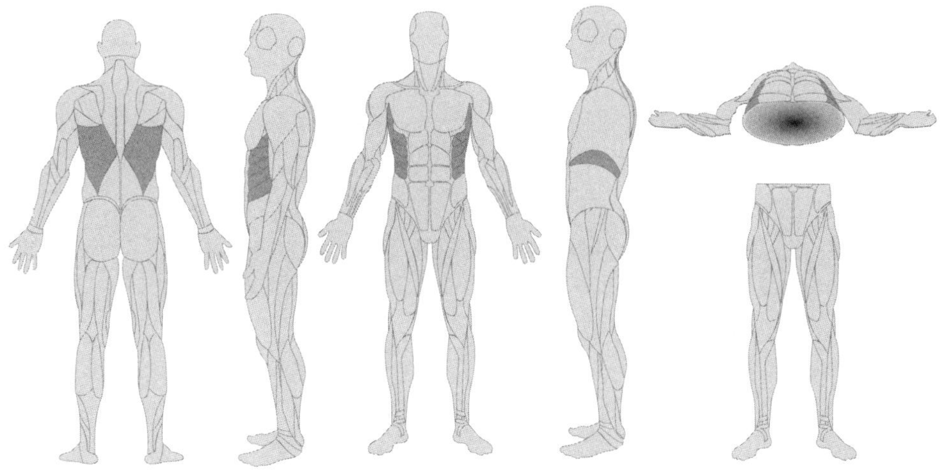

Einatmen

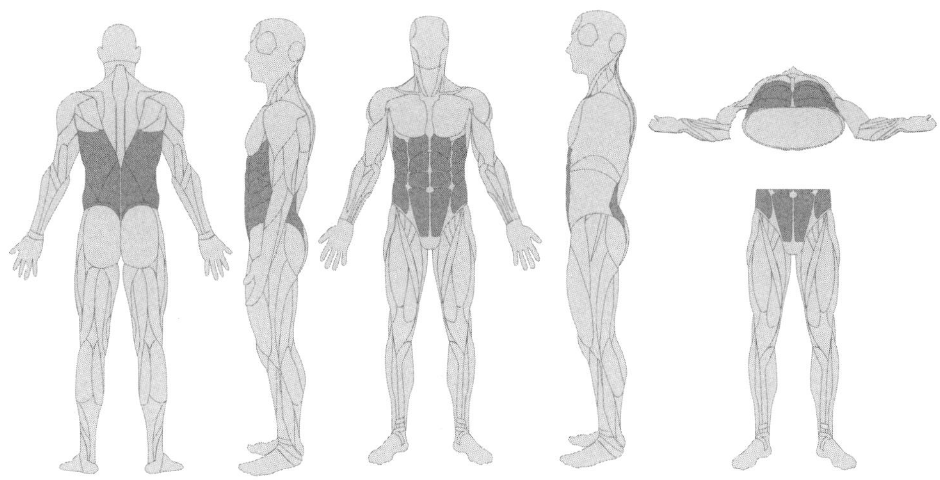

Ausatmen

KAPITEL 15

ANGEWANDTE PRÄZISION

SO FINDEN (UND ERWEITERN) SIE DEN SWEET SPOT BEIM GOLFEN, SCHIESSEN, BOGENSCHIESSEN UND BILLARD

Dies ist eine weitere Begebenheit aus Belisas Kursen: Bei vielen Golfern, mit denen ich gearbeitet habe, war ich überrascht, als ich ihren Atem zum ersten Mal untersuchte, denn ich fand gar keinen! »Heulen gibt's nicht beim Baseball«, besagt ein altes Filmzitat. »Und offensichtlich gibt's beim Golf kein Atmen«, scherzte ich mit den Spielern.

Tatsächlich tut der Großteil aller Präzisionssportler etwas, das ich als »Schweben« bezeichne: Sie nehmen also einen winzigen Atemzug, halten kurz die Luft an, atmen wieder aus und wiederholen das Ganze. Es handelt sich dabei um eine natürliche menschliche Reaktion, allerdings nur unter Stress. Wenn Sie Ihren Umgang mit Stress kontrollieren und optimieren wollen, sollten Sie diese Art der Atmung also erkennen können und zu vermeiden versuchen.

Klar, wenn Sie mit völligem Tunnelblick auf etwas wie ein Bull's Eye fokussiert sind, erscheint es möglicherweise sinnvoll so zu handeln, wie es die meisten Tiere tun würden: So wenig wie möglich bewegen, auch beim Atmen. Ich bezeichne dies deshalb als »modernen Raubtierzustand« (in dem Sie sich beispielsweise auch am Computer befinden, wenn Sie sich reinknien, um eine Deadline noch zu schaffen).

Dass auf dem Platz oft nur geräuschlos geatmet wird, liegt in Teilen auch in der Kultur des Sports begründet. Professionelle Billard- und Golfpartien sind bekanntermaßen mucksmäuschenstille Veranstaltungen. Und so werden Sie eben zum mucksmäuschenstillen Atmer. Selbst Jubelszenen mit der geballten Faust sind fast immer absolut leise. Niemand traut sich, dem inneren Drang nachzugeben, dabei laut »Yes!« zu rufen. (Nicht zuletzt, weil Sie Nerven aus Stahl und unerschütterliches Selbstvertrauen besitzen sollen. War schließlich klar, dass Sie gewinnen – oder etwa nicht?) Und selbst wenn einmal etwas schiefgeht, können Sie keinesfalls einfach lauthals fluchen. Dabei entsteht dann etwas wie »unterdrücktes Adrenalin« oder nicht umgewandelte Anspannung. Keine Sorge – Tipps, was sich dagegen tun lässt, folgen.

Beobachten Sie einmal ein Tier beim Stressabbau. Es schüttelt den Druck förmlich ab. Wir Menschen tun uns schwer, es ihnen in irgendeiner Weise gleich zu tun. Den Hinweis »loszulassen«, versteht nur unser Kopf, nicht aber unser Nervensystem. Irgendwann dringt dieser Raubtierzustand dann in Ihren präfrontalen Cortex. Dann bricht das Chaos aus und Helme oder Schläger fliegen durch die Gegend – ob zu Recht oder nicht.*

Die folgenden Prinzipien und Übungen eignen sich für jedes Spiel, das Präzision erfordert. Es sind die drei Säulen der Atmung in Präzisionssportarten. Verinnerlichen Sie also diese drei Punkte:

1. Es ist wichtig, zwischen meinen Abschlägen auf anatomisch kongruente Weise zu atmen. Das entkrampft meinen Körper, wodurch ich ruhig und doch wachsam bin, und versorgt Muskeln und Gehirn mit ausreichend Sauerstoff.
2. Wie präzise ich meine Atmung in die Pre-Shot-Routine einbaue, ist entscheidend. Während ich mich auf meine Atmung konzentriere, halte ich mich gedanklich nicht an den Bewegungsabläufen auf. Atmung ist keine weitere Teilbewegung, die ich mir merken muss. Wenn ich meinen Fokus auf die Atmung richte, kann mein Körper automatisch das umsetzen, was er gelernt und trainiert hat, ohne dass mein Hirn dazwischenfunkt.
3. Horizontale Atmung ist wichtig, denn sie unterbindet übertriebene Bewegungen. Jede meiner Bewegungen ist geübt und erfolgt bewusst. Ich überlasse nichts dem Zufall.

Die Übungen, die Sie lernen, bilden das Fundament, auf dem Sie diese drei wichtigen Säulen der Atmung im Präzisionssport errichten werden. In diesem Kapitel werden Sie einen zielorientierten Atemplan erstellen, eine Art Übersichtskarte Ihrer Atmung und Bewegungen.

---

* So gesehen bei Brett Lawrie, Brandon Jacobs und Mike Shildt. Aber auch Getränkeflaschen werden geworfen (Mark Cuban), Objekte wie Feuerlöscher werden attackiert (Amare Stoudemier), Türen eingetreten (A. J. Burnette) oder es kommt zu handfesten Keilereien, wie nach dem Kampf zwischen Chabib Nurmagomedow und Conor McGregor bei UFC 229.

Finden Sie Ihre natürliche respiratorische Pause

Beim Abfeuern einer Schusswaffe erfolgt die natürliche respiratorische Pause dann, wenn das Zielfernrohr stillsteht, sobald also das Wackeln in Ihrem Sichtfeld aufgehört hat. Dafür müssen Sie den Körper still- und die Atmung anhalten. Erkennen Sie, welchen Unterschied es macht, ob Sie Ihren Atem einfach anhalten oder ob Sie Ihre natürliche respiratorische Pause beim Ausatmen finden. Verinnerlichen Sie Ihre Pre-Shot-Routine, finden Sie Ihre natürliche Pause und üben Sie das Ganze. Jetzt erkennen Sie auch den umgekehrten Fall: Sie feuern den Schuss einfach irgendwann ab, und es fühlt sich falsch an.

> Der Sweet Spot bezeichnet im Bogenschießen den optimalen Zugpunkt. Es gibt aber auch in Ihrem Timing einen solchen Idealpunkt. Hier ist Ihr Sinn fürs Detail gefragt, der gewiss Teil Ihrer Liebe für den Präzisionssport ist.

Zu wissen, an welchem Punkt des Atemspektrums Sie loslassen, den Abzug drücken oder abschlagen müssen, ist extrem wichtig, denn wenn Sie nicht in der Lage sind, diesen Moment zu fühlen und beliebig oft herbeizuführen, dann können Sie auch nicht beständig erfolgreich sein. Wenn Sie den richtigen Zeitpunkt für diese natürliche respiratorische Pause nicht zu jeder Zeit 100-prozentig erkennen können, dann überlassen Sie einen Teil Ihrer Leistung dem Zufall.

Sie sollten daher in der Lage sein, diesen Moment bewusst herbeizuführen – und zwar immer wieder und zuverlässig jedes Mal.

GOLF IST WIE SCHIESSEN, ABER SCHIESSEN IST NICHT WIE GOLF

Das Handbuch für Schießübungen der U.S. Marines rät Schützen einzuatmen, während des Ausatmens zu zielen, erneut ein- und auszuatmen und dann während der natürlichen respiratorischen Pause abzudrücken. In dem Moment also, wenn Ihr Herz am langsamsten schlägt und Ihre Hand demzufolge am ruhigsten ist. Beim Ausatmen wird auch die Spannung in Ihrer äußeren Zwischenrippenmuskulatur gelöst.

Während der natürlichen respiratorische Pause, also am Sweet Spot, halten Sie nicht nur die Luft an. Luftanhalten kann überall im Atemzyklus vorkommen, aber die natürliche respiratorische Pause geschieht ausschließlich nach dem Ausatmen. Sie werden weniger präzise treffen, wenn Sie beim Einatmen pausieren, weil unweigerlich Luft aus Nase oder Mund ausdringt und sich dadurch Ihre Visierung verschiebt. Aus physiologischer Sicht kommt hinzu, dass die natürliche respiratorische Pause mit einem Absinken der Herzfrequenz einhergeht. Würden Sie einen erfahrenen Schützen an ein EKG-Gerät anschließen, könnten Sie tatsächlich ablesen, wie sein Herzschlag sich verlangsamt. Ihnen würde auch auffallen, dass dieser Effekt mehrere Sekunden lang andauert, bei der »Pause« handelt es sich also nicht nur um eine kurzzeitige Veränderung. Die natürliche respiratorische Pause sollte sich genauso anfühlen, wie der Name es sagt: natürlich. Sie werden sich dabei fast fühlen, als müssten Sie gar nicht mehr einatmen. Viele haben anfangs Probleme, den richtigen Zeitpunkt für die natürliche respiratorische Pause zu finden. Sie achten so sehr auf externe Faktoren, dass es ihnen schwerfällt, in sich hineinzuhören und auf ihren Herzschlag zu achten.

Wichtiger Unterschied

Einige Experten raten dazu, beim Ausatmen oder am tiefsten Punkt des Ausatmens abzudrücken. Dieser Rat geht allerdings dann nach hinten los, wenn die Basis – nämlich die Mechanik von Ein- und Ausatmen – nicht stimmt. Vertikalatmung ist immer flacher, und Horizontalatmung senkt Ihre Herzfrequenz viel besser ab. Schon Hinweise wie »am tiefsten Punkt« des Ausatmens implizieren eine funktionsgestörte Vertikalatmung. Vertikales Ausatmen ist kürzer, wodurch Sie von Ihrem Körper viel früher das Warnsignal erhalten, dass Ihnen die Luft ausgeht.

Passen Sie Ihre Pre-Shot-Routine an

Mit Ihrem ersten Schritt und Ihrem ersten Atemzug bringen Sie sich selbst in den Wettkampfmodus, denn damit erhalten Sie Zugang zu Ihrem Flow. Ihr Versuch beginnt nicht erst, wenn Sie an die Linie treten. Er beginnt bereits, sobald Sie die Situation beurteilt, sich bereit gemacht und den ersten Schritt getan haben. Die erfolgreichsten Präzisionssportler tun dies ganz automatisch. Wie viele Atemzüge brauchen Sie, um Ihr Ziel zu treffen? Ihr Atem sollte Sie konstant begleiten und nicht nur sporadisch eine Rolle spielen. Gestalten Sie sich nun Ihre Pre-Shot-Routine und binden Sie Ihre Atmung mit ein. Sie dürfen sich an keinem Punkt unsicher sein, ob und wann Sie ein- oder ausatmen müssen.

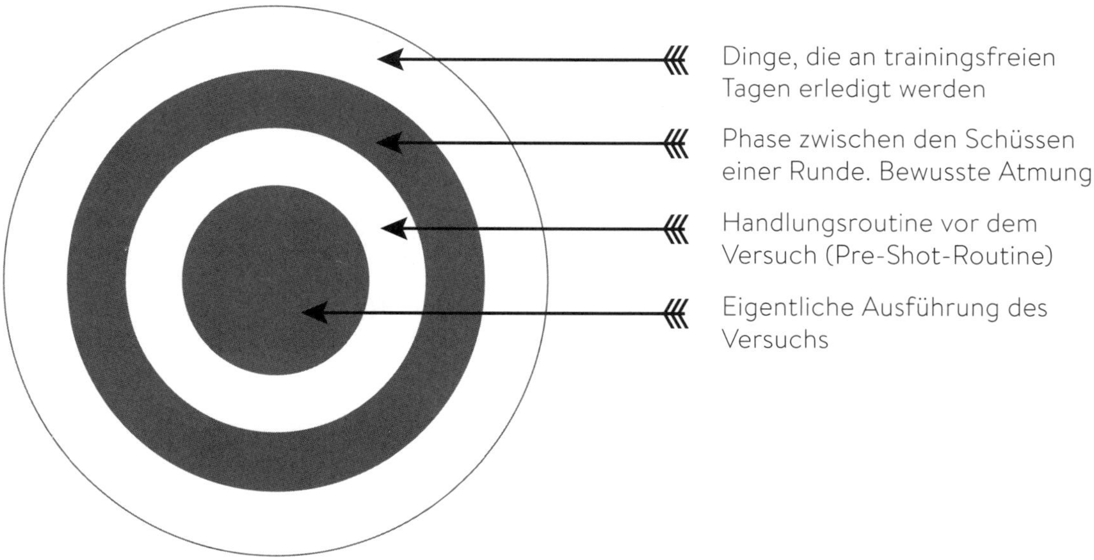

Zielorientierte Atmung für höhere Präzision

Die wichtigsten Punkte zielorientierter Atmung für höhere Präzision

- Das Bull's Eye stellt den Moment dar, in dem Sie schießen oder werfen - egal ob mit einem Dartpfeil, einem Beil, einer Murmel oder einer 9-mm-Pistole. Sie denken nun nicht mehr nach, sondern treffen nur noch.
- Der erste Kreis ist Ihre Pre-Shot-Routine. Beim Abschlagen oder Chippen wählen Sie Ihr Ziel. Beim Putten lesen Sie das Grün und - vielleicht - den zum Lot umfunktionierten Schläger. Irgendwann kommt jedoch der Punkt, an dem Sie aufhören müssen, zu analysieren und zu planen. Eine alte Golferweisheit lautet: »Das Denken muss enden, bevor das Treffen beginnt.« Ihre Atmung kann diesen Bruch herbeiführen. Sie entscheiden sich physisch dazu, Ihr Gehirn abzuschalten, und konzentrieren sich zuvorderst auf Ihre Atmung und erst dann auf Ihre Ausführung.
- Der zweite Kreis steht für die Zeit zwischen jedem Versuch, den Sie in einer Runde ausführen. In dieser Zeit entspannen Sie am besten Ihren Körper und Geist. Golfer nutzen dafür alle möglichen Methoden. In diesen Momenten können Sie bewusste Atmung einsetzen, um Körper und Geist zur Ruhe kommen zu lassen.
- Der dritte, äußerste Kreis umfasst all die Arbeit, die Sie an turnierfreien Tagen verrichten sollten. Spoiler-Alarm: Dehnen gehört auch dazu, denn Rotationsbewegungen stellen eine hohe Belastung für Ihren Oberkörper dar.

IHR KÖRPERTYP SPIELT EINE ROLLE

Wenn Sie etwas kräftiger sind, dann müssen Sie trainieren auszuatmen. Sind Sie dagegen sehr dünn, dann fühlen Sie sich vermutlich ständig, als hätten Sie gerade ausgeatmet. Ihre Körpermitte beim Ausatmen richtig auszudehnen, erfordert einiges an Arbeit. In beiden Fällen verwenden Sie dazu unterschiedliche Muskeln, die alle trainiert werden müssen.

Wenn Sie statt Ihrer Atemhilfsmuskulatur die primären Atemmuskeln einsetzen, wie wir es Ihnen in diesem Buch vermitteln, dann müssen Sie möglicherweise viele Bewegungen komplett neu organisieren. Infolgedessen sind Sie in der Lage, Plateaus zu überwinden und Ihr Nervensystem besser zu kontrollieren.

> »Viele Golfer halten vor schweren Schlägen oder wichtigen Putts intuitiv den Atem an oder nehmen nur kurze, flache Atemzüge.«
>
> Dr. Deborah Graham, *The 8 Traits of Champion Golfers: How to Develop the Mental Game of a Pro*

PRAXISTIPP

Machen Sie es (ein letztes Mal) falsch und danach dann richtig. Lehnen Sie sich über den Billardtisch oder beugen Sie sich über den Golfball. Nehmen Sie einen »schlechten« vertikalen Atemzug und tun Sie dies auf ganz übertriebene Weise, um alle Feinheiten dessen zu erkennen, was dabei geschieht. Stellen Sie sich dann vor den Ball, atmen Sie horizontal und erkennen Sie den Unterschied. Diese kleinen Details machen in Präzisionssportarten einen gewaltigen Unterschied aus.

FINDEN SIE DEN SWEET SPOT IN IHRER ATMUNG UND LERNEN SIE, IHN ZUVERLÄSSIG ZU TREFFEN

Sobald Sie es beherrschen, lang und gleichmäßig ein- und auszuatmen (also einen A-IQ von 1 haben), finden Sie heraus, wo am Körper Sie Ihren Puls am besten ertasten können. Schließen Sie nun die Augen und versuchen Sie, ihn zu fühlen. Ist er ein kaum hörbares Pulsieren in Ihren Ohren? Oder ein Gefühl in Ihren Fingern oder Lippen? Oder spüren Sie eine rhythmische Bewegung in Ihrer Brust? Je korrekter Sie ein- und je länger Sie ausatmen, umso mehr wird Ihre Herzfrequenz sinken und umso wahrnehmbarer wird das »perfekte Timing«. Physiologisch betrachtet lernen Sie also, Ihre Herzfrequenz zu spüren.

PRAXISTIPP

Lassen Sie den nächsten großen Atemzug an Ihrer Hüfte beginnen. Sie können Ihre Hände auf der Hüfte ablegen oder sie in die Hosentasche stecken, um das zu unterstützen. Es ist nur eine ganz kleine Bewegung, aber Ihr Steißbein kippt beim Einatmen nach hinten und unten (anteriore Beckenkippung) und beim Ausatmen wieder zurück (posteriore Beckenkippung). Konzentrieren Sie sich auf Ihren Körperschwerpunkt, der sich etwa fünf Zentimeter unter dem Bauchnabel befindet. Beim Ein- und Ausatmen sollte Ihr Fokus dorthin wandern (nicht zu Kopf, Gesicht oder oberem Brustkorb, wie es bisher der Fall war). Richten Sie Ihre Aufmerksamkeit nun auf die Füße und spüren Sie eine Verbindung zum Boden. Endlich ergibt dieses Konzept für Sie aus kinästhetischer Sicht einen Sinn, weil Sie nicht mehr in Ihr Schlüsselbein hinaufatmen. Durch die Kombination all dieser Aspekte senken Sie Herzfrequenz und Blutdruck und aktivieren Ihren Parasympathikus. Ihr Kraftzentrum – das Becken – fühlt sich stark an, und Ihre Arme und Schultern können sich als das fühlen, was sie sind: flexible Pendel für Ihren Oberkörper.*

Techniken zum Präzisieren Ihrer Atmung

Die Atmung zu verlangsamen beziehungsweise die Phasen des Ein- und Ausatmens zu verlängern, ist schwer. Die meisten Menschen haben aus zwei Gründen Probleme damit:

1. Sie atmen nicht ausreichend ein. Länger auszuatmen fällt dadurch schwer, weil ihnen schlicht die Luft ausgeht.
2. Das Ausatmen zu verlängern, ist eine isometrische muskuläre Übung. Wenn Sie die daran beteiligten kleinen, aber wichtigen Muskeln nicht

* Behalten Sie eine tiefe Atmung bei, aber gehen Sie nur bis auf 50 Prozent, sodass es nicht zu übermäßigem Aufblähen kommen kann. Sie atmen wirklich nur in den unteren Teil des Oberkörpers.

kontrollieren und aktivieren können, dann sind sie zu schwach, weshalb das Ausatmen schwerfällt.

- Sobald Sie beginnen, horizontal zu atmen, holen Sie schlicht besser, effizienter und tiefer Luft. Das ist kein Hexenwerk! Sie können in der Folge länger ausatmen, weil Sie über mehr Luft verfügen.
- Sie werden länger ausatmen, weil Sie Ihre Lunge besser leeren. Sie verstehen nun, dass Ausatmen mit einer Verengung der Körpermitte einhergehen sollte, wodurch es sich wesentlich vom vertikalen Ausatmen unterscheidet, bei dem Sie einfach nur Luft herauslassen.
- Sie wollen Beweise? Stoppen Sie Ihre Zeit beim Ausatmen. Sobald Sie einen A-IQ von 1 schaffen (weites Einatmen, komprimierendes Ausatmen und keinerlei Schulterbewegung), wird sich Ihr Ausatmen spürbar verändern. Sofort.

Die Pre-Shot-Routine

Nehmen wir an, Sie spielen Poolbillard und Ihr Gegner versenkt hintereinander all seine Kugeln. Alle Augen sind nun auf Sie gerichtet. Normalerweise würde Ihr Stoß damit beginnen, dass Sie Ihre Position hinter dem weißen Spielball einnehmen. Doch das ist falsch - nämlich viel zu spät. Gehen Sie fünf Sekunden zurück, egal wie viele Schritte Sie gehen oder Übungsstöße Sie ausführen (falls überhaupt welche), koordinieren Sie sie mit Ihrer Atmung. Anfangs ist das richtig mühsam, später erfolgt es fast schon unterbewusst. Bewegung, Intention und Ihr eigenes inneres Tempo arbeiten zusammen.*

Wenn Sie mithilfe Ihres Zwerchfells horizontal atmen, sind Sie stabiler, verlagern Ihren Körperschwerpunkt nach unten und Ihr Körper wird ruhiger und beweglicher. Ihr Atem wird voluminöser (Sie nehmen bis zu sechsmal mehr Luft auf als bei Vertikalatmung) und Ihre natürliche Pause wird länger, wodurch Sie sie klarer erkennen. Die Stabilität Ihres Körpers und die Präsenz Ihrer natürlichen Pause hängen davon

---

* Dr. Gregg Steinberg, ein Sportpsychologe der für PGATour.com schreibt, sagt, dass jede gute Pre-Shot-Routine mit der Atmung beginnt.

ab, ob Ihre Atmung biomechanisch korrekt erfolgt. Wenn das der Fall ist, wird Ihnen auffallen, dass

- Sie automatisch ruhiger und klarer sind,
- Ihr Körper lockerer und weniger verkrampft ist,
- Ihr Körperschwerpunkt tiefer liegt, sodass Sie optimal Ihr Gleichgewicht halten können,
- es sich anfühlt, als ob atmen Ihnen Energie spendet - weil es nämlich genauso ist, und
- Sie im Grunde alles in Ihrem Körper aufeinander abstimmen, sodass Muskeln, Gehirn und Training das tun, was die Welt von Ihnen erwartet.

RAUBTIERATMUNG: HOCH- UND RUNTERREGELN

Viele Sportarten erfordern die Fähigkeit, die Intensität erst hoch- und anschließend wieder herunterzuregeln und sich zu beruhigen, um Energie zu sparen. Denken Sie an Eishockey oder Axtwerfen: In beiden Disziplinen müssen Sie in Bezug auf Konzentration und Energieniveau flexibel sein. In Präzisionssportarten müssen Sie den Sweet Spot an- und abschalten können. Sie müssen sich hochregeln, um wach und fokussiert zu sein, und herunterregeln, um zwischen Ihren Versuchen ruhig zu bleiben (und sich weder vom letzten noch vom bevorstehenden Versuch ablenken zu lassen). Andererseits können Sie nicht durchweg ruhig und mit versteinertem Gesichtsausdruck dasitzen, sondern wollen, dass Ihr Körper innerlich von einem konzentrierten und ruhigen Zustand zur Regeneration übergeht und das Ganze immer und immer wiederholen.

Scharfschützen von SWAT-Einheiten und Biathleten gelingt das Schwerste überhaupt: Sie bewegen sich schnell, wenn es die Situation erfordert, und können anschließend dennoch mit hoher Präzision schießen. Das ist deshalb so schwierig, weil man sich nur durch Training auf dem Schießstand nicht auf solche Situationen vorbereiten kann. Wir verwenden häufig dieselben Techniken wie diese Spezialisten: das sogenannte Freezing und Settling, also stillstehen und beruhigen (was natürlich leichter fällt, wenn Sie gerade in einen Raum reingeschlichen sind und nicht die Tür eingetreten haben). Manchmal sollten wir unsere natürliche Pause finden, manchmal müssen wir das gar nicht. Falls Sie einen Sport betreiben, in dem Sie den Luxus haben, einige Sekunden lang den Sweet Spot finden zu dürfen, an dem Sie den Pfeil loslassen, putten oder schießen, dann üben Sie das.

Obwohl bei Autorennen wahrscheinlich die wenigsten an Präzisionssport denken, ist es genau das. Motorsport ist eine einzigartige Mischung aus Ausdauer- und Präzisionssport. Bedenken Sie die g-Kräfte, Hitze, Abgase, Lärm, das intensive Ruckeln des Wagens, das Gewicht der Räder, die eingeengte Sitzposition, die dadurch erschwerte Atmung und die extremen Anforderungen an Konzentration und Sehvermögen, die absolut fehlerfrei sein müssen. Es gibt den stetigen Wechsel aus Verfolgen und Überholen. Das erfordert Präzision und Ausdauer, und durch das Gefahrmoment bleibt der Fahrer stets hochkonzentriert. In gefährlichen Sportarten ist Ihre Aufmerksamkeit aufgrund der Dringlichkeit konstant hoch.

Wie übe ich das?

- **Atmen Sie ein und fühlen Sie, wie Ihr gesamter Körper sich weitet:** Diese Atmung bringt sauerstoffreiches Blut in all Ihre Gliedmaßen. Blicken Sie in die Ferne, atmen Sie langsam aus und fühlen Sie Ihre Herzfrequenz langsamer werden und Ihren Schwerpunkt absinken. Das Konzept einer tiefen, effizienten, zirkumferenziellen und abdominothorakalen Atmung ist für Sie keine vage Vorstellung mehr. Sie sollten sich an Messwerten und körperlichen Indikatoren orientieren können. Dasselbe gilt für Ihre Herzfrequenz: Die sollten Sie mit geringen Abweichungen präzise schätzen können.
- **Fokussieren Sie:** Wenn Ihr Fokus enger wird, dann wird es auch Ihre Atmung, denn beide gehen Hand in Hand. Üben Sie, Ihr Sichtfeld und Ihren Atem zu weiten und anschließend wieder zu verengen. Fühlen Sie den Luftstrom in Ihren Nasenlöchern, er ist nun kontrollierter. Der Fokus Ihres Sichtfelds passt sich Ihrer Atmung an. Ihre Lippen sind geschlossen, aber Ihr Kiefer ist ganz locker. Ihr Fokus liegt einzig auf diesem Gefühl einer idealen Atmung.
- **Nehmen Sie Ihre Position ein:** Sobald Sie dies getan haben, erkennen Sie beim nächsten Atemzug die Pause.

DIE RUHE FINDEN

Wenn Sie sich aufstellen, um eine Axt zu werfen, oder sich über einen Billardtisch lehnen, um Ihren Stoß auszuführen, dann muss Ihr Körper zur Ruhe finden. Sie benötigen einen zusätzlichen Atemzug, mit dem Ihrer Muskulatur der Übergang von Bewegung zu Stillstand gelingt. Wenn Sie falsch atmen, erscheint diese Zeit immer zu kurz. Sobald Sie Ihre Atmung aber verbessern, reicht ein Atemzug völlig aus, um sich korrekt auszurichten und dann beim Ausatmen die natürliche Pause zu finden.

Und merken Sie sich: Beim Laufen ist das Zwerchfell der Muskel, der Ihnen beim Übergang von Bewegung zu Stillstand hilft. Es ist quasi die Mittelplatte Ihres Körpers, mit der Sie alle Bewegungen stoppen, außerdem brauchen Sie es zum Ein- und Ausatmen. Achten Sie darauf, wie Ihre Atmung sich als Reaktion auf Ihre Bewegung verändert. Diese lokomotorische Kopplung unterscheidet die guten Sportler von den besten.

ÜBUNG ZUM PAUSIEREN

1. Gehen Sie fünf schnelle Schritte.
2. Starten Sie Ihren Timer.
3. Schließen Sie die Augen und finden Sie Ihre natürliche Pause.
4. Sobald das gelungen ist, checken Sie die Sekunden auf der Uhr.
5. Tun Sie das 100 Mal.
6. Gehen Sie nun 10 Schritte und verfahren Sie genauso.
7. Fortgeschrittene können gezielte Ablenkungen einbauen.

Warum ist das so schwer?

Langsam auszuatmen, um die natürliche Pause zu finden, ist als Vertikalatmer extrem quälend. Warum? Sie sind selbst schuld! Weil ein vertikaler Atemzug kürzer ist, also auch der Moment der Pause sehr kurz und manchmal kaum wahrnehmbar ist. Dadurch wird das Finden der Pause zur echten Herausforderung. Was also tun? Verlängern Sie das

Ausatmen. So finden Sie die natürliche Pause leichter. Ohne Üben geht es nicht! So lässt sich die Pause wiederfinden, wenn Sie über dem Ball stehen, auch wenn Ihr Atem vorher ein paar Sekunden lang flach wird.

Verlängern Sie das Ausatmen

Stoppen Sie die Zeit beim Ausatmen. Atmen Sie vollständig ein, ohne die Schultern zu bewegen. Starten Sie den Timer und beginnen Sie mit dem kontrollierten Ausatmen. Notieren Sie sich die Zeiten, bei denen sich das Ausatmen für Sie erst angenehm, dann etwas achtsamer, dann schon unangenehm und schließlich sehr unangenehm anfühlt. Notieren Sie anschließend die Summe der Einzelwerte.

Diese Werte werden sehr unterschiedlich sein – das sollten sie auch. Und Sie sollten diese Unterschiede und wie sie entstehen sehr aufmerksam beobachten.

Sobald Ihr A-IQ sich einer 1 nähert und Sie lernen, das Tempo Ihrer Atmung zu kontrollieren, indem Sie Muskeln verwenden, mit denen Sie die Atmung verlangsamen, wird die Veränderung beginnen.

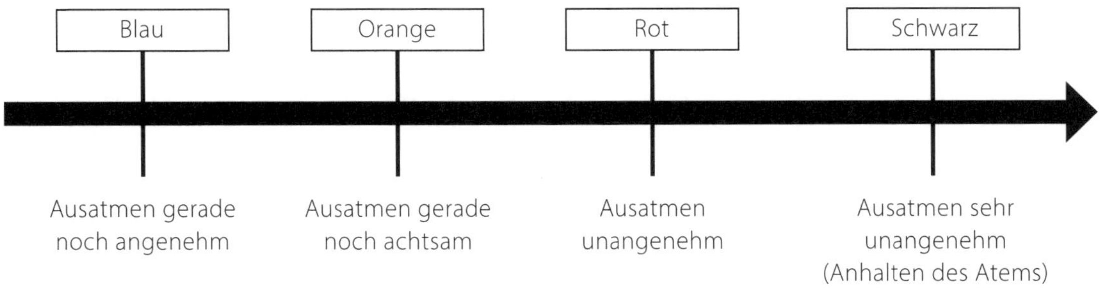

Ihre Geschichten

» Als ich diese Übung zum ersten Mal ausprobiert habe, hatte ich meine Atmung gerade erst umgestellt. Mein A-IQ lag daher noch bei 3. Ich weiß, eigentlich hätte ich so lange üben sollen, bis ich eine 1 habe, bevor ich zu diesem Kapitel springe, ich habe aber trotzdem schon vorgeblättert. Als ich noch eine 3 hatte, war mein Blau-Wert beim Ausatmen 10, der Orange-Wert 12, Rot war 16 und Schwarz war

26. Nachdem ich meinen A-IQ auf 1 verbessert hatte, fühlte ich mich, als hätte ich mehr Luft zum Ausatmen und meine Zeiten stiegen alle um etwa 10 Sekunden an. Ich wurde richtig gewissenhaft und führte Buch. Dabei fiel mir auf, dass ich mich während des Ausatmens wesentlich entspannter fühlte als je zuvor. Ich konnte sekundengenau angeben, wann ich mich richtig stabil fühlte.«

Mark B.

»Wenn ich nach meiner visuellen Einschätzung der Situation meinen Schuss neu kalkulierte und mich zur Schussposition bewegte, passierten zwei Dinge: Ich konnte früher schießen und bekam kurz vor dem Schuss keinen Aufregungsschub. Meine Atmung gab mir vor dem Schuss bei jedem Schritt das Gefühl, alles unter Kontrolle zu haben. Alles fühlte sich vertraut an, sodass ich ganz souverän handeln konnte.«

Morgan F.

»Indem ich mich auf meine Atmung konzentrierte, war ich nicht mehr abgelenkt von Umgebungsgeräuschen oder dem Gedankenrasen in meinem Kopf. Ich übte das im Alltag, indem ich den Weg von meinem Schreibtisch bis zur Tür auf fünf Schritte schätzte und jeden Schritt an meine Atmung anpasste. Das verlieh mir einen regelrechten Auftrieb, durch den meine Performance geschmeidiger und schneller wurde.«

Michael B.

»Meine Leistung im Bogenschießen stagnierte. Ich begann deshalb, gezielt Atemübungen einzusetzen. Ich beobachtete mich selbst und machte mir die Art, wie ich atmete, bis ins kleinste Detail bewusst. Als Erstes fiel mir dabei auf, dass ich gar kein genaues Muster besaß. Ich hatte meinen Atem einfach nur beruhigt. Inzwischen achte ich auf eine tiefe, horizontale Atmung, achte darauf, mich zu entspannen und meinen Blick und Kiefer locker zu lassen. Ich nehme meine Grundstellung ein, greife den Bogen, lege einen Pfeil ein, spanne und ziele jeweils stets mit derselben Anzahl an Atemzügen. Hinzu kommt: Wenn ich nun meine Schussposition einnehme, bin ich perfekt mit Sauerstoff versorgt und völlig entspannt, während ich zuvor immer zwischen verschiedenen Stadien der Anspannung hin- und herschwankte. Sobald ich den Pfeil loslasse, ist mein nächster Atemzug sofort weit und tief. All meine Handlungen sind nun miteinander verbunden und fühlen sich viel flüssiger an.«

Liah J.

ÜBUNG FÜR FORTGESCHRITTENE: HÖREN SIE AUF IHR HERZ

Sie lernen in diesem Kapitel, Ihr Herz, also Ihren Puls zu spüren und – statt zu raten oder zu hoffen, dass er nicht gegen Sie arbeitet – zu Ihrem Vorteil zu nutzen.

Sobald Ihnen das lange Ein- und Ausatmen gelingt, können Sie folgende Übung für Fortgeschrittene ausprobieren, bei der Sie herausfinden, wo in Ihrem Körper Sie Ihren Puls am besten spüren. Schließen Sie Ihre Augen und versuchen Sie ihn zu fühlen: das kaum hörbare Pulsieren in Ihren Ohren, ein Gefühl in Ihren Fingern oder Lippen. Üben Sie, auf diese Art Ihre Herzfrequenz zu spüren. Verändern Sie dabei die Geräuschkulisse, die Sie umgibt. Finden Sie heraus, ob Sie Ihren Puls auch spüren, wenn Sie wütend oder irritiert sind. Sobald Sie Ihren Puls spüren, versuchen Sie, Ihn zu schätzen (10 Sekunden lang zählen × 6) und prüfen Sie mit einem Pulsmessgerät, wie nah Sie dran waren. Verändern Sie die Bedingungen – mehr oder weniger Umgebungsgeräusche, mehr oder weniger Emotionalität – und schätzen Sie erneut.

> Was Sie beim eigentlichen Schuss tun, ist gar nicht so wichtig. Was zählt, sind die Mechaniken, die Sie geübt haben. Wichtig ist, Ihre Atmung so zu verändern, dass Sie anatomisch kongruent ist, eins zu sein mit dem Atem und zwischen den Versuchen die Atemfrequenz runter- und wieder hochzufahren, damit Sie nicht unnötig Energie verschwenden.

Gibt es noch andere Situationen, in denen Sie daran arbeiten müssen, länger auszuatmen? Etwa wenn Sie Freitaucher sind oder auf der Bühne moderieren und lange Sätze zu Ende führen müssen. In beiden

Fällen müssen Sie in der Lage sein, Ihren Atem beim Ausatmen anzuhalten. Das Ausatmen erfolgt kontrolliert und gibt Ihnen Zeit. Beide Tätigkeiten erfordern zwar keine Präzision, aber profitieren ebenfalls vom Fokus auf verlängertes Ausatmen.

PRAXISTIPP

Zwei selten beachtete Übungen, die Ihnen beim Golf helfen:

1. Kettlebells helfen Ihrem Golfspiel auf ganz unorthodoxe Weise, indem sie nämlich dem Schwung die Atmung »zurückgeben«. Während Kettlebell-Swings dürfen Sie nämlich hörbar ausatmen, wohingegen lautes Stöhnen beim Golf eher verpönt ist. Der Schwung der Kettlebell muss an die Atmung angepasst sein. Selbst leichte Kettlebells helfen Ihnen, Atmung und Bewegung wieder zu synchronisieren.
2. Golfen Sie wie ein Kraftdreikämpfer. Zwar tickt im Golf keine Uhr, dennoch ist Ihnen die Zeit, die Sie bis zum Schlag benötigen, deutlich bewusst. Brauchen Sie zu lange? Dann ist Kraftsport vielleicht eine gute Hilfe. Ein Kraftdreikämpfer beim Kreuzheben denkt nicht lange nach, wenn er an der Hantel steht. Er stellt sich auf, reißt die Hantel an und geht wieder. Dieser Flow fehlt im Golf. Dort nehmen viele sich zu viel Zeit, um nachzudenken und stehen sich damit selbst im Weg. Selbst wenn Sie nur mit geringem Gewicht trainieren, können Sie sich von den starken Jungs aus dem Kraftdreikampf bestimmt etwas abschauen.*

---

* Dr. Lucius Riccios oberstes Gebot für Golfer ist, dass sie stets geradewegs und mit mindestens fünf Kilometern pro Stunde auf den Ball zugehen sollten. Seinem Buch *Golf's Pace of Play Bible* verdankt er den Spitznamen »Pope of Pace« (etwa: der Pacing-Papst).

Andere Sportarten, die verlängertes Ausatmen erfordern

Einatmen: Ihre Lungenkapazität muss maximal sein. Prüfen Sie dies mithilfe von Spirometrie (FVC).

Ausatmen verlängern: Sie verwenden dabei ganz andere Muskeln als beim Einatmen oder bei schnellen Exhale Pulsations. Dies ist fast schon eine isometrische Übung.

Unbehagen tolerieren: Ob das ansteigende CO_2 oder das Gewicht des Wassers über Ihnen – wenn Sie lernen, mit solchen unangenehmen Reizen umzugehen, empfinden Sie sie nicht mehr als schmerzhaft, sondern nur noch als lästig. Der nächste Schritt ist, sich zu entspannen.

Das perfekte Dreigespann

Wenn Sie horizontal atmen, formt das Dreigespann aus Lunge, Herz und Zwerchfell ein ganz erstaunliches pulsierendes System, in dem jeder Bestandteil den anderen unterstützt. Warum wird uns nicht beigebracht, wie diese Organe einander beeinflussen? Wenn Sie aus diesem Buch etwas mitnehmen, dann, dass in Ihrem Körper fein koordinierte Bewegungen ablaufen sollten, in der Lunge und Zwerchfell Ihr Herz massieren. Und im Bereich darunter werden Ihre Verdauungsorgane und der Beckenboden von der thorakalen Aktivierung des Zwerchfells beeinflusst. Ohne diese ganz natürliche Bewegung im Rumpf würde das Chaos herrschen, und Ihre äußerlich sichtbaren Bewegungen wären toxisch und unruhig. Vielleicht haben Sie in einem flüchtigen Moment schon einmal die Kongruenz aller drei gespürt, ihr Zusammenwirken vor Ihrem geistigen Auge gesehen und hatten das Gefühl, für ein paar Sekunden völlig losgelöst zu sein. Seien Sie versichert, dass dieses Gefühl sich beliebig oft wiederholen lässt.

KAPITEL 16

ATMUNG ZUR REGENERATION: SCHNELLER UND STÄRKER WIEDER ANGREIFEN

Woran denken die meisten Menschen beim Thema Regeneration als Erstes? Vielleicht daran, sich zurückzulehnen, die Füße hochzulegen und »alle Fünfe gerade« sein zu lassen. An die Ruhe vor dem Sturm oder die Zeit, in der Sie Ihrem Yang etwas mehr Yin gönnen. Für ernsthafte Sportler bedeutet Regeneration allerdings das Gleichgewicht zwischen Aktivität und Inaktivität, Bewegung und Ruhe, Belastung und Erholung.

Einst bedeutete Regeneration, sich einen Tag freizunehmen oder sich gar einen »Cheat-Day« zu gönnen, aber die Zeiten haben sich geändert. Die neusten Erkenntnisse der Sportwissenschaft verraten uns alle dasselbe: Der Schlüssel zu nachhaltigen Erfolgen, egal in welcher Sportart, ist nicht, der Größte, Schnellste oder Stärkste zu sein. Das wahre Erfolgsgeheimnis ist die Fähigkeit, sich zwischen Spitzenleistungen zu erholen, denn während der Regenerationsphase wachsen Ihre Muskeln und neue Informationen werden in Ihrem Gehirn eingegliedert.

Heutzutage fällt der Begriff Regeneration häufig im Zusammenhang mit aktiver Erholung, doch neu ist das Konzept nicht. In der Pariser Sporthalle von Hippolyte Triat, die viele als das erste kommerzielle Fitnessstudio der Welt ansehen, hing über der Eingangstür ein Schild mit den Worten: Die Regeneration des Mannes.

Mark Verstegen, Gründer von EXOS und Leiter der Performance-Abteilung der NFL Players Association, hat das Konzept der Regenerationstage in seinem Buch *Core Performance: The Revolutionary Workout Program to Transform Your Body and Your Life* populär gemacht.

INTENSIV TRAINIEREN, AKTIV ERHOLEN

Der Begriff *aktive Erholung* mag wie ein Widerspruch in sich klingen, aber dass Erholung heute nicht mehr nur »ausruhen« bedeutet, sondern eine geplante, zielgerichtete Tätigkeit ist, war vielleicht einer der interessantesten Glücksfälle der letzten Jahre. Die Notwendigkeit, »auf Abruf« Spitzenleistungen zu erbringen, hat dazu geführt, dass Erholungsphasen effektiv und sogar messbar in Bezug auf ihre Ergebnisse sein müssen.

Das Konzept der *aktiven Erholung* wird im Bereich des Kraft- und Konditionstrainings aus einer Reihe von Gründen immer beliebter:

1. Untersuchungen belegen, dass moderat-intensives Training (bei 60 Prozent der maximalen Herzfrequenz oder darüber) den Cortisolspiegel erhöhen kann. Eine 2008 im *Journal of Endocrinological Investigations* veröffentlichte Studie belegte allerdings, dass weniger intensives Training (mit 40 Prozent der maximalen Herzfrequenz oder darunter) Ihren Cortisolwert senken kann. Das bedeutet: Lockeres Training kann Stresshormone in Ihrem Körper reduzieren.
2. Eine polnische Studie von Anna Mika untersuchte 12 Fußballspieler und 13 Kanufahrer. Dabei kam heraus, dass die Sportler sich schneller erholten und weniger erschöpft fühlten, wenn sie nach ihren Workouts 20 Minuten aktive Erholung absolvierten.
3. Mehrere Studien weisen darauf hin, dass aktive Erholung die Laktatkonzentration im Körper senken kann, wodurch Sportler in der Lage waren, in nachfolgenden Workouts besser zu trainieren.

Mehr Intensität, mehr Erfolg

»Das gilt jedoch nicht für die Erholung«, sagt Coach Ingrid »The Iron Valkyrie« Marcum. »Ein vom Sympathikus angetriebener Athlet befand sich vermutlich seit einiger Zeit nicht mehr in einem parasympathischen Zustand. Erfolg erfordert meist Einsatz und Kraft, bei Erholung ist das jedoch anders. Der Entspannungszustand, in den Sie dabei kommen müssen, ist das exakte Gegenteil von dem, was Sie gewohnt sind. Und den brauchen wir, um uns wirklich zu erholen und wieder mit voller Kraft weitermachen zu können.«[3]

Ein wenig Psychologie für den Erholungsprozess

Optimale Erholung hat auch eine psychische Komponente. Haben Sie vielleicht die Schimpftiraden Ihres Vaters, aus Ihnen würde nie etwas werden, so sehr verinnerlicht, dass Sie auch Jahrzehnte später noch versuchen, ihn vom Gegenteil zu überzeugen und dabei sogar Verletzungen in Kauf nehmen? Steckt ganz tief in Ihrem 35-jährigen Körper noch immer eine 8-jährige Version von Ihnen, die den Eltern gefallen, ins Team passen oder stärker als der Schulhoftyrann sein möchte? All das sind Steine, die Sie sich selbst in den Weg legen, statt Ihre Bedürfnisse zu erkennen. Der psychische Druck verhindert, dass Sie die heilsame, zusätzliche halbe Stunde Schlaf bekommen, die Sie brauchen.

> »Wenn Sie ein Mensch sind, der sich persönlich immer weiterentwickeln möchte, dann sollte Ihr individueller ›Lehrplan‹ auch emotionale und intrapersonale Challenges beinhalten. Sprechen Sie zusätzlich zum schweren Krafttraining auch über Ihre Ängste, Ihre Verletzlichkeit und persönliche Beziehungen.«
>
> Jason Ferruggia, Kraft- und Performance-Experte

NEUE ERKENNTNISSE ZUR ERHOLUNG

Kältetherapie zeigt vielversprechende Ergebnisse beim Reduzieren von Entzündungen, beim Beschleunigen der Erholung und potenziell sogar beim Verlangsamen des Alterungsprozesses. Das Prinzip dahinter ist schon alt. Seit es Eis gibt, gib es auch Kryotherapie. Vielleicht kennen Sie die Videos von kichernden Kindern in Sibirien, die mitten im Schnee Eimer voll eiskalten Wassers über ihren Köpfen ausschütten? Oder vom norwegischen Telemark-Bataillon, das während der NATO-Übung Cold Response im März 2018 mächtig cool dreinschaut? Dabei ist der am dürftigsten beschriebene Aspekt der Kältetherapie Ihr eigentliches Ziel: Es geht nämlich nicht darum, sich mit zusammengebissenen Zähnen durchzukämpfen, sondern ruhig zu bleiben und dabei die Herzfrequenz zu kontrollieren. Ihre Atmung ist der Schlüssel dazu

Sind Sie ausreichend erholt? Finden Sie es heraus!

Im Bereich der sogenannten Wearables – kleinen technischen Helfern fürs Handgelenk – gibt es einige interessante neue Features. Pulsmessgeräte und Aktivitätstracker sind inzwischen erstaunlich hoch entwickelt, und Sportler und Trainer gleichermaßen richten ihre Entscheidungen nach Daten, die solche Geräte liefern. Die US-Fußballnationalmannschaft der Frauen trägt beispielsweise während jedes Spiels Aktivitäts-Tracker, die mit GPS ausgestattet sind und erkennen können, ob eine der Spielerinnen erschöpft ist oder eine Körperseite stärker belastet als die andere.

Die ehemalige Nationaltrainerin Dawn Scott passte ihre Aufstellung dementsprechend an, um einzelnen Spielerinnen Ruhepausen zu ermöglichen, wenn das System kritische Werte anzeigte. »Für mich ist Erholung ein immens wichtiger Aspekt von Fitness, denn sie bereitet Spieler auf die nächste Einheit oder das nächste Spiel vor. Wer sich nicht erholt, beginnt die nächste Trainingseinheit erschöpft – die Folgen sind mangelhafte Leistung oder Verletzungen«, sagte Scott der *New York Times* am 19. August 2015.

Verheerende Schonung

Einige NBA-Teams lösten vor ein paar Jahren eine große Diskussion aus, weil sie ihre Top-Stars in der Regular Season ganze Spiele lang auf der Bank sitzen ließen, um sie für die Playoffs zu schonen – bis die Liga laut einem Artikel auf NBA.com vom 28. September 2017 mit Klage drohte.

Wenn Ihre Fitnessuhr oder Ihr Fitness-Tracker während des letzten Workouts mal wieder heiß gelaufen ist, könnte in Ihrem Fall ein zusätzlicher Pausentag eine sinnvolle Anpassung sein. Mehr Menschen denn je verlassen sich heute auf solche Geräte, um mehr über den Zustand ihres Körpers zu erfahren. Paul Lamkin prognostizierte zum Beispiel 2016 im

Magazin *Forbes*, dass die Wearable-Branche bis zum Jahr 2020 ganze 34 Milliarden Dollar wert sein würde.[4] Er behielt Recht. Neue Schätzungen gehen sogar von über 100 Milliarden Dollar bis 2027 aus. Die Geräte scheinen jeden nur denkbaren gesundheitlichen Aspekt überwachen zu können. Habe ich vergangene Nacht genug geschlafen? Ist meine Haltung korrekt? Liegt meine Herzfrequenzvariabilität im optimalen Bereich? Welche Hirnwellen sende ich aus, wenn ich meditiere?

DETOX

Die Erkenntnisse zum besseren Laktatabbau besitzen vor allem für Atemübungen eine besondere Relevanz.* Horizontalatmung und Ihr Atemmuskeltraining helfen Ihnen beim Detoxen und versorgen Sie gleichzeitig mit Sauerstoff. Big-Wave-Surfpionier und Fitness-Guru Laird Hamilton glaubt fest an Detoxing und die heilende Kraft der Natur: »Der Druck des Wassers und die Atembewegung im Körper sind der einfachste und beste Detoxmechanismus, den es gibt.«**

Das eigene Detoxsystem nutzen

Entgiften Sie mit Ihrem gottgegebenen Detoxmechanismus! Nutzen Sie die Erkenntnisse der Wissenschaft. Statt sich selbst mit einem intensiven Detoxprogramm zu quälen, sorgen Sie lieber dafür, dass Ihr eingebautes bestmöglich funktioniert. Immer, wenn Sie mit dem Zwerchfell atmen, bekommt Ihre Leber eine Nachricht, und Ihr erstaunliches, ganz natürliches Drainagesystem reinigt mit jedem tiefen Atemzug all Ihre Organe und Lymphknoten. Einen besseren Bio-Lifehack werden Sie dieses Jahr nicht lernen.

---

* Alison McConnell, Autorin von *Respiratory Muscle Training: Theory and Practice*, empfiehlt, die Atemmuskulatur in die aktive Erholung mit einzubeziehen, weil das Gewebe dadurch effizienter von Laktat und anderen Stoffwechselendprodukten bereinigt werden kann.

** Persönliche Korrespondenz vom Mai 2019

PRAXISTIPP

Fitnesstrainer Joe DeFranco empfiehlt die sogenannte Box-Atmung von Navy SEAL Mark Divine, Autor von *Unbezwingbar wie ein Navy Seal* und *SEALfit in 8 Wochen*: Legen Sie sich auf den Rücken, die Beine sind dabei in der 90/90-Position, Hüfte und Knie sind also beide in rechten Winkeln gebeugt. Atmen Sie ein und zählen Sie dabei in Gedanken im Sekundentakt von vier bis null, halten Sie den Atem vier weitere Sekunden an, atmen Sie vier Sekunden lang aus und halten Sie den Atem erneut vier Sekunden lang an. Im Yoga nennt man das die quadratische Atmung. Tun Sie dies nach jedem Workout. »Es macht einen gewaltigen Unterschied und das ziemlich schnell. Ich tue das fünf Minuten lang und fühle mich anschließend wie ein neuer Mensch«, erklärt DeFranco. Zusätzlich nur noch ein kleiner Hinweis von uns: Achten Sie darauf, wirklich mit dem Zwerchfell zu atmen (denken Sie an Ihren A-IQ). Und so funktioniert's: Schultern und Oberkörper sind locker und entspannt. Messen Sie die abdominothorakale Flexibilität Ihres Atemapparats und achten Sie darauf, dass die Zone Ihrer Atmung auch im Liegen gleich bleibt (unterer Brustkorb und Bauch).

Herzfrequenz und -variabilität (HRV)

Fast 60 Studien mit insgesamt mehr als 2000 Teilnehmern haben gezeigt, dass meditative Atemtechniken die Herzfrequenzvariabilität verbessern. Umfangreiche Daten des HeartMath Institute zeigen, dass langsame, selbstregulierende Atmung den Körper von emotionalem Stress in einen Zustand mit gleichmäßigerem Herzrhythmus bringen kann.* Diese Stressminderung ist für den Erholungsprozess mitunter sehr wichtig, und – wie Sie später im Kapitel über Resilienz lesen werden – Ihre HRV könnte eine Schlüsseldeterminante dafür sein, ob Sie unter hoher Belastung die Ruhe bewahren können.

* HeartMath.com vom 25. August 2018

MEDITATION UND ERHOLUNG

Es gibt eine Reihe von Gründen, warum Meditation ein Teil Ihrer aktiven Erholung sein sollte. Trainingseinheiten bringen Ihren Körper in einen nicht kontrollierten Zustand, in dem er vom Sympathikus - dem sympathischen Nervensystem - gesteuert wird. Meditation als Teil Ihrer aktiven Erholung bringt Sie hingegen in einen parasympathischen Zustand der Ruhe und Regeneration, in dem Ihre Herzfrequenz sinkt, hormonelle Alarmsignale verstummen und stattdessen beruhigende Stoffe ausgeschüttet werden, sodass der Erholungsprozess Ihres Körpers beginnen kann. Dies führt zu folgenden Ergebnissen:

1. **Sie werden besser gelaunt sein:** Von J. D. Rooks et al. 2017 im *Journal of Cognitive Enhancement* veröffentlichte Studien haben gezeigt, dass Sportler, die nur zwölf Minuten täglich Achtsamkeitsmeditation praktizierten, sich besser fühlten und sich länger konzentrieren konnten als solche, die einfach nur entspannten.
2. **Sie werden schneller reagieren:** Im Rahmen einer Studie wurden zwei Gruppen älterer Erwachsener untersucht. Beide Gruppen führten einfache Kraft- und Dehnungsübungen aus, die zweite jedoch baute zusätzliche Atemübungen ein. Nach acht Wochen zeigte die Gruppe mit den Atemübungen schnellere Reaktionszeiten bei kognitiven Aufgabenstellungen und schnitt in Gedächtnisübungen besser ab, so Neha Gothe im *Journal of Gerontology*.[5]
3. **Sie werden klarer denken:** Wenn Sie sich im Vollgasmodus befinden, einem starken, sympathischen Zustand, dann wird Ihr Körper irgendwann Ihre klare Sinneswahrnehmung zurückfahren. »In einer dynamischen Umgebung Funksprüche zu hören, ist für Rettungskräfte lebenswichtig«, erklärt der New Yorker Feuerwehrmann Jimmy Lopez. »Aber wenn der Stress im Einsatz überhandnimmt, dann leidet diese Fähigkeit massiv.« Bei einem Feuer aufmerksam zu sein und trotzdem ruhig zu bleiben, lässt die Rettungskräfte Informationen besser verarbeiten und klügere Entscheidungen treffen, während sie in einer sich konstant verändernden Umgebung operieren.

4. **Meditation und kreatives Denken:** Untersuchungen der Erasmus-Universität in Rotterdam ergaben, dass nur zehn bis zwölf Minuten pro Tag Meditation kreatives Denken fördern können. Im Rahmen der Studie wurden 120 Menschen in drei Gruppen unterteilt. In einer Gruppe folgten die Teilnehmer einer geführten Meditation, eine zweite Gruppe sollte frei assoziieren, ließen also ihre Gedanken wandern, und die dritte fungierte als Kontrollgruppe. Danach sollten alle Teilnehmer der drei Gruppen sich in einem Brainstorming möglichst viele Geschäftsideen für Drohnen einfallen lassen. Alle Gruppen hatten etwa gleichviele Ideen, aber die Meditationsgruppe hatte kreativere Einfälle in vielfältigeren Einsatzbereichen. »Bessere Ideen, bessere Entscheidungsfindung und bessere Laune – all das in derselben Zeit, in der Sie sonst einen Kaffee trinken? Unsere Studie lässt vermuten, dass dies tatsächlich möglich ist«, schrieb das Forscherteam, als es 2017 im *Harvard Business Review* seine Ergebnisse vorstellte.[6]

Körperreaktionen bewusst wahrnehmen

Aktive Meditation kann eine interessante psychologische Komponente besitzen. Notieren Sie Ihre Reaktion, wenn Sie langsam müde werden oder es anfängt, irgendwo zu kribbeln. Sind Sie engstirnig? Zurückhaltend? Kritisch? Nun wird sich zeigen, wie Sie mit neuen Situationen umgehen. So erhalten Sie wichtiges Feedback, wie Sie durch die Welt gehen und auf sie reagieren.

Stress und Ruhe – die Mischung macht's

Wenn Ihr Motor konstant auf Hochtouren läuft, ohne ein gewisses Auf und Ab, das Ihnen auch mal erlaubt, die Maschine ausrollen zu lassen, dann erzeugt das die massiven Probleme modernen Stresses. Ein akuter Anstieg der Stresskurve mit anschließender Ruhephase ist viel besser als ein dauerhaft gestresster, chronisch sympathischer Zustand. Cal Dietz, Gründer von RPR *(Reflexive Performance Reset)* weiß: »Weil all die Stressfaktoren konstant unseren Alltag bombardieren, weiß der Körper irgendwann nicht mehr, wann diese belastenden Reize wieder verschwinden werden. Das macht es uns unmöglich, wieder zum Normalzustand zurückzukehren und bringt Nervensystem, Muskeln und Skelett langfristig dazu, sich Überlebensstrategien zu suchen. Dazu gehören ein erhöhter Ruhepuls, (schwerfällige) Brustatmung und immer mehr Kompensationsmechanismen.«[7]

VORTEIL DER ACHTSAMKEIT: ZWÖLF MINUTEN MEDITATION MACHEN DEN UNTERSCHIED

Atemmeditation kann Ihre Stimmung und Konzentrationsfähigkeit verbessern, selbst inmitten von physischem und mentalem Stress. Dies ist die wichtigste Erkenntnis einer 2017 von J. D. Rooks und seinen Kollegen an der University of Miami durchgeführten Studie. Die psychologische Fakultät der Hochschule untersuchte während der Football-Preseason vier Wochen lang 100 Spieler der Unimannschaft. Für die Spieler ist das eine besonders anstrengende Phase, weil zwei Trainingseinheiten am Tag eine immense körperliche Belastung darstellen, und die ständige Angst, den Platz in der Startaufstellung zu verlieren, sie auch mental stresst. Die Forscher unterteilten die Spieler in zwei Gruppen. Die Spieler der einen Gruppe lernten Entspannungstechniken, die anderen praktizierten Achtsamkeitsmeditation, bei der sie sich voll auf ihre Atmung und den gegenwärtigen Moment konzentrieren mussten. Die Meditationsphasen waren kurz, nur zwölf Minuten täglich. Am Ende zeigten die Spieler in beiden Gruppen Verbesserungen, sie waren weniger gestresst und hatten bessere Laune. Allerdings gab es einen klaren Sieger. »Die Spieler, die besonders oft meditiert hatten, zeigten eine beachtliche mentale Resilienz und höhere Punktzahlen bei Messungen sowohl der Stimmung als auch der Aufmerksamkeit als andere Spieler in beiden Gruppen«, so Gretchen Reynolds in einer Zusammenfassung der Studie, die in der *New York Times* erschien. Fazit: Meditation mit besonderem Fokus auf Atmung ist für einen effektiven Cool-Down besser geeignet als andere Entspannungstechniken, doch beides ist besser als das »Nichtstun« der meisten Leute nach ihren Workouts. Sich Ihrer Atmung bewusst zu werden, ist die grundlegendste aller Achtsamkeitsübungen. Es ist buchstäblich der erste Schritt. Haben Sie das unter Kontrolle, können Sie andere erstrebenswerte Fähigkeiten einüben, etwa in schwierigen Situationen einen guten Humor zu bewahren, oder auch in schwierigen Phasen nicht aufzugeben. Mit der Zeit gehen diese Übungen Ihnen in Fleisch und Blut über. »Wir sind das, was wir wiederholt tun«, lautet eine alte Weisheit, die fälschlicherweise oft Aristoteles zugeschrieben wird. (Tatsächlich stammt das Zitat vom Philosophen Will Durant, der sich eingehend mit den Werken von Aristoteles auseinandersetzte.)

Wenn Kraft und Achtsamkeit aufeinandertreffen

Während des entscheidenden Spiels 7 der Eastern Conference Finals 2012 zwischen Miami Heat und den Boston Celtics erhaschten die Kameras einen flüchtigen Blick davon, wie ein echter Champion denkt und atmet. Die Zuschauer wurden Zeuge, wie Miamis damaliger Spielmacher LeBron James während eines Time-outs auf der Bank saß und langsame, tiefe Atemzüge nahm. Meditation und Atemarbeit haben längst ihren Weg auch in andere Profisportarten gefunden. »Ich liebe es, morgens zu meditieren«, sagt Joe Maddon, der frühere Manager der Baseballmannschaft Chicago Cubs. »Mir hilft das wirklich enorm, meinen Kopf auf den anstehenden Tag vorzubereiten. Damit ich, wenn ich in bestimmten Situationen eine Entscheidung treffen muss, von dieser Entscheidung überzeugt bin. Und das hängt davon ab, was ich vorher, währenddessen und anschließend tue.«[8]

Die Maddons Cubs waren 2016 in den Schlagzeilen, weil sie Shirts trugen, auf denen »In blue, out red« stand – also »Blau rein, rot raus«. Dabei handelte es sich um eine kleine Gedächtnisstütze vom Mentalcoach des Teams, Darnell McDonald, während des Einatmens zu entspannen und beim Ausatmen Stress rauszulassen.[9] Coaches wie McDonald waren damals noch eine Seltenheit in der Liga, aber 2018 hatten bereits 27 von 30 Teams der MLB einen Mentalcoach im Kader. In der Machowelt des Footballs hat es etwas länger gedauert, bis alle Teams die Vorteile von Atemarbeit und Meditation erkannt haben. Als die Seattle Seahawks sich 2013 mithilfe von Yoga und Meditation zu einem Superbowl-Sieg gekämpft hatten, war das daher für die meisten anderen Teams ein sprichwörtlicher Tritt in den Hintern.[10] Inzwischen setzen auch die San Francisco 49ers, die Indianapolis Colts, die Atlanta Falcons und andere Mannschaften Achtsamkeitstechniken in ihrem Training ein.[11] Auch viele einzelne Sportler nutzen für sich achtsame Atmung und Meditation bereits mit großem Erfolg. Dr. Jeff Leiter hat den Trainingsplan seiner Eishockeyspieler um Atemübungen ergänzt und betont: »Beim Eishockey sind Sie ständig im Wechsel zwischen explosiven Belastungsphasen und Herumsitzen auf der Bank, meist vornübergebeugt und auf die Knie gelehnt. Dabei dürfen Sie nicht ewig über Ihren letzten Schuss nachdenken, weil Sie jederzeit wieder aufs Feld geschickt werden können.«*

Finden Sie durch Meditation schneller die Nadel im Heuhaufen?

Sie haben sicher davon gehört, dass Meditation helfen kann, viele Sachverhalte klarer zu erkennen. Ein Forscherteam um Katherine MacLean von der University of California in Davis hat überprüft, ob das tatsächlich stimmt. Sie wählten 60 Probanden im Alter zwischen 20 und 71 Jahren aus, die alle dazu bereit waren, in den drei Monaten vor der Studie die Finger von Tabak und Entspannungsdrogen zu lassen und während der drei Monate andauernden Studie weder Alkohol noch Drogen zu konsumieren. Die drei Studienmonate verbrachten die Teilnehmer in einem abgeschiedenen Haus in den Bergen nordwestlich von Fort Collins, in Colorado, wo sie bestimmte Anweisungen erhielten und sich bis zu fünf Stunden täglich entweder in Meditation oder Alleinsein üben mussten. Im Anschluss an die Studie belegten Tests, dass die Meditierenden die Welt tatsächlich klarer sahen. »Belastbare Verbesserung der visuellen Differenzierung« nannten die Studienautoren das und ergänzten: Die Daten »legen nahe, dass mentales Training der Aufmerksamkeit in Bezug auf non-visuelle Empfindungen (etwa Sinneseindrücke beim

* Persönliche Korrespondenz vom 12. Mai 2018

Atmen oder mentale Ereignisse) im Allgemeinen zu einer verbesserten visuellen Wahrnehmung aufgabenbezogener Stimuli führt.« Unterm Strich ist für Sie wichtig: Indem Sie Ihre Atmung beobachten, werden Sie auch besser darin, die Welt um Sie herum zu beobachten.

Vermehren Sie mit Meditation Ihre graue Substanz!

Die Neurowissenschaftlerin Sara Lazar aus Harvard hat etwas Ungewöhnliches entdeckt. Im Rahmen einer Studie mit Langzeitmeditierenden fiel ihr auf, dass die 55-jährigen Teilnehmer über ebenso viel Graue Substanz, umgangssprachlich graue Zellen, in ihrem präfrontalen Cortex verfügten (eine Hirnregion, die für Entscheidungsfindung und Gedächtnis zuständig ist) wie ein typischer 25-Jähriger. Das ist eine sensationelle Entdeckung, denn die Graue Substanz wird mit dem Alter eigentlich weniger. Nun bestand natürlich die Möglichkeit, dass diese 55-Jährigen von vornherein, also genetisch, schon über mehr Graue Substanz verfügten. Darum führte Lazar eine zweite Studie durch. Dieses Mal teilte sie 35 Probanden in zwei Gruppen auf. Eine diente als Kontrollgruppe, die andere absolvierte acht Wochen lang achtsamkeitsbasiertes Stressreduktionstraining, das auch achtsames Atemtraining beinhaltete. Nach den acht Wochen stellte Lazars Team deutliche Unterschiede fest: Die Gehirne der Meditierenden waren in vier wichtigen Regionen dicker geworden, darunter die für Lernen, Gedächtnis, Wahrnehmung und emotionale Regulierung zuständigen Bereiche. Die Amygdala schrumpfte dafür interessanterweise, und die Meditierenden berichteten, sich insgesamt weniger gestresst zu fühlen. Diese Ergebnisse legen nahe, dass Meditation und achtsame Atmung den Geist stärken, genauso wie physisches Training den Körper kräftigt. »Achtsamkeit ist wie eine Fitnessübung. Es ist im Grunde eine Form des mentalen Krafttrainings«, erzählte Lazar der *Washington Post*.[12]

In der Lage zu sein, sich beliebig selbst hoch- und runterzuregeln – damit Ihr zentrales Nervensystem stets einsatzfähig ist –, ist heutzutage der wichtigste und gleichzeitig am meisten unterschätzte Faktor im Training. Es ist geradezu der sprichwörtliche Zaubertrank.

MEDITATION FÜR IHRE INNERE BESTFORM

Meditation kann Ihnen helfen, mental zu detoxen, weil Sie dabei Stress abbauen, der sich zuvor in Ihrem Körper manifestiert hatte und Ihnen möglicherweise gar nicht bewusst war. Vielleicht zittern Sie dabei oder es kribbelt irgendwo, vielleicht lächeln Sie beim Meditieren oder beginnen zu weinen. Lassen Sie all das geschehen, ohne es zu bewerten. Ihr Körper schüttelt im übertragenen Sinn Stress ab, so wie Tiere es physisch tun, wie wir bereits geschildert haben. Vielleicht gelangen Sie dabei an einen ganz spirituellen Ort in Ihrem Kopf. Dies ist ein äußerst angenehmer Moment, in dem Sie Flow erleben, einen Zustand völliger mentaler Vertiefung, oder Sie spüren, dass Sie Ihre Intuition plötzlich »hören« können. Lernen Sie, dieses Gefühl bewusst hervorzurufen. Es fühlt sich himmlisch – fast schon magisch – an, und ist mit einiger Übung durchaus machbar. Beobachten Sie sich während dieser Zeit nur und versuchen Sie, nicht zu viel nachzudenken.

Die Belastung Ihrer Atemmuskulatur immer wieder zu üben, führt zu vielfältigen Ergebnissen. Vereinfacht gesagt: Im Wettkampf schwer zu atmen, wird Ihnen dann leichter fallen und Sie in Situationen, die Sie als stressig empfinden, weniger stark behindern.

Ich nenne Atemmeditation »Meditation für Menschen, die nicht meditieren können«. Warum? Nach all den Atemübungen wird es Ihrem Gehirn leichter fallen, es dem Körper gleichzutun und sich zu beruhigen. Das ist auf alle Fälle effektiver als zu versuchen, Ihren Körper zu beruhigen, indem Ihr Gehirn es ihm befiehlt. Es wird Ihnen definitiv helfen, tiefer in das Thema einzusteigen und auch andere Arten der Meditation zu meistern.

Und das Beste: Sie müssen dafür gar nichts Besonderes tun. Die Bewegung Ihres Körpers, wenn Sie gezielt mit dem Zwerchfell atmen, entgiftet Ihren Körper automatisch.* Das ist kein Hexenwerk. Die Bewegung des Zwerchfells spült Abfallstoffe über die Lymphe schneller als

* Wenn Sie allerdings Zugang zu einer Salzgrotte oder einem Salzraum für Halotherapie haben, dann können Sie Ihre Meditation mit trockener Salzluft ergänzen, die nachweislich Bakterien und Schadstoffe absorbiert.

alle Diäten und Detoxrituale aus Ihrem Körper. Es ist geradezu atemberaubend simpel. Die meisten Menschen ignorieren, dass das schnellste Detoxsystem ihr Körper selbst ist. Und vergessen Sie nicht, anschließend jede Menge Wasser zu trinken!

Was sind die Ergebnisse?

Untersuchungen zu Atmung und Ausdauer zeigen, dass Sie die Atemmuskeln getrennt von Ihrem Sport trainieren müssen, um sie vollständig zu erschöpfen (überlasten) und dadurch zu stärken. Die Ermüdung, die Sie dabei erleben, ist exakt dieselbe, Sie spüren nur nicht das Brennen und das schwere Gefühl, wie Sie es vom Training Ihrer anderen Muskeln kennen. Indem Sie Ihren unteren Rumpf in übertrieben betonter Weise mit Ihrer Atmung bewegen, lernen Sie erneut, wie Bewegung und Atmung Hand in Hand gehen und behalten Ihr Tempo bei, auch wenn Sie müde werden.

Dieser zusätzliche Push bei einsetzender Ermüdung ist Teil Ihrer Konditionierung, weiterzumachen. Das überträgt sich in zweierlei Hinsicht auf Ihren Sport: Nicht nur weil Sie geübt haben, sich zu erholen, sondern auch weil Sie in schwierigen Situationen hartnäckiger sind, also mehr Biss haben.

ATMUNG ERTASTEN

Teil 1

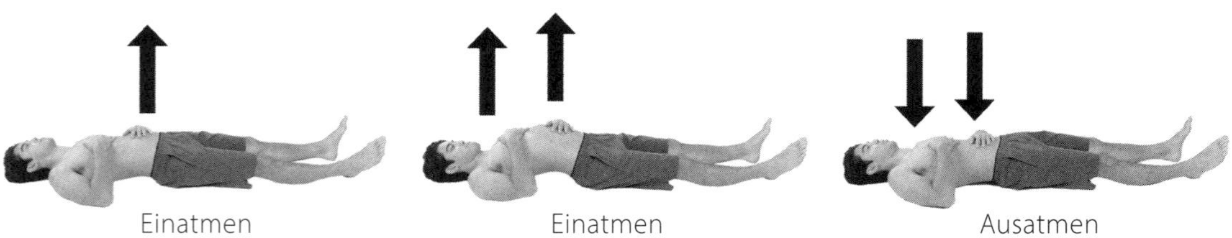

1. Atmen Sie während des gesamten ersten Teils durch den Mund. Legen Sie sich auf den Rücken, ohne ein Polster oder eine Stütze unter Ihrem Kopf. Legen Sie eine Hand auf Ihren Bauchnabel und die andere etwa auf Höhe

der Schlüsselbeinknochen auf Ihre Brust. Atmen Sie ein und weiten Sie Ihren Bauch. Einfache Bauchatmung genügt für diesen Teil der Übung, vielleicht spüren Sie aber auch schon, wie sich Ihre unteren Rippen und Seiten bewegen. Sobald Sie »normal voll« sind, atmen Sie ein zweites Mal, drücken Sie Ihre Schultern nach unten gegen den Boden und ziehen Sie das Brustbein nach oben. Nehmen Sie nun noch einen weiteren kleinen »Schluck« Luft (das sollte sich anfühlen, als würden Sie beim Füllen eines Gefäßes noch ein wenig mehr hineinkippen, um es bis zum Rand zu füllen). Achten Sie darauf, dass Ihre Hüfte sich bewegt: Beim Einatmen in den Bauch entsteht ein Freiraum zwischen Boden und unterem Rücken, der beim Ausatmen wieder kleiner wird, weil Ihr unterer Rücken dann möglichst flach auf dem Boden aufliegt.

2. Finden Sie einen Rhythmus, der Ihnen angenehm ist, und bleiben Sie dabei. Es sollte Ihnen mit jedem Mal leichter fallen, diesen Rhythmus zu finden oder darin einzusteigen.
3. Was auch passiert, spornen Sie sich ruhig, aber mit Nachdruck an, weiterzuatmen. Merkwürdig ungewohnte oder unangenehme Gefühle werden mit jedem Mal Üben weniger, und der Nutzen dieser Übung ist unbezahlbar. Selbstverständlich halten Sie diese Übung nicht ewig durch. Einige ermüden nach 20 Atemzügen, andere erst deutlich später.* Wenn Sie diese aktive Meditation die ersten Male üben, werden Sie ähnlich erschöpft sein wie bei einem körperlichen Training. Sie werden nach Ausreden suchen, um aufzuhören, aber machen Sie weiter! Keine Sorge, wenn Sie ein leichtes Kribbeln spüren – das ist okay. Bestärken Sie sich nur darin, nicht aufzuhören, indem Sie sich immer wieder sagen, dass Sie das gut machen und es fast hinter sich haben. Es wird der Moment kommen, an dem Sie es auf die »andere Seite« geschafft haben.

Fehler vermeiden

Achten Sie darauf, dass die obere Atmung nicht größer ausfällt als die untere. Einige verfallen in eine Oberkörperatmung, weil sich das vermeintlich leichter anfühlt. Die Herausforderung besteht darin, tief zu bleiben.

---

* Brauchen Sie eine Zielmarke? Der ehemalige UFC-Kämpfer Jake Ellenberger hat diese intensive zweigeteilte Atmung eine halbe Stunde lang ausgeführt.

Teil 2

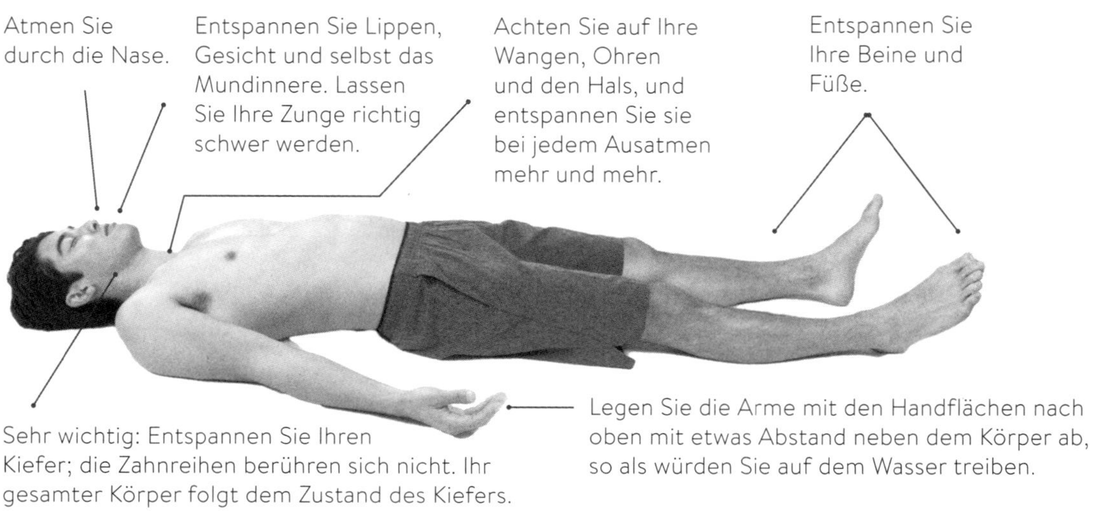

Gehen Sie nun dazu über, tief und sanft ein- und auszuatmen. »Schweben« Sie bei jedem Einatmen ein wenig höher und sinken Sie bei jedem Ausatmen ein wenig tiefer. Machen Sie von Zeit zu Zeit einen Körperscan, um aufzudecken, wo Sie noch verkrampft oder verspannt sind. Vielleicht entdecken Sie dabei zu Ihrer Überraschung einen Bereich, der immer angespannt ist – so sehr, dass Sie sich bereits daran gewöhnt haben. Versuchen Sie, Ihren Kopf vom Denken abzuhalten, störende Gedanken einfach weiterziehen zu lassen und richten Sie Ihre Aufmerksamkeit nur auf physische Empfindungen im Hier und Jetzt. Beobachten Sie, wie Ihr Körper atmet, so als würden Sie einer anderen Person zusehen. Registrieren Sie dabei Ihre Empfindungen, aber versuchen Sie nicht, sie zu ergründen oder zu verändern.

Das sollten Sie sich merken

- Achten Sie darauf, bei der oberen Atmung Ihre Körpermitte nicht zu verengen. Lassen Sie Ihren Bauch geweitet und geben Sie noch etwas Luft hinzu
- Die Ein- und Ausatemphasen sollten gleich bleiben: etwa zwei Sekunden ein- und zwei Sekunden ausatmen.

- Diese Übung ist kein Hyperventilieren! Sie atmen zwar schwer, aber langsam und haben beim Ein- und Ausatmen stets die volle Kontrolle.
- Ihre Atemgeräusche sollten Ihnen helfen, die gleiche Frequenz beizubehalten. Alles, was Sie dafür benötigen, ist ein Rhythmus, in den Sie einsteigen können.
- Atmen Sie während des dynamischen ersten Teils durch den Mund ein und aus. Das Geräusch Ihrer Atmung und das Fühlen der Menge an Atemluft, die in und aus Ihrem Körper strömt, sind wichtig.
- Sie sollten zweimal voneinander abgegrenzt einatmen, das zweite Mal nur sehr wenig. Dies ist kein einzelner, langgezogener Atemzug! Ihre Schultern drücken dabei nur leicht gegen den Boden.

Ohne Worte

Versuchen Sie, alles Sprachliche auszublenden. Die meisten von uns verbringen zu viel Zeit mit Gedanken und Beobachtungen, sie blicken und bewegen sich vorwärts – soll heißen, wir nehmen konstant visuelle Informationen auf und atmen mit unseren Schultern. »Die Atmung nach unten verlagern« bedeutet, dass Sie Ihr Gehirn auf Stand-by schalten. Während Sie sich in dieser beruhigenden, vielleicht tranceartigen Phase der Meditation befinden, sollten Sie sich jede Wertung und Planung verkneifen. Registrieren Sie Ihre Gedanken oder Gefühle, aber versuchen Sie nicht, Sie in Worte zu fassen oder Ihnen eine Bedeutung zu geben. Nehmen Sie nur wahr, was ist. Das erfordert zugegebenermaßen Übung.

FAQ – Häufig gestellte Fragen

Wenn mein Rücken sich beim Einatmen vom Boden hebt, wird mein tiefer Atemzug dann nicht flacher?
Die Bewegung Ihrer Hüfte und das Anheben des unteren Rückens helfen Ihnen durch den Wechsel von einer Schulterbewegung hin zum Weiten der Körpermitte mit dem Atemrhythmus. Weil sich Ihr gesamter Körper bewegt, fühlt sich dies wie eine Ganzkörperübung mit einer

Komponente therapeutischen »Abschüttelns« an. Die Bewegung beteiligt außerdem Ihre Lendenmuskulatur. Als verlässlicher Gradmesser, ob Sie tief Luft holen, dient Ihr A-IQ.

WARUM FÜHLT SICH ATEMARBEIT SO GUT AN?

Viele Menschen sind über lange Phasen hinweg angespannt und beißen im Wortsinne die Zähne zusammen, um keine Gefühle zu zeigen oder nicht sichtbar gereizt zu wirken. Überprüfen Sie sich selbst. Vielleicht fällt Ihnen dann auf, dass auch Sie das tun, wenn auch nur in ganz geringem Maß und häufiger, als Ihnen bewusst war? Wie wir mehrfach betont haben, können Tiere Stress einfach abschütteln oder wegknurren und nehmen nichts persönlich. Bei uns sammeln sich unangenehme Empfindungen aber an, und wir verdrehen oder leugnen sie dann und reagieren mit Selbstmedikation.

Wir können das »Abschütteln« sogar gezielt herbeiführen. Wenn sich genug Gereiztheit, Wut oder Trauer bei Ihnen angestaut hat, dann kann das sehr befreiend wirken. Wie fühlt sich eine solche Befreiung also an? Sie kann ein tief befriedigendes Seufzen sein, aber auch ein mächtiges, mehrere Minuten andauerndes weinendes Wehklagen, das Sie viele Jahre lang unterdrückt haben. Oder es ist ein Kichern, das ganz plötzlich aus dem Nichts kommt. Was auch immer es ist, dämpfen Sie es nicht und versuchen Sie nicht, es zu stoppen – im Gegenteil! Warum geschieht das? Manche nennen es »Aktivierung« oder »kathartische Befreiung«. Dies sind einige Gründe, warum es dazu kommen kann:

1. Im Liegen gelingt Ihnen die Bauch- beziehungsweise parasympathische Horizontalatmung, die Ihnen sonst im Stehen nicht gelingt. In Rückenlage können die meisten Menschen auf anatomisch kongruente Art und Weise atmen – in der Regel, weil Sie dann den Bauch weder einziehen noch anspannen.
2. Sie schauen vermutlich nach oben auf eine kahle Decke, deshalb ist es einfacher, Ihre Aufmerksamkeit nach innen zu richten, statt vielfältige visuelle Informationen zu verarbeiten. (In der klassischen psychoanalytischen Therapie versetzt Sie diese liegende Position in

einen gelösten, neutralen Zustand, sodass Sie sehen können, was Ihnen in den Sinn kommt.)

3. Aufgrund der Schwerkraft funktioniert das Ausatmen im Liegen besser, wodurch auch das Einatmen besser klappt.
4. Lösen Sie alle Anspannung im Körper. Sie benötigen Ihre Atemmuskeln nicht zusätzlich für Ihre aufrechte Haltung, verwenden Sie sie also nur zum Atmen.
5. Sie haben die Erlaubnis, nichts zu tun, ohne dass man Sie dafür faul nennt. Das bedeutet, Sie dürfen Pause machen und sich ganz auf den Moment einlassen.
6. Sie können nicht multitasken. Richtig, das heißt, Sie sollten Ihr Smartphone weglegen.
7. Sie können ohne Scham bauchatmen. Unabhängig von Ihrem Körpertyp, wie definiert Sie sind oder auch nicht – im Liegen fällt es leichter lockerzulassen, ohne das Gefühl zu haben, den Bauch einziehen oder anspannen zu müssen, um jemandem zu gefallen.
8. Bei enthusiastischer Atmung schüttet Ihr Körper Endorphine aus, und die Konzentration des Stresshormons Cortisol sinkt.
9. Die Massage bei der Bauchatmung fühlt sich gut an, vor allem für das Verdauungssystem, wo sich die zweitgrößte Ansammlung von Serotoninrezeptoren befindet.
10. Indem Sie die Atemmuskeln in Ihrer Körpermitte vermehrt einsetzen, setzt ein Detoxing ein: Lymphflüssigkeit spült Abfallstoffe aus Ihrem Körper.

»Atemarbeit wirkt lebensverändernd, sie baut Stress ab, lindert oder eliminiert Krankheitssymptome, verbessert den Schlaf und kann sogar dafür sorgen, dass Sie im Beruf und privat ein besserer Mensch sind. Ich glaube fest daran, dass Atmung der Schlüssel zur Selbstheilung unserer Körper und für optimale Leistungsfähigkeit ist. Durch das Verändern unserer Physiologie und weil sie für jeden zugänglich ist, birgt Atemarbeit das Potenzial für weitreichenden Nutzen.«

Dr. Tanya Bentley, Mitgründerin und CEO der
Health & Human Performance Foundation

Schreiben Sie mit

Vor und nach diesen Übungen ein Tagebuch oder ein Emotionsprotokoll zu führen, ist äußerst sinnvoll, damit Sie sich an Ihre Gefühle und Gedankenfragmente erinnern können, die dabei aufkamen. Wenn starke Emotionen oder Erinnerungen aufkommen oder gar Angstgefühle in Ihnen aufsteigen, dann lassen Sie das zu. Wenn die Dinge schwierig werden, ist Ihre übliche Reaktion, noch mehr die Zähne zusammenzubeißen, um die Kontrolle zu behalten. Deshalb ist dies tatsächlich eine Übung für Geist und Körper gleichermaßen. Während Sie in einen bestimmten Rhythmus gelangen und sich selbst pushen wollen, müssen Sie gleichzeitig in der Lage sein, loszulassen. Derartigen Gedanken und Gefühlen Aufmerksamkeit beizumessen, verleiht ihnen eine Bedeutung. Nehmen Sie sie zur Kenntnis, aber versuchen Sie nicht, sie zu beurteilen oder zu verändern. Manchmal, wenn unangenehme Gefühle oder Gedanken übermächtig werden, spüren Sie vielleicht, wie Sorge und Angst in Ihnen aufkeimen. Statt davor zurückzuschrecken, tauchen Sie darin ein. Versuchen Sie, sich diese Gefühle zunutze zu machen. All dies wird mehr Sinn für Sie ergeben, wenn Sie die Meditation tatsächlich ausführen.

> Selbst ein kurze, zehnminütige Atemmeditation zur aktiven Erholung kann Ihren Blutdruck senken und Ihre Stimmung aufhellen. Nach einem anstrengenden Tag sollte das Absolvieren einer aktiven Atemmeditation daher oberste Priorität haben, egal was an dem Tag alles geschehen ist.

Atemmeditation als therapeutische geistige Übung

- Haben Sie stets einen Notizblock griffbereit. Schreiben Sie nach der Meditation alles auf, was Ihnen in den Sinn kommt, und urteilen Sie nicht. Registrieren Sie nur, dass dieser spezielle Gedanke oder jenes besondere Gefühl in irgendeiner Weise von Bedeutung ist. Irgendwann werden Sie aus all den Notizen einen Zusammenhang herstellen können. Aber im Moment müssen Sie sie schlicht akzeptieren. Sie müssen nicht sofort einen Sinn ergeben. Und wenn Sie einen Gedanken vergessen, keine Sorge. Wenn er wichtig war, wird er wiederkehren.

- Wenn Sie den entspannenden zweiten Teil der Atemübung ausführen, suchen Sie nicht nach Antworten und grübeln Sie nicht zu viel. Machen Sie sich einfach offen, so als würden Sie Anregungen entgegennehmen. Sich das Ausformulieren zu verkneifen, ist schwerer als Sie glauben. Das Gehirn versucht ständig, Erfahrungen einzuordnen und zu protokollieren. »Im Empfinden zu bleiben« ist etwas, das Sie als Hirn- und Meditationsübung praktizieren können.
- Bringen Sie durch das Festlegen einer Intention Abwechslung in die Übung, setzen Sie sich also ein Ziel. Lassen Sie »es« los, was immer »es« auch ist - etwa, schwere Zeiten zu meistern oder die Vergangenheit hinter sich zu lassen. Hören Sie auf das »aber« und das »was wäre, wenn«, wenn Ihnen derlei Gedanken in den Kopf kommen. Schenken Sie ihnen Aufmerksamkeit (bringen Sie sie ins Bewusstsein) und dann finden Sie heraus, wie Sie sie im Alltag praktisch auflösen können.
- Hören Sie auf Ihre Intuition. Klingt etwas, das jemand zu Ihnen gesagt hat, als sei es wahr? Haben Sie tiefsitzende Erinnerungen, die an die Oberfläche drängen?
- Weiten Sie Ihre Perspektive. Denken Sie nicht in Schubladen, sondern lenken Sie Ihre Aufmerksamkeit auf das große Ganze.
- Beenden Sie die Übung mit etwas Motivierendem. Ein Satz wie: »Auch das wird vorbeigehen« oder etwas in dieser Art, das Sie zu Geduld und einem einfühlsamen Umgang mit sich selbst ermutigt.
- Verwenden Sie Atemmeditation als Hilfsmittel. Nutzen Sie den Stress eines harten Workouts oder eines anstrengenden Tages, um sich selbst darin zu üben, herausfordernde Situationen zu meistern.

KAPITEL 17

ZWISCHEN DEN OHREN: ATEMTECHNIKEN FÜR IHRE INNERE BESTFORM

WAS BEFINDET SICH ZWISCHEN IHREN OHREN?

Alles, was mit Ihrer geistigen oder seelischen Gesundheit zu tun hat, wie Sie auf Stress reagieren, Erregungskontrolle und Ihre innere Bestform. Wie belastbar sind Sie? Wie reagieren Sie auf Verletzungen oder Rückschläge? Und zu guter Letzt: Welche Fähigkeiten benötigen Sie, um den Wechsel von Training zu Wettkampf hinzubekommen? All diese Dinge werden wir auf den folgenden Seiten behandeln.

Geistige Gesundheit

Michael Phelps, der erfolgreichste Olympionike aller Zeiten und ein wichtiger Fürsprecher geistiger Gesundheit, äußerte gegenüber der Zeitschrift *Everyday Health*: »Manchmal habe ich Probleme mit meinem Selbstbild, weil so viele Menschen mich immer nur als den großen Schwimmer sehen. In solchen Situationen kann die Yoga-Atemübung ›Der Löwe‹ mir wirklich helfen.«

An dieser Stelle müssen wir klarstellen: Atemübungen allein können keine Depression und schon gar keine schwere mit Selbstmordgedanken heilen, an der Micheal Phelps litt, wie er vor einigen Jahren nach einer Verhaftung wegen Trunkenheit am Steuer öffentlich bekanntgab. Aber sie können eine wichtige Pause sein, die manche Menschen benötigen, um zu reflektieren und einen Plan zur Selbstsorge zu entwickeln.

Jeder Atemzustand gehört zu einem emotionalen Zustand (und umgekehrt)

Forscher haben mehrfach beobachtet, dass einige Atemmuster mit bestimmen emotionalen Zuständen korrespondieren. Es gibt zum Beispiel einen positiven Zusammenhang zwischen Angstgefühlen und Atemfrequenz. Das heißt: Menschen, die sich ängstlicher fühlen, neigen dazu, schneller aus der oberen Brust heraus zu atmen.

All die wissenschaftlichen Erkenntnisse, die belegen, dass aber auch Atmung den mentalen Zustand beeinflussen kann, sind zu spannend, um sie hier auszulassen, auch wenn sie eigentlich deutlich mehr Platz benötigen würden. Atmung beeinflusst den mentalen Zustand, und der mentale Zustand beeinflusst die Atmung. Belisas Entwicklung von einer Psychologin zur Atemtrainerin wurde von den Forschungen anderer renommierter Wissenschaftler zum Zusammenhang von psychischen Störungen und Atemmustern motiviert.* Sie nutzte ihre Spezialisierung in IQ-Testverfahren und Kinderpsychologie und ergänzte sie durch praktische Anweisungen, die ihren Patienten eine Verhaltensänderung erleichterten. Und all das führte uns genau hierher, zu diesem Augenblick, mit Ihnen.

DIE BIOMECHANIK VON STRESS

Der Zusammenhang zwischen emotionalem Wohlbefinden und der Qualität der Atemmechanik gilt längst als erwiesen, ist allerdings sehr komplex. Ihn zu verstehen, ist unter anderem deshalb schwierig, weil es eine strikte Abgrenzung gibt zwischen der Gesundheit der Lunge und der Frage, wie die Qualität und der Raum oder Ort der Atmung das Nervensystem beeinflusst. Ein weiteres Problem ist, dass Diskussionen zu den Themen Atemmechanik und Atemwissenschaft im Zusammenhang mit Emotionen schnell mystisch oder esoterisch werden.

Unbestritten wahr ist, dass gestresste, depressive und ängstliche Menschen oftmals über schlechte Atemmechaniken und -muster verfügen. Und Menschen mit schlechter Atemmechanik sind häufiger gestresst, depressiv und ängstlich. Die Frage lautet also: Was kam zuerst, der Stressor oder das negative Atemmuster? Das ist extrem schwer

---

* Robert Fried, Autor von *The Psychology and Physiology of Breathing: In Behavioral Medicine Clinical Psychology and Psychiatry*, studierte zum Beispiel gemeinsam mit einem meiner absoluten Favoriten, dem weltberühmten Psychotherapeuten Albert Ellis (Rational-Emotive Verhaltenstherapie), der dafür bekannt war, konfrontativ, willensstark und unverbrüchlich rational zu sein.

zu beantworten und häufig – ehrlicherweise – auch gar nicht so wichtig. Folgendes ist allerdings wichtig: Wenn Sie das Muster der flachen, unregelmäßigen Vertikalatmung durchbrechen, hat dies oftmals eine Reihe positiver Folgen, darunter ein deutliches Abnehmen von Stress, depressiven Verstimmungen und Angststörungen.

Dennoch ist es gleichermaßen ironisch und verblüffend, dass Athleten (egal ob Wettkampfsportler oder taktische Einsatzkräfte), die oft für ihre physische und mentale Zähigkeit bewundert werden, offenbar anfälliger für derartige emotionale Störungen sind als der Rest der Bevölkerung. Inzwischen haben sich viele Sportler offen zu ihren psychischen Problemen bekannt, etwa Baseball-All-Star Alex Rodriguez, Dwayne »The Rock« Johnson, Serena Williams, der vierfache Super-Bowl-Gewinner Terry Bradshaw, die früheren UFC-Champions Georges St-Pierre und Ronda Rousey, der Boxer Óscar de la Hoya, die NFL-Profis Brandon Marshall, Alonzo Spellman und Ricky Williams, Schwimm-Olympiasiegerin Amanda Beard, Olympia-Turmspringerin Wendy Williams, der ehemalige Detroit Piston Brian Williams, Schwimm-Olympiasieger Ian Crocker, der ehemalige Guard der Minnesota Timberwolves, Kendall Gill, und Wasserspring-Olympiasieger Greg Louganis.

Dabei ist es nicht die physiologische Konstitution der Sportler, die sie besonders anfällig für psychische Probleme macht, sondern ihre persönlichen Lebensumstände, etwa wenn ein verletzungsbedingtes vorzeitiges Karriereende und Identitätsverlust drohen. Mehr als die Hälfte aller Spieler, die Selbstmord begangen haben, waren zwischen Ende 20 und Ende 40 und bei 15 Prozent geschah es innerhalb von zwei Jahren nach dem Ende der Profi-Laufbahn.* Disharmonische Atmung kann bei Sportlern zu mehr Leistungsdruck und Angst vor Wettkämpfen führen, vor allem Angst vor Atemlosigkeit. Ein solcher Leistungsstress ist dann häufig der Einstieg in eine viel tiefergehende Problematik.

---

* In einer bahnbrechenden Studie von 1987 ermittelte Loren Coleman, ein Forscher am Human Services Development Institute der University of Southern Maine und Autor von *Suicide Clusters*, dass sich 77 Spieler der Baseball-Profiliga MLB seit Anfang des 20. Jahrhunderts das Leben genommen hatten.

Glückshormone aktvieren

NFL-Quarterback und TV-Kommentator Terry Bradshaw, mit dem ich 2016 ein Interview für eine Zeitschrift geführt habe, erzählte: »Ich bin einfach gelaufen. Wenn es mir schlecht ging, war meine Strategie stets: Laufschuhe anziehen und los. Das war reiner Instinkt. Durch die Endorphine beim Laufen fühlte ich mich dann kurzfristig besser. Mir war nicht bewusst, dass mein Problem viel größer war, als dass ein paar Kilometer Joggen es hätten lösen können.«

The Mindbody Prescription von John Sarno (das durch dessen Patient, den US-Radiomoderator Howard Stern berühmt wurde) beschreibt die Kombination von Atmung und Therapie bei der Behandlung von emotionalen und physischen Schmerzen. Mehrere erfahrene Atemexperten, darunter der Psychiater Stanislav Grof und der Psychologe Jim Morningstar, lehren äußerst engagiert, wie Atmung hilft, psychische Traumata (von Naturkatastrophen bis hin Kriegserlebnissen) zu verarbeiten.*

Heutzutage werden recht viele Studien und Artikel veröffentlicht, die untersuchen, wie Atemübungen und Meditation helfen können, Symptome von depressiver Verstimmung und von Angststörungen zu lindern. Auch hier will ich klarstellen: Dies soll in keiner Weise bedeuten, mittlere oder schwere Depressionen oder Angststörungen ließen sich ausschließlich mit Atmung oder Meditation behandeln. Einrichtungen wie das Huberman Lab[13] in San Francisco verzeichnen gerade große Fortschritte bei der Erforschung der Mechanismen und Struktur von Angst. Hirnverletzungen und posttraumatische Belastungsstörung (PTBS) während und nach der Militärlaufbahn, also

* Eine der modernsten Behandlungsmethoden bei Traumata ist die sogenannte Accelerated Resolution Therapy (ART). Der führende ART-Ausbilder Dr. Diego Hernandez aus Tampa, Florida, hat herausgefunden, dass ART insbesondere bei der Behandlung von Kriegsveteranen mit Symptomen posttraumatischer Belastungsstörung, Palliativpatienten und Opfern von Motorradunfällen hilfreich ist.

beim Übergang ins zivile Leben (der sogenannte Transitional Stress) sind aktuell heiß debattierte Themen.

Eine Erklärung für Zustände wie Angststörungen, Depressionen und PTBS ist, dass sie bei allen Menschen in irgendeiner Form angelegt sind. Manche Menschen sind in einem Zustand der Über- oder Unteraktivierung gefangen – oder schwanken zwischen beiden hin und her. Dadurch sind sie nicht in der Lage, auf alltägliche Herausforderungen angemessen zu reagieren. Forschungen lassen vermuten, dass zwei Neurotransmitter einen großen Einfluss auf diese Aktivierung in unseren Körpern haben: Gamma-Aminobuttersäure (GABA) und Glutamat. Es handelt sich um Gegenspieler: Während Glutamat ein exzitatorischer – also erregender – Stoff ist, wirkt GABA hemmend. Die Konzentration dieser beiden Verbindungen wird vom vegetativen Nervensystem gesteuert, einem komplexen Netzwerk aus Nerven, das Ihren gesamten Körper durchzieht und mit Ihrem Gehirn kommuniziert. Zu diesem Netzwerk gehört auch der Vagusnerv, ein paariger Nerv, der sich vom Gehirn aus an beiden Seiten Ihres Körpers hinabwindet und ihm bei der Stressregulation hilft. Menschen mit Depressionen verfügen üblicherweise über eine zu geringe GABA-Konzentration. Stimuliert man aber den Vagusnerv, kann die Produktion von GABA angeregt werden. Und jüngste Untersuchungen haben gezeigt, dass Tätigkeiten wie kontrolliertes Atmen oder Yoga den Vagus stimulieren und so noch eine ganze Reihe anderer Effekte auslösen können.

Ist HBOT die Lösung?

Die hyperbare Sauerstofftherapie (HBOT für *Hyperbaric Oxygen Therapy*) ist eine der wirksamsten Methoden zur Reduktion von Entzündungen, meint Dr. Scott Sherr, Leiter des Bereichs Integrative Hyperbaric Medicine and Health Optimization bei Hyperbaric Medical Solutions. Dr. Sherr hat herausgefunden, dass HBOT Entzündungen abklingen lässt, die Wundheilung beschleunigt und sowohl die physische als auch mentale Leistungsfähigkeit verbessert.

Randomisierte kontrollierte Studien zeigten, dass sich bei Menschen, die an Angststörungen, Depressionen oder Suchterkrankungen leiden, nach zwölf Wochen regelmäßiger Atemaktivitäten oder Yoga die GABA-Konzentration im Gehirn normalisiert hatte. Die Probanden berichteten zudem von einem Abnehmen ihrer depressiven Symptome und schnitten in Untersuchungen zu Gelassenheit, Vitalität und körperlicher Energie besser ab.*

PRAXISTIPP

Der Löwe

Um die Löwenatmung auszuführen, nehmen Sie einen großen, vollständigen abdominothorakalen Atemzug und atmen Sie anschließend kraftvoll aus. Machen Sie dabei ein lautes Haaaa-Geräusch oder stoßen Sie sogar ein echtes Löwengebrüll aus dem hinteren Teil Ihrer Kehle heraus und strecken Sie dabei die Zunge heraus und recken das Kinn etwas nach vorn. Der Grund für die unmittelbare Erleichterung, die Sie dabei vielleicht spüren werden, ist die Dehnung in Zunge und Hals, zu der es dabei kommt. Bei dem vielen Sprechen und der unnatürlichen Haltung in unserem Alltag entstehen eine Menge Verspannungen, die dadurch gelöst werden.

Innere Bestform

»Wenn Erfolg Ihnen genauso wichtig ist wie atmen, dann werden Sie auch erfolgreich sein«, sagt der »Hip-Hop-Prediger« Eric Thomas, ein Pfarrer, Autor und Vortragsredner.** Belisa nutzt dieses Zitat häufig und

* Streeter, Chris, et al: »Effects of Yoga on Thalamic Gamma-Aminobutyric Acid, Mood and Depression: Analysis of Two Randomized Controlled Trials«, *Neuropsychiatry*. http://www.jneuropsychiatry.org/peer-review/effects-of-yoga-on-thalamic-gammaaminobutyric-acid-mood-and-depression-analysis-of-two-randomized-controlled-trials-12856.html.

** Für mehr Inspiration hören Sie sein Album *Dr. Thomas*.

formuliert es ein wenig um: »Wenn ATMEN Ihnen genauso wichtig ist wie Erfolg, dann werden Sie auch erfolgreich sein.« Innere Bestform und Atmung gehen immer Hand in Hand. Da Sie nun wissen, wie korrekte Atmung funktioniert, lassen Sie uns über Ihre innere Bestform sprechen.

Zunächst müssen wir dafür einmal klarstellen, wie Sie innere Bestform für sich selbst definieren. Ausgeglichen und konzentriert zu bleiben, trotz aller Ablenkungen und Anforderungen? Optimistisch zu bleiben, ungeachtet Ihres letzten Spielzugs? Diese Vorsätze sind in der Sportwelt üblich, lassen aber 1:1 auf das alltägliche Leben übertragen.

Die »Klappe halten und zuhören«-Reaktion	Der »Beim nächsten Spiel«-Ansatz	Die »Vor Verletzungen schützen«-Einstellung

»Wenn ich meine Abläufe durchgehe, dann gerate ich dabei manchmal in einen ganz besonderen, meditativen Zustand. Das ist wunderbar, weil ich dann in der Lage bin, zu trainieren und gleichzeitig meinen Geist komplett zu reinigen und völlig im Moment präsent zu sein. Wenn Sie Ihre Atmung kontrollieren, dann können Sie sich auch mental und physisch selbst kontrollieren und Ihre Ängste und Ihren emotionalen Stress wirklich verstehen.«

Rickson Gracie, Träger des roten Gürtels (9. Dan), dem höchsten Rang im Brazilian Jiu-Jitsu – zitiert von Tony Pacenski (Autor von *A Story of Invisible Power*)

Was genau ist die innere Bestform?

1. **Die »Klappe halten und zuhören«-Reaktion:** »Im Training müssen Sie auf Ihren Körper hören und im Wettkampf müssen Sie ihn zwingen, die Klappe zu halten«, sagt der viermalige CrossFit-Games-Sieger Rich Froning,[14] Autor von *First: What It Takes to Win*. Um an Ihrer inneren Bestform zu arbeiten, müssen Sie darauf achten, beides zu lernen: Wenn eine Verletzung droht, schalten Sie einen Gang zurück. Doch wenn Sie sich einfach nur hängen lassen, dann beißen Sie die Zähne zusammen.

2. **Der »Beim nächsten Spiel«-Ansatz:** Die Fähigkeit, einen schlechten Spielzug oder eine Niederlage wegzustecken, ohne selbstzerstörerische, negative Selbstansprachen, die sich auf Ihren nächsten Versuch auswirken. Der Basketballtrainer Mike Krzyzewski prägte diesen Ausdruck und beschreibt den Ansatz dahinter in seinem eindringlichen Youtube-Video »The Concept of ›Next Play‹ – das Konzept des nächsten Spiels«, in dem er den Kernsatz formuliert: »Egal, was gerade passiert ist, bei dem was als Nächstes kommt muss ich wirklich gut sein!«
3. **Die »Vor Verletzungen schützen«-Einstellung:** In der Lage zu sein, sich von einer Verletzung zu erholen und mit demselben Selbstbewusstsein zu spielen wie zuvor. In *MIZZOU*, der Zeitschrift der University of Missouri Alumni Association, sagt der Sportarzt der Universitätsmannschaften, Dr. Aaron Gray, dass die Angst vor einer erneuten Verletzung Sportler sogar daran hindern kann, sich von der alten Verletzung vollständig zu erholen. Eine gute innere Bestform ist das komplette Gegenteil davon. Die Top-Hindernisläuferin Amelia Boone hat es vielleicht am treffendsten zusammengefasst, als sie anlässlich ihres Comebacks nach einem gebrochenen Oberschenkelknochen sagte: »Ich werde vor meiner Angst nicht davonlaufen. Stattdessen laufe ich direkt darauf zu«*

Innere Bestform ist also all das und noch viel mehr. Sie bedeutet, selbstsicher zu sein, sich mühelos und angstfrei auf die bevorstehende Aufgabe konzentrieren zu können, ohne daran zu denken, was zuvor geschehen ist oder später möglicherweise noch geschehen wird. Sich von alten Verletzungen nicht limitieren zu lassen, destruktive Selbstkritik zu unterbinden und sich nicht mit Selbstzweifeln zu plagen, wenn es mal schlecht läuft. An Ihrer inneren Bestform sollten Sie konstant arbeiten.

---

* Zitiert von Lara McGlashan in ihrem Artikel über die legendäre Läuferin, die als weltbeste Tough-Mudder-Siegerin gilt. Erschienen auf MuscleandPerformance.com, am 6. März 2019.

»In einer realen Gefechtssituation spielen Risiken, Adrenalin und Belastbarkeit eine Rolle, die Sie im Vorfeld nicht so abwägen können wie im Kampfsport. Sie müssen Atmung und Furcht deshalb neu denken, denn wenn Sie auch nur das leiseste Gefühl haben, dass Sie das Opfer sein könnten, dann sind Sie verloren. Furcht besitzt eine psychologische und eine biologische Komponente. Weil Atmung beide Komponenten beeinflusst, ist sie eine gewaltige Hilfe, und wir müssen sie unbedingt trainieren.«*

Tony Blauer, Gründer von Blauer Tactical Systems

ERREGUNG KONTROLLIEREN: WAS IST EIN ADRENALINSCHUB (UND WAS KANN ICH DAGEGEN TUN)?

Es gibt keine offizielle medizinische Diagnose für den sogenannten Adrenalinschub (Ärzte sprechen lieber von einem Adrenalinrausch), aber Einsatzkräfte und MMA-Kämpfer kennen den Effekt nur zu gut: Sie befinden sich in einem Kampf und sind auf 180. Als Erstes setzt dabei meist Ihr Gehörsinn aus – ein Phänomen, das man als akustische Exklusion bezeichnet. Manche hören dadurch gar nichts mehr, nicht einmal die Schüsse aus ihrer eigenen Waffe. Andere hören etwas Falsches. Auf diesem Grund lehren einige Feuerwachen in den USA Techniken, mit denen ihre Feuerwehrleute in Drucksituationen ruhig bleiben können, damit sie wichtige Anweisungen verstehen, und zwar korrekt. Auch ein Verlust des peripheren Sehens ist möglich, was vor allem in Situationen, in denen die Gefahr aus allen Richtungen kommen kann, ein großes Problem ist. Bei jungen MMA-Kämpfern äußert sich ein Adrenalinschub meist dadurch, dass sie zu Beginn eines Kampfes Vollgas geben, ihnen dann aber schnell die Luft ausgeht. Tiefe Atemzüge sind in solchen Situationen das perfekte Gegenmittel. Indem Sie Ihre Aufmerksamkeit auf die Atmung richten, werden Sie klarer im Kopf und können besser Entscheidungen treffen, statt voller Stresshormone in Panik zu geraten.

---

* Interview vom 28. April 2019

Ein wacher Geist

Ich wurde von Rickson-Gracie-Schwarzgurt Henry »The Professor« Atkins ins Kampfsport-Gym Dynamix MMA in Los Angeles eingeladen, um dort mein Programm *Breathing for Warriors* zu unterrichten. Ganz vorn saß ein stattlicher Kerl mit der Gelenkigkeit eines zehnjährigen Turners, dichtem, grau meliertem Haar und wachem Blick. Während des gesamten dreistündigen Workshops schaute er mich, praktisch ohne zu zwinkern, hochkonzentriert an. Es war der Comedian Joey »Coco« Diaz, der ein Herz aus Gold und einen Humor besitzt, der einem die Schamesröte ins Gesicht treibt. Darüber hinaus ist er Blaugurt im Jiu-Jitsu. Henry und Joey sind beide überzeugte Fürsprecher einer korrekten Atemmechanik.

Wie Sie mit einer höheren HRV im Ernstfall ruhig bleiben

Lea Hildebrandt und ihr Forscherteam am Max-Planck-Institut für Kognitions- und Neurowissenschaften in Leipzig haben untersucht, ob es einen Zusammenhang gibt zwischen der Herzfrequenzvariabilität (HRV) und der Art, wie Menschen in bedrohlichen Situationen reagieren. Nachdem Sie die HRV-Ausgangswerte von mehr als 300 Studienteilnehmern gemessen hatten, versetzten die Wissenschaftler sie mithilfe von VR-Brillen in eine extrem gruselige virtuelle Umgebung namens Room 101. Der Raum sah aus, als stamme er aus einem Musikvideo von Queens of the Stone Age: dunkel, grau und voller Spinnen. Die Teilnehmer waren darauf nicht vorbereitet. Sie starteten in einer scheinbar harmlosen (wenn auch schlecht beleuchteten) Umgebung voller Holzkisten, in denen sie nach kleinen Dosen suchen sollten, die darin versteckt waren. Die Situation wurde jedoch schnell unangenehm. Schüsse waren zu hören, Kisten explodierten und unzählige Spinnen tauchten auf. Als Showdown brach auch noch der Fußboden ein. Bei jeder neuen Bedrohung maßen tragbare Sensoren auf der Haut der Teilnehmer deren individuelles Erregungsniveau Das Ergebnis? Sowohl Menschen mit hoher als auch niedriger HRV reagierten auf die auftretenden Bedrohungen, wie Schüsse oder ein Alarm. Diejenigen mit hoher HRV kehrten aber schneller wieder zu ihren Ausgangswerten zurück. Sie hatten die Bedrohung registriert, sich wieder beruhigt und weitergemacht. Diejenigen mit niedriger HRV verblieben in einem alarmierten Zustand und blieben nervös und schreckhaft. Das Fazit der Wissenschaftler: Eine höhere HRV wird mit besserer Entscheidungsfindung und größerer Souveränität in Stress- oder Notfallsituationen in Verbindung gebracht. Und langsame, kontrollierte Atmung ist eine Technik, mit der sich die HRV nachweislich verbessern lässt.

Totstellen

Die Schockstarre – korrekt: tonische Immobilität – bedeutet: »Sie verkrampfen überall und haben das Gefühl, sich nicht mehr bewegen zu können.« Wissenschaftler vermuten, dass diese Reaktion mit einem natürlichen Instinkt zusammenhängt, der bei einigen Tieren zu beobachten ist, die glauben, in einem Kampf nicht gewinnen zu können (»totstellen«). Bei uns Menschen wird der Schockstarre deutlich weniger Aufmerksamkeit zuteil als ihrem Cousin, dem »Kampf oder Flucht«-Reflex, weshalb wir auch weniger darüber wissen. Um mehr darüber zu erfahren, untersuchten Forscher über zwei Jahre hinweg circa 400 Menschen aus dem Umfeld der Ohio State University in Columbus mithilfe psychologischer Tests und Bluttests, bei denen das Augenmerk auf spezifischen Biomarkern lag.[15] Die Teilnehmer wurden vorher darüber informiert, dass sie im Rahmen der Studie CO_2-angereicherte Luft einatmen sollten. Gleichzeitig wurden sie gewarnt, dass eine Reihe potenzieller Konsequenzen durch das Einatmen des Luftgemischs hervorgerufen werden könnten, etwa Schwindel, Atemnot und Brustschmerzen. Vor dem Test ging fast keiner der Teilnehmer davon aus, dass er unter Stress in Schockstarre verfallen würde. Doch sobald ihnen die Masken aufgesetzt wurden und sie zwanzig Sekunden lang die schlechte Luft einatmen sollten, berichtete einer von acht Teilnehmern von einem Gefühl der Bewegungsunfähigkeit. Die Wissenschaftler fanden in ihren Daten zwei Muster: Diejenigen, die in Schockstarre verfielen, waren im Allgemeinen ängstlicher und besaßen höhere Cortisol-Ausgangswerte. Dies ist daher der ideale Zeitpunkt,

Sie daran zu erinnern, dass Meditation eine effektive Methode ist, um Ihren Cortisolspiegel zu senken. Merksatz: Atmen statt Schockstarre.

Was Sie sich merken sollten

Ihre Atmung ist das Kontrollwerkzeug für Ihr Nervensystem. Sie kann Sie beruhigen, wenn es um Sie herum hektisch wird, sie kann Sie umgekehrt aber auch energetisieren, wenn es um Sie herum relativ ruhig ist. Stellen Sie sich vor, wie Sie sich fühlen, wenn Sie aus einem Traum aufwachen: Ihr Herzschlag und Ihre Atmung sind mitunter völlig verändert, obwohl Sie in Ihre Decke gekuschelt geschlafen haben. Ihr Nervensystem unterscheidet nicht zwischen der Reaktion auf einen realen Angriff oder einen, der nur in einem Albtraum geschieht, während Sie schlafen. Machen Sie sich bewusst: Was Sie im Schlaf tun, ob schlecht träumen oder Zähne knirschen, kann ein Hinweis darauf sein, was in Ihrem Unterbewusstsein noch unausgewogen ist, egal wie gut strukturiert und ausgeglichen Sie im Alltag wirken. Dies ergründen, sich damit auseinanderzusetzen und sich dadurch immer weiterzuentwickeln, bleibt eine lebenslange Aufgabe.

»Meine Erfahrung im Kraft- und Kampfsport gab mir ein besseres Gefühl für die Zwerchfellatmung und half mir, von einem Rollstuhl auf eine Prothese umzusteigen. Brazilian Jiu-Jitsu sei dazu das Ganzkörper-Äquivalent. Beim Fechten geht es mir darum, den Gegner müde zu machen, ich muss seine Atmung und die Effizienz seiner Bewegung lesen.«

Officer Byron Branch vom Dayton Police Department.
Er ist Mitglied der US-Nationalmannschaft im Rollstuhlfechten.*

* Interview vom 30. März 2019

RESILIENZ

Jason Brezler, ein hoch dekorierter Marine und Feuerwehrmann aus Brooklyn, hat den Begriff Resilienz für mich am prägnantesten definiert: »Resilienz ist die Fähigkeit, für das übergeordnete Wohl der Mission kleine wie große Misserfolge zu verkraften.«*

Als ich zu Beginn mein Konzept lehrte, luden mich weder die Yoga-Community noch »Lifestyle-Kranke« zu Vorträgen ein, sondern vor allem Menschen, für die Resilienz eine immens wichtige Rolle spielt (zum Beispiel Notärzte, Rettungssanitäter, Feuerwehrleute, Polizisten, Mitglieder von Spezialeinheiten und Soldaten.) Auch Pflegekräfte zähle ich zu diesem Personenkreis. Etwa zu dieser Zeit lernte ich Gaby Camargo kennen, die Ehefrau von Romy Camargo, einem Chief Warrant Officer der US-Armee im Ruhestand. Während seines dritten Auslandseinsatzes in Afghanistan 2008, wurde Camargos Mission abgebrochen. Deshalb meldete sich der passionierte Soldat freiwillig zu einer humanitären Mission. Seine Einheit geriet dabei in einen Hinterhalt, und er wurde von der Kugel eines Scharfschützen in den Hals getroffen. Am Geburtstag seiner Frau wurde Camargo ins Walter Reed National Military Medical Center eingeliefert. Hartnäckig und leidenschaftlich – wie eine Löwin – kümmerte sich Gaby um die Genesung ihres Mannes. Gemeinsam gründeten sie später die Reha-Einrichtung Stay in Step in Tampa, Florida, wo die weltweit neuesten und besten Behandlungsmethoden für Rückenmarksverletzungen angewendet werden.

Kameradschaft fördert Resilienz

Das Thema Resilienz – Belastbarkeit, Widerstandsfähigkeit – wird in praktisch jedem Seminar zur Leistungssteigerung behandelt. Am Ende wird dann über Sebastian Jungers Bestseller *Tribe* gesprochen oder über die vielen Waldbrände, mit denen Feuerwehrleute in den USA und anderswo zu kämpfen haben. Oder über gesellschaftspolitische Themen, etwa die Anzahl der verwundeten Veteranen, die aus Einsätzen zurückkehren.

* Persönliche Kommunikation vom 10. März 2018

Rudy Reyes und Jim Ritterhoff haben das Projekt Force Blue ins Leben gerufen, in dessen Rahmen sie sogenannte Therapie-Missionen für Kampfschwimmer anbieten – Menschen also, in die Regierungen weltweit Millionen investiert haben, um aus ihnen die am besten ausgebildeten Kämpfer im und unter Wasser zu machen. Die Elitesoldaten werden bei Force Blue umgeschult, neu ausgestattet und zu friedlichen Missionen ausgesandt, in denen sie Infrastruktur erhalten, schützen und wiederaufbauen sollen, statt sie zu zerstören. »Atmung – unter Wasser oder an Land, im Gefecht oder im Alltag – ist der Kern einer jeden Mission«, sagt Reyes, ein ehemaliger Soldat einer Spezialeinheit der US-Marines für Fernaufklärung in Feindgebiet, der nach seiner Rückkehr von mehreren Einsätzen im Irak und in Afghanistan an PTBS und Depressionen litt. »Atmung erfordert mechanische Koordination und ist die Grundlage dessen, was Menschen miteinander verbindet«, erläutert er.*

Zäh versus belastbar

Kennen Sie den Unterschied zwischen zäh und belastbar? »Für mich bedeutet zäh, hart und unbeugsam zu sein«, sagt Rob Martin, Brandmeister der Feuerwache in Kitchener, Kanada. »Einiges einstecken zu können und extreme Belastungen auszuhalten. Aber all das ohne Emotionen. Wenn man belastbar ist, kann man dasselbe Maß an Belastung aushalten, sich aber anpassen. Man besitzt die emotionalen Möglichkeiten, um in Notsituationen mit Empathie zu reagieren und dennoch Höchstleistungen abrufen zu können.«**

Brendan Cawley ist aktiver Feuerwehrmann in New York City. Beim »Black Sunday at the FDNY MPI Performance Leader's Course« am 4. April 2019 berichtete er humorvoll und anschaulich, wie er bei einem seiner Einsätze aus einem Fenster im fünften Stock springen musste.*** Vor der Präsentation hörte das Publikum die Aufzeichnungen von Funksprüchen, als ein Feuer außer Kontrolle geriet und Feuerwehrleute im Kampf gegen fast 400 Grad Celsius heiße Flammen aus den Fenstern

* Persönliche Korrespondenz vom 28. April 2018

** Persönliche Korrespondenz vom 15. Februar 2018

*** *New York Daily News* vom 29. Januar 2009

im Obergeschoss eines brennenden Hochhauses in den Tod stürzten. Scheinbar ungerührt vom Grauen seiner Erzählung beschrieb Cawley in fürchterlicher Detailtreue, wie er die unzähligen Toten am Fuß des Gebäudes erblickte, bevor er selbst sprang. Eine seiner ersten Fragen, die er nach dem Aufwachen im Krankenhaus gestellt hatte, war, wann er wieder zurück in den Dienst könne.

Längst sind Arbeitgeber, Polizei- und Feuerwachen sowie das Militär auf der Suche nach Methoden zur genauen Beurteilung und Messung von Resilienz. Der Grund liegt auf der Hand: Belastbare Menschen geben nicht gleich auf, auch wenn die Chancen extrem schlecht für sie stehen. J. C. Glick, ein gefechtserprobter, ehemaliger Ranger der US-Armee und Autor von *Meditations of an Army Ranger: A Warrior Philosophy for Everyone*, erklärt: »Resilienz entsteht in dem Moment, wenn Sie sich dazu entscheiden sich anzupassen, statt aufzugeben.«* In einem persönlichen Gespräch ging er in diesem Zusammenhang auch auf die sogenannte mentale Mobilmachung ein, ein Begriff, den er von Mike Pannone, einem ehemaligen Mitglied der US-Anti-Terroreinheit SFOD, gelernt hatte: »Mentale Mobilmachung kann man bewusst trainieren und ist damit nichts anderes als Fitnesstraining, das Reinigen der Waffe oder das Absolvieren eines Hindernisparcours. Im Gegensatz zu Ihrer mentalen Einstellung können Sie mentale Mobilmachung üben und dementsprechend darauf zurückgreifen, wenn Sie sie benötigen. Mentale Mobilmachung bringt die leise pessimistische Stimme in Ihrem Kopf zum Schweigen, die Ihrer Resilienz schadet. Wenn Sie mit etwas Unbekanntem konfrontiert sind, wird diese Stimme Sie belügen und glauben machen, Sie hätten keine Chance. Ohne Übung können Sie Ihre Einstellung nicht einfach ändern und diese Stimme nicht zum Schweigen bringen. Das Gute daran: Uns Menschen ist es angeboren, uns durchzubeißen. Wenn Sie laufen lernen, hören Sie schließlich nicht einfach wieder damit auf, nur weil es Ihnen zu schwer ist. Obwohl wir vollkommen hilflos auf die Welt kommen, steckt der Instinkt, trotz aller Widerstände weiterzumachen, bereits in uns.«**

Was genau einen belastbaren Menschen ausmacht, ist selbstverständlich Gegenstand zahlloser Debatten. Das US Marine Corps nutzt dafür

---

* Persönliche Korrespondenz vom 19. Juni 2018
** Interview vom 15. Oktober 2018

den Begriff Durchhaltevermögen – eine von 14 Führungseigenschaften. Gemeint ist damit dasselbe: Die Fähigkeit, unglaubliche Anforderungen, wie Schmerzen, Erschöpfung, Stress und andere Widrigkeiten zu meistern. Anderswo im Militär spricht man lieber von Widerstandsfähigkeit. Paul T. Bartone, ein Army-Colonel außer Dienst und ehemaliger Dozent an der renommierten Militärakademie West Point, beschreibt einen widerstandsfähigen Menschen als jemanden, der »einen starken Sinn fürs Leben, Hingabe für die Arbeit, einen festen Glauben an Kontrolle und eine große Aufgeschlossenheit für Veränderungen sowie die Herausforderungen des Lebens besitzt.«[16]

Widerstandsfähige Menschen sind nicht nur offen für Veränderung, sie begrüßen sie sogar. Deshalb betrachten Elite-Kampfeinheiten kreatives Denken auch als unerlässlich. Dick Couch, der Autor von *Chosen Soldier: The Making of a Special Forces Warrior*, meint: »Spezialkräfteverbände suchen Leute, die mehr als nur teamfähig, zäh und clever sind. Sie achten auf Anpassungsfähigkeit und Flexibilität und suchen Persönlichkeiten, denen eine Vielzahl von Lösungen in den Sinn kommen, wenn sie mit einem Problem konfrontiert werden.«

Beim Thema Widerstandsfähigkeit betonte Paul Bartone, wie wichtig ein Gefühl von Kontrolle ist. Der Vortragsredner und Co-Autor von *Assassination Generation*, Lt. Col. Dave Grossman, spricht sogar von einem »inneren Ort der Kontrolle«, ein Konzept, das auf Julian Rotter zurückgeht, einen Psychologieprofessor an der University of Connecticut. Rotters Theorie besagt, dass manche Menschen das Gefühl haben, ihr eigenes Schicksal kontrollieren zu können. »Finden Sie heraus, was Sie kontrollieren können, und tun Sie es«, so Grossman. »Und was Sie nicht kontrollieren können, das lassen Sie los.« Der Einsatz unserer Atmung ermöglicht uns eine praktische Anwendung dieses Loslassens. Steven Southwick, Professor für Psychiatrie an der Yale School of Medicine und Autor des Buchs *Resilience: The Science of Mastering Life's Greatest Challenges*, lehrt uns, stressige Situationen zu meistern, indem wir die Fähigkeit erlernen, unsere Gedanken und Gefühle nur zu beobachten, ohne sie uns zu eigen zu machen: »Ihr Gehirn kann Sie mit Ihren Gedanken regelrecht fertig machen. Einer der Tricks im Umgang mit Stress ist die Erkenntnis, dass Sie nicht auf jeden einzelnen Ihrer Gedanken reagieren müssen. Sie haben die Wahl, worauf Sie sich konzentrieren möchten.«

EXPERTENRAT

Führende Sportpsychologen wie Jonathan Fader, Autor von *Life as Sport: What Top Athletes Can Teach You About How to Win in Life,* und Nate Zinsser, Leiter des Performance Psychology Programs an der Militärakademie West Point, betonen in ihren Vorträgen die Bedeutung der Atmung. Die Atmung verleiht Ihnen Kontrolle über sich selbst - und sie ist unter Umständen das Einzige, was Sie in einer chaotischen, unberechenbaren Umgebung wie einer Gefechtssituation noch kontrollieren können. Ohne diese Kontrolle könnten Sie in Schockstarre verfallen oder durchdrehen, Ihr eigentliches Ziel oder Ihre Mission aus den Augen verlieren und schlimmstenfalls Ihr Leben gefährden. Ihr Erregungsniveau kontrollieren zu können, ist daher überlebenswichtig. Und mit Ihrer Atmung gelingt Ihnen das. Lt. Col. Dave Grossman betrachtet Atmung als einen Mechanismus, der verhindert, dass die Frontallappen Ihres Gehirns, die für Bewegung verantwortlich sind, während hoher Stressbelastung lahmgelegt werden. Sein konkreter Rat in solchen Situationen: Innehalten und einen Schluck Wasser trinken.

Funkdisziplin

»So bezeichnet man die Praxis und feste Regel im Sprechfunkverkehr, unabhängig von den Umständen stets ruhig, klar und deutlich zu sprechen«, erklärt James Roussell, Stabschef des Chicago Police Department. Russel blickt auf 39 Jahre Erfahrung in den Infanterie- und Geheimdienstabteilungen des USMC zurück, sein Spezialgebiet ist die taktische Bekämpfung von Bandenkriminalität. Eine derartige Kontrolle unserer Sprache ermöglicht effizientere Kommunikation, sorgt gleichzeitig aber auch für kontrolliertes Ausatmen und ist deshalb eine Praxis, die Gelassenheit selbst im größten Chaos fördert. Eine genaue Kenntnis Ihrer Atmung ist demzufolge das beste Werkzeug, das Sie besitzen, um Ihr internes Kontrollsystem zu steuern, Ihre Einstellung den Zielen und Ihr Erregungsniveau der Situation anzupassen.

PRAXISTIPP

Einen Schluck Wasser zu trinken hat einen beruhigen Effekt, weil Sie dann ein bis zwei Sekunden lang Ihre Atmung pausieren, um zu schlucken. Dieser kurze Augenblick ist entscheidend, weil Ihre Zunge sich für die Schluckbewegung hebt und dadurch den Vorgang stoppt, mit dem Sie Ihr Nervensystem aufputschen: das Hyperventilieren. Dieser eine Schluck Wasser stoppt deshalb die Spirale der Panik, was Ihnen erlaubt, wieder die Kontrolle zu übernehmen.

Erregungskontrolle

»Resilienz ist die Fähigkeit, zur Normalität zurückzukehren«, sagt Jennifer S. Baker, Leiterin des Instituts für Athletics and Recreation an der Johns Hopkins University und Absolventin der U.S. Naval Academy. »Es ist […] Ihre Fähigkeit, nach Rückschlägen gestärkt zurückzukommen, Ängste durch objektive Fakten zu ersetzen, sich neu zu orientieren und einen Schritt nach vorn zu machen.* Das soll nicht heißen, dass Sie nicht traurig sein dürfen«, ergänzt sie, denn Enttäuschung sei ein Indiz dafür, dass eine Sache Ihnen etwas bedeutet. Baker nutzt ihre militärische Ausbildung und ihre speziellen Kenntnisse über Yoga und Atmung, um Resilienz individuell und in Gruppen zu kultivieren.**

RESILIENZ: STECKT SIE IN IHNEN?

Wir haben eine gute Nachricht: Sie müssen nicht mit Resilienz geboren sein, sie lässt sich aufbauen. Die Psychologin und Resilienzexpertin Ann Masten beschreibt die Eigenschaft im Fachblatt *American Psychologist* als »Magie des Alltags«, weil jeder und jede sie mit viel Übung und Entschlossenheit entwickeln kann.

---

* Interview vom 10. Dezember 2018

** Aus einem Vortrag von 29. März 2019 im Rahmen des LUF Summit in Annapolis, Maryland.

Schmetterlinge in Formation

Wie Al Lee und Don Campbell in ihrem Buch *Perfect Breathing* so treffend formulieren: »Bei darstellenden Künstlern bestimmt Atmung nicht nur die Qualität der physischen Darbietung, sondern entscheidet auch darüber, wie sie mit der dabei auftretenden Unsicherheit, Nervosität, Aufregung und dem Adrenalin umgehen – ob die Schmetterlinge im Bauch also in Formation fliegen oder wild umherflattern –, sodass sie damit ihre Muse zu entfesseln und Kreativität und Spontanität der Darbietung befeuern können.«

Aktive Meditation als Resilienz-Instrument

Zäh zu sein bedeutet, Unbehagen auszuhalten und noch effektiv handeln zu können. Belastbar zu sein bedeutet, sich davon zu erholen und gestärkt aus der Krise hervorzugehen. Indem Sie aktive Atemmeditation in Ihre Trainingsroutine integrieren, lernen Sie beides. Alles was Sie zwingt, stärker zu werden, wird Sie auch stärker machen – physisch wie emotional. Und Erfolg erzeugt stets noch mehr Erfolg. Resilienz ist etwas Besonderes, weil sie auch beeinflusst, wie schnell Sie sich erholen. Das klingt, als sei Resilienz etwas, über das man entweder verfügt oder nicht. Indem Sie aber eine praktische aktive Regenerationsübung in Ihren Alltag einbauen, stärken Sie Ihr Immunsystem und bleiben gesund, wenn andere krank werden. So können Sie sich nach einem schweren Tag wirklich erholen, statt nur oberflächlich auszuruhen und in Wahrheit noch angespannt zu sein. Sie können hart trainieren und danach Ihre Energietanks aufladen, um am nächsten Tag mit maximaler Kraft weiterzumachen.

VERLETZUNGEN UND IHRE FOLGEN

Irgendwann wird die Belastung so groß, dass Körper oder Geist den Dienst versagen. Das wird sich dann anfühlen, als hätte Ihr Körper Sie im Stich gelassen. Doch das Gesetz der Anziehung besitzt bei Verletzungen keine Gültigkeit, und nur weil Sie über Verletzungen nachdenken und sie einplanen, werden sie nicht wahrscheinlicher.

Dinge, die Sie sich merken sollten:

1. Schulen Sie Ihre Intuition, indem Sie Atmung und aktive Meditation in Ihr Training integrieren. So werden Sie zuverlässiger den Unterschied erkennen, ob Ihr präfrontaler Cortex Ihnen rät, die Hanteln abzulegen und eine Pause zu machen, oder ob Ihr Reptilienhirn, aufgeputscht vom Pre-Workout-Booster, mit *Rage Against the Machine* um die Wette brüllt und dabei spöttisch versucht, Sie in die Gefahrenzone zu locken.
2. Schnappen Sie sich am Tag nach einer Verletzung Ihre Krücken und gehen Sie morgens als Erstes ins Fitnessstudio. Falls Sie eine Knieverletzung haben, trainieren Sie Brust und Rücken. Schmerzt Ihre Schulter, planen Sie mittelfristig nur Beintraining ein. Das Risiko einer Depression nach einer Verletzung ist hoch, wenn Sie bislang regelmäßiges Training gewohnt waren. Deshalb ist das Letzte, was Sie tun sollten, schmollend auf der Couch zu sitzen.
3. Führen Sie die anstrengenderen Atemübungen aus, bis Ihr T-Shirt durchgeschwitzt ist. Täglich. Blasebalgatmung, Exhale Pulsations, die Ballonübung, den O_2-Trainer, Meditation. Ihr ganzes Ich ist vermutlich sauer, schmort in Wut und der Lymphfluss stockt – um all das aufzulösen und Ihre Kondition nicht zu verlieren, trainieren Sie am besten Ihre fünf Kilogramm Atemmuskulatur.
4. Und zu guter Letzt: Engagieren Sie sich in irgendeinem Ehrenamt, um eine andere Perspektive zu bekommen. Niemand will Zeit mit einem gereizten, verletzten und greinenden Baby verbringen. Die Welt steckt voller Unbill und Ungerechtigkeit, Ihr Meniskus oder Ihre Rotatorenmanschette werden irgendwann wieder heilen (oder auch nicht), aber die Welt wird sich in jedem Fall weiterdrehen.

> »Alte Frakturen des Brustkorbs, Prellungen oder Zerrungen führen häufig zu einer apikalen (flachen, vertikalen) Atmung […], infolgedessen wird das Zwerchfell zu wenig genutzt und es entstehen Fibrosen oder Narbengewebe entlang der Zwischenrippenmuskeln, die wiederum eine funktionsgestörte Atmung zur Folge haben.«
>
> Dr. John Zapanta, Physiotherapeut bei Colorado in Motion

> »Bei einem Autounfall wurde mein Bein völlig zerstört, und ich konnte nur noch daran denken, ob ich je wieder Basketball spielen würde. Ohne meine Atemübungen hätte ich wohl den Verstand verloren. Die ständigen Gedanken daran, dass ich mit meinen Leistungen zurückfallen und meine Kondition verlieren könnte, dass ich hilflos darauf wartete, wieder gesund zu werden, machte mich depressiv, gereizt und schlecht gelaunt. Ich lernte, ein ganzes Atemworkout von meinem Krankenhausbett aus zu absolvieren. Ich schwitzte, bis meine Laken durchnässt waren, hatte aber dasselbe intensive Empfinden und erlebte die Ausschüttung von Endorphinen wie nach einem richtigen Workout. Als ich irgendwann in der Lage war, mit der Reha zu beginnen und schwimmen zu gehen, war meine Kondition gar nicht mal so übel, und ich hatte es geschafft, eine Depression zu vermeiden.«
>
> Tony S.

Schmerzempfinden ist ein komplexer Prozess, an dem Rezeptorzellen, Neurologie, das zentrale Nervensystem und – ja – auch die Atmung beteiligt sind. Das Gefühl von Schmerz kann einen ganz profunden Effekt auf die Atemmuster eines Menschen haben und umgekehrt. Al Lee und Don Campbell berichten in *Perfect Breathing*, dass »Menschen unter Schmerzen häufig mehrfach kurz und schnell einatmen und dann einmal lang ausatmen«. Im Gegensatz dazu hat sich langsames Atmen wiederholt als effektive Strategie zur Schmerzlinderung erwiesen. Es ist zwar noch nicht abschließend geklärt warum, Wissenschaftler beobachten jedoch immer wieder, dass es so ist. Eine deutsche Studie, die 2012 im Fachblatt *Pain Medicine* erschienen ist, lässt darauf schließen, dass die dabei auftretende Entspannung ein Grund sein könnte.

Die Forscher stellten fest, dass bei Teilnehmern, die Atemtechniken mit tiefen, langsamen Atemzügen praktizierten, die Schmerzschwelle anstieg, sie also weniger schmerzempfindlich waren. Folglich wird tiefe Atmung als Behandlungsmethode bei chronischen Schmerzen, Rückenschmerzen und postoperativen Schmerzen empfohlen, ganz gleich, welche zugrunde liegenden Mechanismen für diesen Effekt verantwortlich sind.

DEN STRESS STOPPEN

Gestresste Menschen atmen unregelmäßig, wodurch ihre beiden biochemischen Identitäten aus dem Gleichgewicht geraten und sie immer weiter in einen dominant-sympathischen Zustand hineinrutschen. Es handelt sich also um einen sich selbst verstärkenden Effekt, an dessen Anfang vielleicht einmal ein stressiges Ereignis oder ein schlechter Atemstil, -modus oder -muster standen. Den Auslöser zu identifizieren, ist allerdings weniger wichtig als das Bedingungsgefüge aus Stress beziehungsweise Missstimmung und hilfsmuskeldominanter, unregelmäßiger Atmung zu durchbrechen. Unterbrechen Sie den Stress (oder besser noch: Lassen Sie ihn gar nicht erst aufkommen), indem Sie langsam und weit atmen.

Dan McGuire aus Großbritannien ist ein Experte für Stottern, der bei der Arbeit mit seinen Patienten versucht, deren Stress zu unterbinden. Seine Theorie besagt, dass bei stotternden Menschen der Lendenteil des Zwerchfells in einer Angstreaktion chronisch kontrahiert und dadurch zu großen Problemen führt: »Sie können Jahre darauf verwenden, gegen Ihre Furcht anzukämpfen, oder einfach üben, Ihr Zwerchfell richtig einzusetzen.«*

Denken Sie daran: Mantras »sprechen« Ihr Hirn nur an. Sie versuchen quasi, sich selbst von etwas zu überzeugen. Sie können sich aber nicht beruhigen, solange Ihre Herzfrequenz noch zu hoch ist. Eine weitere Gefahr: Wenn ein Mantra nicht glaubhaft klingt, dann verstärkt es das

* Mehr zu McGuires Therapieansatz finden Sie in seinem Buch *Beyond Stuttering*.

sogenannte Hochstapler-Syndrom (ähnlich wie das Golf-Mantra, sie hätten gerade Spaß, oder das aus dem Finanzwesen bekannte Mantra, sie handelten bloß mit Jetons).

REDENHALTEN IST EIN SPORT

Balance finden und Energie tanken	Wie eine Opernsängerin atmen	Heiserkeit und gebrechliche Stimme vermeiden	Hörbar ausatmen

Wenn Sie an Ihrer Atemmechanik und -kraft arbeiten, sollten Sie sich auch mit den Grundlagen des Redenhaltens als Sport befassen:

- **Balance finden und Energie tanken:** Eine biomechanisch korrekte Atmung führt dazu, dass Sie sich ausgeglichener und vitaler fühlen. Mit einer Power Pose schaffen Sie es vielleicht noch bis ans Mikro, aber mit tiefer Atmung bleiben Sie ruhig.
- **Wie eine Opernsängerin atmen:** Sobald Sie die 360-Grad-Atmung beherrschen, werden Sie in der Lage sein, wie ein Starsänger lateral und durch Ihren Rücken zu atmen. Opernsängerin Maria Callas machte das großartig, nehmen Sie sich ihre Atmung zum Vorbild.
- **Heiserkeit und gebrechliche Stimme vermeiden:** Falls Sie ein Lehrer sind und flache, vertikale Atemzüge nehmen, während Sie sich bemühen, Ihre Klasse zu motivieren, dann schädigen Sie so möglicherweise mit der Zeit Ihre Stimmbänder. Durch bessere Atmung können Sie Ihre Stimme besser regulieren und Inhalte besser vermitteln.
- **Hörbar Ausatmen:** Und der wichtigste Punkt? Wenn Sie Vokale artikulieren, dann tun Sie nichts anderes, als hörbar auszuatmen. Falls Sprechen vor anderen Menschen Sie nervös macht, dann ist dies vermutlich ein großer Teil des Problems. Wenn Sie effizienter einatmen, werden Sie so lange ausatmen können, dass Sie es problemlos bis zum Ende Ihres Satzes schaffen.

FAQ – Häufig gestellte Fragen

Wenn ich in Panik gerate, beginne ich zu hyperventilieren, und merke plötzlich, dass ich durch den Mund atme. Was kann ich dagegen tun?
Patrick McKeown ist ausgewiesener Experte für Hyperventilation. Sein Spezialgebiet ist die Buteyko-Methode, und er ist ein starker Befürworter der Nasenatmung.

Hinweise für Trainer

Für Schmerzen gibt es keine App: Bei jüngeren Sportlern ist die Verletzungswahrscheinlichkeit höher, weil sie so stark von externen Faktoren angetrieben werden. Es geht bei ihnen um viel, weshalb sie ihre innere Stimme kaum hören, die sie eigentlich zurückpfeifen sollte, wenn ein Anfangsschmerz den Befehl dazu gibt – für Optimierung sind nämlich keine Schmerzen nötig.

Nach einer Verletzung kommt irgendwann der Moment, an dem sie zaghaft beginnen, auf Heilung zu hoffen. Doch einmal wiederhergestellt, so unsere Erfahrungen, schleicht sich schnell die Furcht vor einer erneuten Verletzung ein. Trauer und Frustration können sich dann zu einer klinischen (schweren) Depression verschlimmern, die eine Therapie erfordert. Etwa, wenn die Aufregung vor einem Wettkampf sich zu handfesten Panikattacken manifestiert, wenn Ihre genetische Disposition und überfordernde Erlebnisse zusammenkommen und Sie darauf am Ende mit Selbstmedikation reagieren. Ihre psychische Gesundheit ist auch ein Teil Ihrer Leistungsfähigkeit, widmen Sie ihr deshalb ebenfalls ausreichend Zeit und Aufmerksamkeit.

VOM SPIELFELD AUF DIE BÜHNE

Statistiken zeigen, dass Sie als Athlet vermutlich früher oder später in eine Situation kommen – ob im Sport oder anderswo –, in der Sie vor einer Menschengruppe oder einer Kamera stehen oder eine leitende Funktion übernehmen werden. Und Führungspersonen müssen viel sprechen, Reden halten, anleiten, motivieren und über ganze

Königreiche und Konzerne herrschen, große oder kleine. Egal, ob Sie also Profisportler werden und auf Wohltätigkeitsveranstaltungen sprechen müssen, als Trainer Ihre Sportler motivieren oder als Unternehmer in der Geschäftswelt durchstarten – statt Talenten wie Schnelligkeit und Kraft ist dann Eloquenz gefragt.

Pause mit und ohne Atmung

In der verbalen Kommunikation spielt Atmung ebenfalls eine große Rolle. Die beiden deutschen Forscher Aleksandra Ćwiek und Petra Wagner unterscheiden zwei Arten von Atempausen: Pausen ohne und Pausen mit Atmung, wobei eine kurze Atempause einen Hinweis für Sprecherwechsel im Dialog darstellt.

Sprecher sagen Ihre Meinung

»Wenn Sie mir früher gesagt hätten, dass ich als Drill-Sergeant beim Militär später einmal Trainingskurse mit hundert Teilnehmern und pumpender Musik leiten würde, dann hätte ich Sie für verrückt erklärt. Aber aus mir ist wirklich ein Motivationsredner geworden! Sie glauben vielleicht, zwischen beiden Jobs gäbe es viele Gemeinsamkeiten. Tatsächlich musste ich aber alles, was ich über das Übermitteln von Botschaften wusste, vergessen und neu lernen. Tonfall, Humor, Betonung, Hörerbindung – all das spielte keine Rolle, als ich noch eine Kompanie vor mir stehen hatte. Nun musste ich Beispiele finden, die beim Publikum gut ankamen, sympathisch rüberkommen, intelligent klingen und auf die Reaktionen meiner Hörer achten. Ich erteilte nun schließlich keine Befehle mehr.«*

Steve Uria, Gründer von Switch Playground

* Persönliche Kommunikation vom 27. April 2019

»Ich war nie schüchtern, aber nun war das Thema, über das ich sprach, ein extrem persönliches. Als mein kleiner Sohn im Säuglingsalter bei einem Unfall mit einem betrunkenen Fahrer starb, erregte das landesweit Aufmerksamkeit. Ich trauerte, versuchte für meine Frau da zu sein und irgendwie weiterzumachen. Als ich dann eine gemeinnützige Organisation gründete, mit dem Ziel, die Gesetze zu Alkohol am Steuer zu ändern, wurde ich von meiner Wut und Trauer getrieben, war aber auch gezwungen, der Öffentlichkeit klar und objektiv meine Ziele zu vermitteln, obwohl ich mit meinen Emotionen zu kämpfen hatte.«*

Marcus Kowal, professioneller Mixed-Martial-Arts-Kämpfer und Autor von *Life Is a Moment*

»Wenn Sie meinem blödsinnigen Ich von vor 20 Jahren gesagt hätten, dass ich eines Tages sogar Gefallen daran finden würde, vor anderen Menschen zu sprechen, sie zu motivieren und mit Infos darüber zum Lachen zu bringen, wie sie sich selbst optimieren können, dann hätte ich gedacht, Sie sind high. Ich war schüchtern, wütend und trainierte gern allein, mit lauter Musik in meinen Ohren. 20 Jahre später befinde ich mich am völlig anderen Ende des Spektrums. Ich genieße gute Unterhaltungen. Früher dachte ich dagegen, ein einsamer Wolf zu sein, sei viel effektiver.«**

Jason Ferruggia, Autor und Experte für Kraft- und Konditionstraining

»Ich mag den Druck, live im Fernsehen aufzutreten. Bei Aufzeichnungen hat man einen zweiten oder dritten Versuch. Wenn es aber live und interaktiv ist, man viele Persönlichkeiten unter einen Hut bekommen und unterschiedliche Erwartungen erfüllen muss, etwa wie man sich gibt … Ich habe schnell gemerkt, wie sehr mich diese Herausforderung motiviert.«***

Don Saladino, Promitrainer und Fitnessexperte

---

* Interview vom 8. Januar 2019. Mein erstes Buch zum Thema Atmung war Marcus' gemeinnütziger Organisation Liam's Life gewidmet, deren Ziele der Kampf gegen Alkohol am Steuer und das Fördern von Organspende sind.

** Interview vom 4. Februar 2019

*** Interview vom 18. März 2019

Überdrehen Sie?

Beobachten Sie eine Gruppe Menschen, die sich unterhalten. Ihnen wird auffallen, dass es fast immer eine Person gibt, die ständig atemlos »überdreht«.

PRAXISTIPP

Lesen Sie eine wirklich starke, überzeugende Rede als Übung laut für sich und nutzen Sie dabei dieselbe Intonation. Ihre eigene Stimme zu hören, kann irritieren und Nervosität auslösen. Gewöhnen Sie sich deshalb daran, sodass Sie deshalb nicht mehr durcheinanderkommen. Und machen Sie Ihre Hausaufgaben! Vielleicht haben Sie sich bei einem Impro- oder Rhetorikkurs angemeldet, weil das die eigenen sprachlichen Fähigkeiten verbessern soll, oder Sie bereiten gerade eine Rede vor, die Sie auf einer Hochzeit halten sollen. Kymberlee Weil, eine Sprachstrategin bei Strategic Samurai, sagt: »Wenn wir nervös oder ängstlich sind, halten wir häufig unseren Atem an oder atmen nur sehr flach, was unsere Furcht mitunter nur noch verstärkt.«

DANK

Dieses Buch kann nur so gut sein, wie seine einzelnen Komponenten. Es erhebt keinesfalls einen Anspruch auf Vollständigkeit, ist aber hoffentlich der Beginn einer äußerst fruchtbaren Debatte über die Schnittmengen von Funktionsweise, Biochemie und Psychologie der Atmung im Zusammenhang mit Fitness und Gesundheit. Vor allem ist sein Grundgerüst ein kollaboratives, so wie es in den Feldern Medizin, Gesundheit und Fitness auch sein sollte. Wie der menschliche Körper, so sind auch wir immer nur so gut wie die Summe unserer Teile.

Die Leidenschaft und Großzügigkeit der Fitnessstars und Wissenschaftler, die in diesem Buch zitiert werden, war sehr inspirierend. Ich hoffe, ihnen mit diesem Buch gerecht zu werden und andere anzuspornen, ein eigenes Buch zu schreiben und damit etwas zu Atemwissenschaft, Atmungsphysiologie oder Atemarbeit beizutragen.

Daniela Rapp, Cassidy Graham, Lisa Davis und John Karle von St. Martin's Press sowie Peter McGuigan, Kelly Karczuski, Richie Kern, Michael Nardullo und Sara DeNobrega von Foundry Literary + Media – vielen Dank, dass ihr an dieses Buch geglaubt habt. Ich habe Glück, mit euch arbeiten zu dürfen. Sean Hyson: Dein Feedback und Scharfsinn haben mir stets geholfen. Jason und Jen Ferruggia: Ich bin froh, euch in L.A. als Familie und Support zu haben. Marcus Kowal und Mishel Eder: Ihr wart seit den frühesten Anfängen an meiner Seite, für diese Unterstützung werde ich euch auf ewig dankbar sein. Scott Mann: Vielen Dank, dass du mir deine Mission, deine Familie und Freunde vorgestellt hast. Tina Angelotti: Danke, dass du meine Liebe für das Stemmen schwerer Dinge entfacht hast. Und natürlich für dein Feedback und deine Arbeit als Model für dieses Projekt. Steve Kardian: Ohne dich hätten es weder dieses Buch noch mein letztes von einer »guten Idee« aufs Papier geschafft. Jarard Pearce: Du hast mich mit deiner Belastbarkeit beflügelt, und weil du in Neuseeland im Alleingang zu einer Koryphäe der Atmung geworden bist. Crystal Hernandez von Breathe Beautifully: Du hast meine Lehren angenommen und darauf etwas aufgebaut – du bist wahrhaft inspirierend. Michael Moschel: Deine Freundschaft, die Hingabe für Tetrahedron Biomechanics und die Leidenschaft, mit der du deine Klienten betreust, werde ich nie vergessen. Stephanie Marango: Deine Freundschaft und die Fähigkeit, mir

Perspektiven aufzuzeigen, sind unbezahlbar. Jim Miller, mein Anatomiepoet: Vielen Dank für dein offenes Ohr, deine Schulter zum Anlehnen und deine Freundschaft. Danke an Desiree Gruber, dass du die Kraft der Atmung wirklich verstanden hast und an sie glaubst. Dr. Ralph und Eugenia Potkin: Ich liebe euch mehr als ich ausdrücken kann, vielen Dank für euren Zuspruch und eure Unterstützung. Jen und Hank Widerstrom: Ihr beide wart essenzielle Bestandteile dieser Reise. Danke, dass ihr mit an Bord gewesen seid. Meine Weggefährtin und Freundin Alyson Khan: Danke für deine unerschütterliche Freundschaft. Ich könnte noch unzählige weitere Unterstützer aufzählen, aber unbedingt nennen - wenn auch nur kurz - möchte ich Henry Akins, Anthony Lyon, Serena Lee, Gerald Echevarria, Monica Jaggi, Will Giovacchini, Caitlin Mitchell und Jimmy Lopez. Und obwohl ich es eigentlich nicht extra erwähnen muss, tue ich es dennoch: Dieses Buch wäre ohne die unermüdliche und detailverliebte Arbeit von Casey Altmann Design Inc. niemals möglich gewesen.

Dr. Belisa Vranich

Vermutlich sollte ich dem Asthma danken, das ich während meiner Schulzeit entwickelt habe und das mein Interesse am Thema Atmung geweckt hat. Meine Atmung und ich hatten einen etwas holprigen Start, haben uns über die Jahre aber immer besser verstehen gelernt.

Definitiv dankbar zeigen muss ich mich außerdem beim Laufsport, der mir gezeigt hat, dass man um scheinbar unüberwindbare Hindernisse - oder langjährige Diagnosen - manchmal einfach einen Umweg machen kann. Noch glücklicher kann ich mich schätzen, unter der Aufsicht von Budd Coates trainiert zu haben, der sich viermal für die US Olympic Trials im Marathon qualifiziert sowie das Buch *Running on Air* geschrieben hat, und dessen Methoden zur rhythmischen Atmung mir gezeigt haben, welch große Wirkung achtsame Atemtechniken auf die Leistung haben können.

Doch genug von mir. Ich muss unbedingt Belisa meine Dankbarkeit dafür ausdrücken, dass sie an mich geglaubt und mich als Partner für dieses Buch hinzugezogen hat. Außerdem möchte ich Peter McGuigan und dem Team von Foundry Media für alles danken, was sie getan haben, um unsere Arbeit zu unterstützen. Ich stehe tief in der Schuld von all den Trainern, Sportlern, Ausbildern und Wissenschaftlern, die meine vielen Nachrichten und Fragen wohlüberlegt beantwortet haben, darunter Mike Boyle, Jesse Burdick, Jay Consalvi, Gray Cook, Eric Cressey, Jack Daniels, Joe DeFranco, Tony Gentilcore, Dr. Deborah Graham, Lt. Col. Dave Grossman, Mike Israetel, Joel Jamieson, Deena Kastor, Dr. Sara Lazar, Dr. Daniel Lieberman, Dr. Mitch Lomax, Mary Massery, Sharon A. Moskowitz, C. J. Murphy, Tom Myers, Pia Nilsson, Mark Rippetoe, Dr. Joel Seedman, Louie Simmons und Dave Groves von Westside Barbell, Margaret Smith, Jim »Smitty« Smith und Pavel Tsatsouline.

Ganz besonderer Dank gilt Dr. Jerome Dempsey, Mike Robertson, Dan John, Wim Hof, Ron Hruska, Mike T. Nelson, Jill Miller, Sue Falsone, Alyson Cook und Brian Mackenzie, die mit ihrem Fachwissen und ihrer Zeit ganz besonders großzügig gewesen sind.

Dank schulde ich auch US-Navy-SEALs-Commander (a. D.) Mark Divine, dessen Box-Breathing-Technik ein regelrechter Lifechanger für mich war. Mark W. Muesse möchte ich dafür danken, dass er mir einen Zugang zu Tiefenmeditationstechniken ermöglicht hat.

Danke auch an Cristina Goyanes, Amanda Junker Jedeikin und Sonia Jones von Sonima, die mir eine Plattform gaben, um Geschichten zu erforschen, die letztlich mit zu diesem Buch führten. Und danke an Pete Egoscue und Brian Bradley für so viele faszinierende und amüsante Unterhaltungen.

Auch meinen Geschäftspartnern Adam und Jordan Bornstein bin ich zu tiefem Dank verpflichtet, für all den Support und die ermutigenden Worte während dieses Projekts. Vielen Dank auch an Richelle DeVoe, die Pen Name Consulting zu der tollen Familie gemacht hat, die sie heute ist.

Vor allem muss ich aber meiner Frau Natalie und unseren Töchtern Piper und Reese danken. Ihr musstet viel zu viele Wochenenden ohne Papa auskommen, in denen ich mich in den verschiedensten Cafés und Bibliotheken verkrochen habe, um dieses Projekt abzuschließen. Ich liebe euch so sehr! Danke, dass ihr mein Fels und meine Stärke seid, mein Atem und mein Leben.

Und zu guter Letzt danke ich Ihnen dafür, dies zu lesen.

Brian Sabin

QUELLENVERZEICHNIS

1 https://www.row2k.com/blogs/post/2/49/Rowing-is-not-weight-lifting--breathe-accordingly-/

2 https://crossfitrowingblog.com/2015/04/24/breathing-technique-for-rowing/?wref=tp

3 Interview vom 2. April 2019. Marcums fünfteilige Serie zur Atmung finden Sie unter: http://www.ingridmarcum.com/breathing-for-performance

4 https://www.forbes.com/sites/paullamkin/2016/02/17/wearable-tech-market-to-be-worth-34-billion-by-2020/#dd69ace3cb55

5 https://academic.oup.com/biomedgerontology/article/69/9/1109/575382/

6 https://hbr.org/

7 https://www.elitefts.com/education/rpr-wake-up-your-true-performancepotential/

8 Zitiert von Matthew Peaslee in »The Herald Star«, 3. November 2016

9 *USA Today*, 21. Februar 2016

10 *ESPN The Magazine*, 21. August 2013

11 *The Ringer*, 15. August 2017

12 https://hms.harvard.edu/news/harvard-neuroscientist, 26. Mai 2015

13 www.hubermanlab.com

14 https://www.boxrox.com/rich-fronings-most-inspiring-quotes/

15 *Journal of Behavior Therapy and Experimental Psychiatry*, 2007, Ausgabe 38

16 *Personality Hardiness as a Predictor of Officer Cadet Leadership Performance*. November 1999, RTO MP-55. http://www.dtic.mil

Weitere verwendete und empfehlenswerte Literatur

Ancell, Henry. »A Treatise on Tuberculosis: The Constitutional Origin of Consumption and Scrofula«. Forgotten Books, London (2018)

Anderson, Robert H. et al. »Cardiac anatomy revisited«, Journal of Anatomy 205, Nr.. 3 (2004), S. 159–177

Aschwanden, Christie. »What the Athlete in All of Us Can Learn from the Strange Science of Recovery«. W. W. Norton & Company (2019)

Bækkerud, F. H., F. Solberg, I. M. Leinan. »Comparison of Three Popular Exercise Modalities on VO_2max in Overweight and Obese«. Medicine & Science in Sports & Exercise 48, Nr. 3 (2016), S. 491–498

Baker, A. B. »Artificial Respiration, the History of an Idea«. Medical History 15, Nr. 4 (1971), S. 331–351

Bassett, David R. »Scientific Contributions of A. V. Hill: Exercise Physiology Pioneer«. Journal of Applied Physiology 93, Nr. 5 (2002), S. 1567–1582

Benton, Marc L. und Neil S. Friedman. »Treatment of obstructive sleep apnea syndrome with nasal positive airway pressure improves golf performance«. Journal of Clinical Sleep Medicine, 9 (2013), S. 1237–1242

Bompa, Tudor und Carlo Buzzichelli. »Periodization Training for Sports«. Human Kinetics (2015)

Borkowski, S., J. C. Bernardo, G. K. Hung. »Effect of Psychological Pressure on Eye, Head, Heart & Breathing Responses During the Golf Putting Stroke«. Journal of Behavioral Optometry 20, Nr. 2 (2009), S. 37–41

Bowman, Katy. »Diastasis Recti: The Whole Body Solution to Abdominal Weakness and Separation«. Propriometrics Press (2016)

Boyd, Jenna et al. »Mindfulness-Based Treatments for Post-Traumatic Stress Disorder: A Review of the Treatment Literature and Neurobiological Evidence«. Journal of Psychiatry & Neuroscience 42, Nr. 1 (2017), S. 7–25

Bradley, H., J. Esformes. »Breathing Pattern Disorders and Functional Movement«. Journal of Sports Physical Therapy 9, Nr. 1 (2014), S. 28–39

Bramble, D. M., D. E. Lieberman. »Endurance running and the evolution of Homo«. Nature 432 (2004), S. 345–352

Busch, Volker, et al. »The Effect of Deep and Slow Breathing on Pain Perception, Autonomic Activity, and Mood Processing–An Experimental Study«. Pain Medicine 13, Nr. 2, (2012), S. 215–228

Chaline, Eric. »The Temple of Perfection: A History of the Gym«. Reaktion Books Ltd. (2015)

Cholewicki, J., et al. »Intra-Abdominal Pressure Mechanism for Stabilizing the Lumbar Spine«. Journal of Biomechanics 32, Nr. 1 (1999), S. 13–17

Coast, J. R. und C. C. Cline. »The effect of chest wall restriction on exercise capacity«. Respirology, 9 (2004), S. 197–203

Coates, Budd mit Claire Kowalchik. »Running on Air: The Revolutionary Way to Run Better by Breathing Smarter«. Rodale Inc. (2013)

Coleman, Loren. »Suicide Clusters«. Faber & Faber (1987)

Couch, Dick. »Chosen Soldier: The Making of a Special Forces Warrior«. Three Rivers Press (2008)

Cressey, Eric. »Maximum Strength«. Da Capo Lifelong Books (2008)

Cuddy, Amy. »Presence: Bringing Your Boldest Self to Your Biggest Challenges«. Little, Brown and Company (2015)

Ćwiek, A., P. Wagner. »Investigating the communicative function of breathing and non-breathing 'silent' pauses«. (2016)

Dempsey, J., et al. »Consequences of Exercise-Induced Respiratory Muscle Work«. Respiratory Physiology & Neurobiology 151, Nr. 2–3 (2006), S. 242–250

Divine, Mark. »Unbezwingbar wie ein Navy SEAL: Resilienz und mentale Stärke für Erfolg auf höchster Ebene«. riva Verlag (2016)

Divine, Mark. »Der Weg des SEAL: Werde charakterstark, belastbar und instinktsicher wie ein Elitesoldat«. riva Verlag (2015)

Dooley, Kathy. »An Inner Journey«. Create Space Independent Publishing Platform (2016)

Draper, N., et al. »Effects of Active Recovery on Lactate Concentration, Heart Rate and RPE in Climbing«. Journal of Sports Science & Medicine 5 (2006), S. 97–105

Eger, Joseph. »Listening to the Vibes«. The New York Times (Mai 1972)

European Lung Foundation. »Your lungs and exercise«. Breathe 12, Nr. 1 (2016), S. 97–100

Evans, Janet. »Total Swimming«. Human Genetics (2007)

Fader, Jonathan. »Life as Sport: What Top Athletes Can Teach You About How to Win in Life«. Da Capo Lifelong Books (2016)

Falsone, Sue. »Bridging the Gap from Rehab to Performance«. On Target Publishers (2018)

Farhi, Donna. »The Breathing Book«. Holt Paperbacks (1996)

Ferruggia, Jason. »Fit to Fight«. Avery (2008)

Finn, C. »Rehabilitation of Low Back Pain in Golfers: From Diagnosis to Return to Sport«. Sports Health 5, Nr. 4 (2013), S. 313–319

Frank, C., et al. »Dynamic Neuromuscular Stabilization & Sports Rehabilitation«. International Journal of Sports Physical Therapy 8 (2013), S. 62–73

Froning, Rich. »First: What It Takes to Win«. Tyndall House Publishers (2013)

Gaines, Thomas. »Vitalic Breathing«. Kissinger Publishing (2003)

Galpin, Andy. »Unplugged: Evolve from Technology to Upgrade Your Fitness, Performance and Consciousness«. Victory Belt Publishing (2017)

Glick, J. C., Alice Atalanta. »Meditations of an Army Ranger: A Warrior Philosophy for Everyone«. Lightning Press (2019)

Goosey-Tolfrey, V., E. Foden, C. Perret. »Effects of Inspiratory Muscle Training on Respiratory Function and Repetitive Sprint Performance in Wheelchair Basketball Players«. British Journal of Sports Medicine 44 (2010), S. 665–668

Gothe, Neha P., et al. »The Effects of an 8-week Hatha Yoga Intervention on Executive Function in Older Adults«. Journals of Gerontology 69, Nr. 9 (2014), S. 1109–1116

Graham, Deborah, und Jon Stabler. »The 8 Traits of Champion Golfers: How to Develop the Mental Game of a Pro«. Simon & Schuster (1999)

Grossman, David. »On Killing: The Psychological Cost of Learning to Kill in War and Society«. Back Bay Books (2009)

Grossman, David. »Assassination Generation«. Little, Brown and Company (2016)

Haj Ghanbari, B., et al. »Effects of respiratory muscle training on performance in athletes: a systematic review with meta-analyses«. Journal of Strength and Conditioning Research 27, Nr. 6 (2013), S. 1643–1663

Hall, Brandon: »Are Smelling Salts Safe? An Eye-Opening Look at this Hype Up Method« STACK (November 2015)

Hidden, N. R., W. H. Finch, D. Leib, E. L. Dugan. »Effects of Fatigue on Golf Performance«. Sports Biomechanics 11, Nr. 2 (2012), S. 190–196

Hildebrandt, L. K., et al. »Cognitive Flexibility, Heart Rate Variability, and Resilience Predict Fine-grained Regulation of Arousal During Prolonged Threat«. Psychophysiology (2016), S. 880–890

Hill, E. E., et al. »Exercise and circulating cortisol levels: The intensity threshold effect«. Journal of Endocrinological Investigation 31, 7 (2008), S. 587–591

Hyson, Sean. »The Men's Health Encyclopedia of Muscle«. Rodale (2018)

Ikuo, Homma, Yuri Masaoka. »Breathing rhythms and emotions«. Experimental Physiology, 2008

Jensen, K., S. Jørgensen, L. Johansen. »A metabolic cart for measurement of oxygen uptake during human exercise using inspiratory f low rate«. European Journal of Applied Physiology, Ausgabe 87 (2002), S. 202–214

Jerath, R., et al. »Physiology of Long Pranayamic Breathing: Neural Respiratory Elements May Provide a Mechanism That Explains How Slow Deep Breathing Shifts the Autonomic Nervous System«. Medical Hypotheses 67, Nr. 3 (2006), S. 566–571

John, Don. »Now What: The Ongoing Pursuit of Improved Performance«. On Target Publications (2017)

Junger, Sebastian. »Tribe«. Twelve (2016)

Kapus, J., A. Usaj, M. Lomax. »Adaptation of endurance training with a reduced breathing frequency«. Journal of Sports Science & Medicine 12, Nr. 4 (2013), S. 744–752

Kardian, Steve. »New Superpower for Women«. Touchstone (2017)

Kenney, Bradford. »Shaking Medicine«. Destiny Books (2007)

Kilding, A. E., S. Brown, A. K. McConnell. »Inspiratory Muscle Training Improves 100 and 200 m Swimming Performance«. European Journal of Applied Physiology 108 (2010), S. 505–511

Klentrou, P., J. Slack, B. Roy. »Effects of Exercise Training with Weighted Vests on Bone Turnover and Isokinetic Strength in Postmenopausal Women«. Journal of Aging and Physical Activity 15 (2007), S. 287–299

Kufahl, Pamela. »IHRSA Reports 57 Million Health Club Members, $27.6 Billion in Industry Revenue in 2016«. Club Industry, (April 2017), S. 4

Lee, Al, Don Campbell. »Perfect Breathing: Transform Your Life One Breath at a Time«. Sterling Publishing (2009)

Lee, Diane. »The Pelvic Girdle«. Churchill Livingston (2010)

Liebenberg, L. »Persistence Hunting by Modern Hunter Gatherers«. Current Anthropology 47, Nr. 6 (2006), S. 1017–1026

Lieberman, Philip, Robert McCarthy. »Tracking the Evolution of Language and Speech«. Expedition Magazine (Penn Museum) 49, Nr. 2 (2007), S. 15–20

Lin, H. C., C. S. Chou, T. C. Hsu »Stress Fractures of the Ribs in Amateur Golf Players«. Zhonghua Yi Xue Za Zhi 54, Nr. 1 (1994), S. 33–37

Lloyd, Robin. »Gasping for Air«. Scientific American 316 (2017), S. 26–27

Lopes, Felipe A. S. et al. »The effect of active recovery on power performance during the bench press exercise«. Journal of Human Kinetics (2014)

Lomax, M. »Inspiratory muscle training, altitude and arterial oxygen desaturation: A preliminary investigation«. Aviation Space, and Environmental Medicine, 81, Nr. 5 (2010), S. 498–501

Lopes, Felipe A. S., et al. »The effect of active recovery on power performance during the bench press exercise«. Journal of Human Kinetics 40 (2014), S. 161–169

Lyle, Heather. »Vocal Yoga«. Blue Cat Music and Publishing (2010)

Macklem, P. T., R. G. Fraser, W. G. Brown. »Bronchial Pressure Measurements in Emphysema and Bronchitis«. Journal of Clinical Investigations 44 (1965), S. 897–905

MacLean, Katherine A., et al. »Intensive Meditation Training Improves Perceptual Discrimination and Sustained Attention«. Psychological Science 21, Nr. 6 (2010), S. 829–839

Masten, Ann S. »Ordinary magic: Resilience processes in development«. American Psychologist 56, Nr. 3 (2001), S. 227–238

McConnell, Alison. »Breathe Strong, Perform Better«. Human Kinetics (2011)

McConnell, Alison. »Respiratory Muscle Training: Theory and Practice«. Churchill Livingston (2013)

McDermott, W. J., et al. »Running training and adaptive strategies of locomotor-respiratory coordination«. European Journal of Applied Physiology 89 (2003), S. 435–445

McGill, Stuart M. »Low Back Disorders«. Human Kinetics (2015)

McGill, Stuart M. »Ultimate Back Fitness and Performance«. Stuart McGill (2004)

McGlashan, Lara. »Amelia Boone: The Queen of Pain«. Muscle & Performance. 26. September 2017

McGuire, David. »Beyond Stammering«. Souvenir Press Ltd. (2003)

Melnychuk, C. M., et al. »Coupling of Respiration and Attention via the Locus Coeruleus: Effects of Meditation and Pranayama«. Psychophysiology 55 (2018), S. 124–133

Mestel, Spenser. »Crush This Grueling CrossFit Workout With Help From the Fittest Man on Earth«. Men's Health 25. März 2018.

Michaelson, Joana, et al. »Effects of Two Different Recovery Postures During High-Intensity Interval Training«. Journal of the American College of Sports Medicine 4, Nr. 4 (2019), S. 23–27

Mika, Anna. »Comparison of Recovery Strategies on Muscle Performance After Fatiguing Exercise«. American Journal of Physical Medicine & Rehabilitation 86, Nr. 6 (2007), S. 474–481

Monplaisir, Marc. »The Complete Rowing Machine Workout Program«. Front Runners Publications (2014)

Mumford P. W., A. C. Tribby, C. N. Poole. »Effect of Caffeine on Golf Performance and Fatigue During a Competitive Tournament«. Medicine & Science in Sports & Exercise 48, Nr. 1 (2016), S. 132–138

Myers, Thomas W. »Anatomy Trains: Myofascial Meridians for Manual and Movement Therapists«. Churchill Livingston (2014)

Neumann, D., et al. »The relationship between skill level and patterns in cardiac and respiratory activity during golf putting«. International Journal of Psychophysiology 72 (2019), S. 276–282

Noakes, Tim. »Fatigue Is a Brain-Derived Emotion That Regulates the Exercise Behavior to Ensure the Protection of Whole Body Homeostasis«. Frontiers in Physiology 3, Nr. 82 (2012), S. 216–238

Ogden, C., et al. »Mean Body Weight, Height, and Body Mass Index, United States 1960–2002«. ADV Data 347, Nr. 1 (2004), S. 1–17

Ohayona, M. M., J. Sting. »Prevalence and comorbidity of chronic pain in the German general population«. Journal of Psychiatric Research 45, Nr. 4 (2012), S. 444–450

Pacenski, Tony. »A Story of Invisible Power«. Create Space Independent Publishing Platform (2016)

Paulson, Erik, et al. »Rough and Tumble: The History of American Submission«. Blue Plate Books (2010)

Peper, Erik. »Biofeedback, breathing and health«. Biofeedback Federation of Europe (November 2017)

Peper, E., et al. »Which quiets the mind more quickly and increases HRV: Toning or mindfulness?«. NeuroRegulation, 6, Nr. 3 (2019), S. 128–133

Peper, E., et al. »The Physiological Correlates of Body Piercing by a Yoga Master: Control of Pain and Bleeding«. Subtle Energies & Energy Medicine Journal 14, Nr. 3 (2005), S. 223–237

Philippen, P. B., B. H. Lobinger. »Understanding the Yips in Golf: Thoughts, Feelings, and Focus of Attention in Yips-Affected Golfers«. The Sport Psychologist 26 (2012), S. 325–340

Potkin, R., et al. »Effects of glossopharyngeal insuff lation on cardiac function«. Journal of Applied Physiology 103, Nr. 3 (2007), S. 823–827

Puthoff, M. L., B. J. Darter, D. H. Nielsen. »The Effect of Weighted Vest Walking on Metabolic Responses and Ground Reaction Forces«. Journal of Medicine & Science in Sports & Exercise 38, Nr. 4 (2006), S. 746–752

Reyes, Rudy. »Hero Living: Seven Strides to Awaken Your Infinite Power«. Celebra (2010)

Riccio, Lucius. *Golf's Pace of Play Bible*. Three/45 Golf Association (2013)

Rippetoe, Mark. »Strating Strenth: Einführung ins Langhanteltraining«. riva Verlag (2015)

Robinson, Katie. »Michael Phelps's Favorite De-stress Technique Is So Simple, Anyone Can Do It«. Everyday Health (März 2019)

Rodio, Michael: »The Weight Vest Workout«. Men's Journal, American Media Inc.: mensjournal.com/health-fitness/weight-vest-workout/

Rogers, April J., et al. »Obstructive Sleep Apnea Among Players in the National Football League: A Scoping Review.« Journal of Sleep Disorders & Therapy 6, Nr. 5 (2017), S. 278–282

Romer, L. M., A. K. McConnell und D. A. Jones. »Effects of Inspiratory Muscle Training on Time-Trial Performance in Trained Cyclists.« Journal of Sports Sciences 20, Nr. 7 (2002), S. 547–590

Romer, L. M., A. K. McConnell und D. A. Jones. »Specificity and Reversibility of Inspiratory Muscle Training.« Medicine & Science in Sports & Exercise 35, Nr. 2 (2003), S. 237–244

Rooks, J. D., et al. »We Are Talking About Practice: The Influence of Mindfulness vs. Relaxation Training on Athletes' Attention and Well-Being over High-Demand Intervals.« Journal of Cognitive Enhancement 1 (2017), S. 1–41

Sandow, Eugen. *Life Is Movement*. Create Space Independent Publishing Platform (2012)

Sarno, John. *The Mindbody Prescription*. Warner Books (1999)

Schmidt, Norman B., et al. »Exploring Human Freeze Responses to a Threat Stressor.« Journal of Behavior Therapy and Experimental Psychiatry 39, Nr. 3 (2007), S. 292–304

Sharma, G., J. Goodwin. »Effect of Aging on Respiratory System Physiology and Immunology«. Clinical Interventions in Aging 1, Nr. 3 (2006), S. 253–260

Sheel, A. W., P. A. Derchak, D. F. Pegelow. »Threshold effects of respiratory muscle work on limb vascular resistance«. American Journal of Physiology-Heart and Circulatory Physiology 282 (2002), S. 1732–1738

Sheridan, Sam. »A Fighter's Heart: One Man's Journey Through the World of Fighting«. Grove Press (2008)

Smith, Stew. »The Complete Guide to Navy SEAL Fitness«. Hatherleigh Press (2008)

Southwick, Steven. »Resilience: The Science of Mastering Life's Greatest Challenges«. Cambridge University Press (2012)

Superrich, B., H. Fricke, M. Marées. »Does respiratory muscle training increase physical performance?«.Military Medicine 174, Nr. 9 (2009), S. 977–982

Starrett, Kelly. »Werde ein geschmeidiger Leopard«. riva Verlag (2014)

Streeter, Chris, et al. »Effects of Yoga on Thalamic Gamma-Aminobutyric Acid, Mood and Depression: Analysis of Two Randomized Controlled Trials«. Neuropsychiatry 8, Nr. 6 (2018), S. 1923–1928

Thomson, A. »The Role of Negative Pressure Ventilation«. Archives of Disease in Childhood 77 (1997), S. 545–558

Tong, T. K., P. K. Chung. »The Effect of Inspiratory Muscle Training on High-Intensity, Intermittent Running Performance to Exhaustion«. Applied Physiology, Nutrition, and Metabolism 33 (2008), S. 671–681

Tsai, Jang-Zern, et al. »Left-Right Asymmetry in Spectral Characteristics of Lung Sounds Detected Using a Dual-Channel Auscultation System in Healthy Young Adults«. Sensors 17, Nr. 6 (2017), S. 13–23

Tsatsouline, Pavel. »Kettlebell-Training: Das Fitnessgeheimnis der russischen Spitzeneinheiten«. riva Verlag (2012)

Tsatsouline, Pavel. »The Naked Warrior«. Dragon Door Publications (2003)

Tyagi, A., M. Cohen. »Yoga and Heart Rate Variability: A Comprehensive Review of the Literature«. International Journal of Yoga 9, Nr. 2 (2016), S. 97–113

Valcheva, Zornitsa, et al. »The role of mouth breathing on dentition development and formation«. The Journal of IMAB 24, Nr. 1 (2018), S. 1878–1882

Vasiliev, Vladimir, mit Scott Meredith. »Let Every Breath ... Secrets of the Russian Breath Masters«. Russian Martial Art (2006)

Verges, S., P. Fiore, G. Nantermoz. »Respiratory Muscle Training in Athletes with Spinal Cord Injury«. International Journal of Sports Medicine (2009), S. 193–212

Verstegen, Mark, mit Pete Williams. »Core Performance: Das revolutionäre Workout-Programm für Körper und Geist«. riva Verlag (2006)

Vickers, Joan. »Neuroscience of the Quiet Eye in Golf Putting«. International Journal of Golf Science 1 (2012), S. 2–9

Vincent, Lynn, und Sara Vladic. »Indianapolis: The True Story of the Worst Sea Disaster in U.S. Naval History and the Fifty-Year Fight to Exonerate an Innocent Man«. Simon & Schuster (2018)

Walker, William (aka Yogi Ramacharaka). »Hatha Yoga«. Cornerstone Publishers (2015)

Weitzberg, E., Jon O. N. Lundberg. »Humming Greatly Increases Nasal Nitric Oxide«. American Journal of Respiratory and Critical Care Medicine 166 (2002), S. 144–145

West, J. B., R. R. Watson, Z. Fu »The Human Lung: Did Evolution Get It Wrong?«. European Respiratory Journal 29 (Januar 2007), S. 11–17

Wilmer, Henry H. B., et al. »Smartphones and Cognition: A Review of Research Exploring the Links Between Mobile Technology Habits and Cognitive Functioning«. Frontiers in Psychology, 8 (2017), S. 1–16

REGISTER

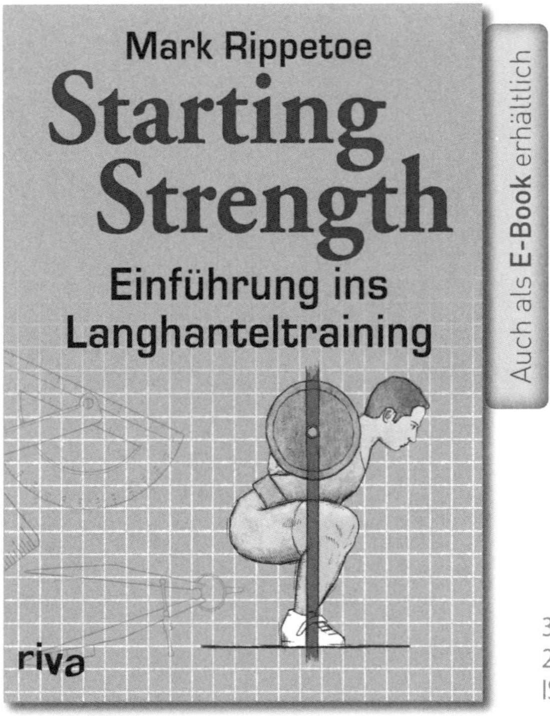

368 Seiten
29,99 € (D) | 30,90 € (A)
ISBN 978-3-86883-527-4

Mark Rippetoe

Starting Strength

Einführung ins
Langhanteltraining

Squat, Kreuzheben, Power Clean sowie Schulter- und Bankdrücken gehören zu den Klassikern unter den Langhantelworkouts. Mark Rippetoe beschreibt jede dieser Disziplinen genau. Dabei räumt er auch mit Mythen auf und erklärt, worauf es wirklich ankommt, um Muskelmasse und Schnellkraft korrekt und effizient aufzubauen. Das grundlegende Prinzip seines Langhanteltrainings basiert auf Belastung, Erholung und Anpassung, um nicht nur die Muskelleistung, sondern auch das Wohlbefinden des Trainierenden zu verbessern. Kein anderes Buch liefert eine ausführlichere Darstellung der einzelnen Aspekte – dem richtigen Set-up, der effektivsten Technik und der optimalen Regeneration –, aus denen sich die wichtigsten Langhantelübungen zusammensetzen. Dieses Buch ist ein umfassender Leitfaden für den Kraftaufbau und somit die Grundlage für eine gute sportliche Leistungsfähigkeit und nachhaltige Gesundheit.

riva